小外科手術のための 局所麻酔

[編集]
JR東京総合病院名誉院長・東京大学名誉教授・東邦大学客員教授
花岡 一雄

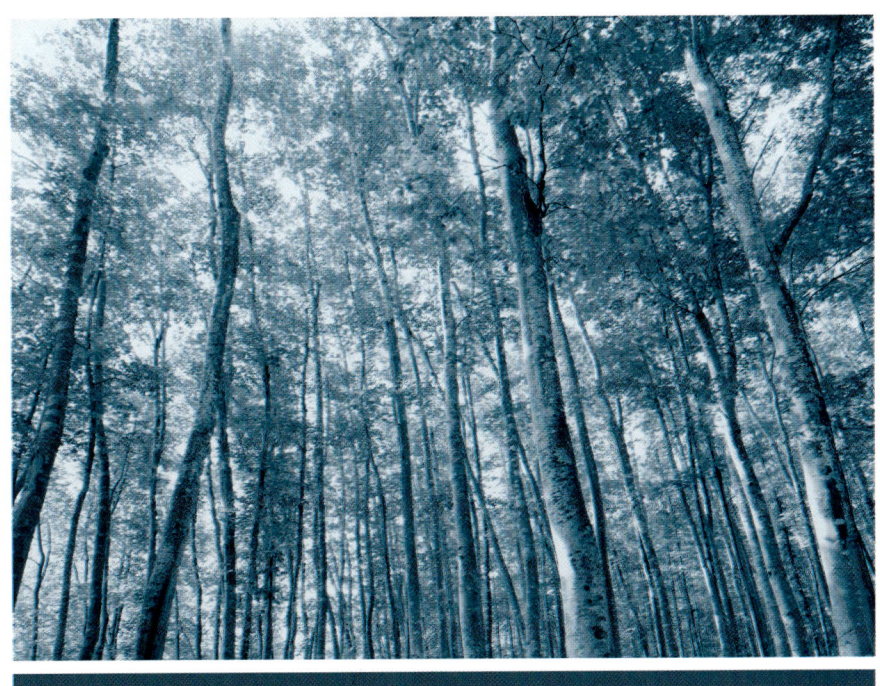

克誠堂出版

執筆者一覧

【編　集】

花岡　一雄　（JR東京総合病院名誉院長／東京大学名誉教授／
　　　　　　　東邦大学客員教授）

【執筆者】

林田　眞和　（順天堂大学医学部麻酔科・ペインクリニック講座）
敦賀　健吉　（北海道大学大学院医学研究科侵襲制御医学講座
　　　　　　　麻酔・周術期医学分野）
森本　裕二　（北海道大学大学院医学研究科侵襲制御医学講座
　　　　　　　麻酔・周術期医学分野）
賀来　隆治　（岡山大学大学院医歯薬学総合研究科麻酔・蘇生学講座）
中塚　秀輝　（川崎医科大学麻酔・集中治療医学2）
廣瀬　宗孝　（兵庫医科大学麻酔科・疼痛制御科）
加藤　実　　（日本大学医学部麻酔科学系麻酔科学分野）
井手　康雄　（東邦大学医療センター佐倉病院麻酔科）
田上　正　　（東京医科大学麻酔科学講座・緩和医療部）
西山　隆久　（東京医科大学麻酔科学講座）
岩瀬　直人　（東京医科大学麻酔科学講座）
世良田　和幸（昭和大学横浜市北部病院麻酔科）
水野　樹　　（順天堂大学医学部麻酔科学・ペインクリニック講座）
古谷　健太　（新潟大学大学院医歯学総合研究科麻酔科学分野）
馬場　洋　　（新潟大学大学院医歯学総合研究科麻酔科学分野）
田辺　久美子（岐阜大学大学院医学系研究科麻酔・疼痛制御学分野）
飯田　宏樹　（岐阜大学大学院医学系研究科麻酔・疼痛制御学分野）

（執筆順）

序　文

　近年，外科手術を施行する際の麻酔管理に関して，安全性を含めて多大な発展を成し遂げてきた．全身麻酔のみならず局所麻酔においてもさまざまな工夫や進展がなされている．

　局所麻酔を含めて麻酔管理を安全かつ確実に施行することは，術者にとっては手術技量の発揮と安心感に繋がり，ひいては患者さんの信頼感をさらに得られる重要な因子の一つである．

　特に局所麻酔はその簡便さや効果の確実性も高いことから，小手術や体表の手術に対しては頻繁に使用されている．また，局所のみならず，神経の支配領域を神経ブロックする伝達（区域）麻酔としても利用されている．

　しかしながら，このように局所麻酔は広く施行されているにも関わらず，この局所麻酔に関する纏まった成書が見られないのが現状である．

　本書は，このような背景を考慮して，現在，局所麻酔法や局所麻酔薬を積極的に活用しておられる医療従事者のみならず，局所麻酔を利用されておられる一般臨床医や看護師，将来的に局所麻酔に関わる可能性がある医学生や看護学生そのほかの医療従事者への道を進んでおられる学生さんを含むすべての医療従事者を対象にして企画された．

　内容的には，局所麻酔の成書に成り得るように，局所麻酔の施行方法，その安全性や確実性，局所麻酔薬の薬理ならびに最新の局所麻酔薬を網羅した基礎的知識を中心に解説されることを主体にしてある．

　加えて，重要な事項として，不幸にして生じた偶発症や副作用への対策なども含めて論じられている．

　執筆者としては日頃から局所麻酔に関して非常に造詣が深い先生方にお願いした．医療従事者にとって分かりやすく記述され，また図表を駆使して理解しやすい成書としての役目が果たせるようにお図りいただいた．

　一般臨床医含む医療従事者が，利用度の高い局所麻酔を安全かつ確実に施行するために，本書が少しでもお役に立てれば，編者にとっても幸いこの上ない．

2014年2月吉日

JR東京総合病院名誉院長
東京大学名誉教授
東邦大学客員教授　花岡　一雄

目　次

I　局所麻酔薬とは
1. 局所麻酔薬の薬理　　林田眞和 …………………………………… 1
2. 局所麻酔薬の pharmacokinetics　　敦賀健吉・森本裕二 ……… 22
3. 局所麻酔薬の最近の歩み　　賀来隆治・中塚秀輝 …………… 33

II　局所麻酔の実際
1. 局所麻酔の準備　　廣瀬宗孝 ……………………………………… 43
2. 局所麻酔の前投薬　　加藤　実 …………………………………… 56
3. 各種局所麻酔の実際
   - A．表面麻酔　　井手康雄 ……………………………………… 63
   - B．浸潤麻酔　　田上　正・西山隆久・岩瀬直人 …………… 77
   - C．伝達麻酔　　世良田和幸 …………………………………… 100

III　局所麻酔の偶発症とその対処法　　水野　樹 ………………… 119

IV　局所麻酔薬中毒　　古谷健太・馬場　洋 …………………… 141

V　局所麻酔薬へのアドレナリン添加の意義　　田辺久美子・飯田宏樹 …… 161

索　引 …… 171

CHAPTER I

局所麻酔薬とは

1 局所麻酔薬の薬理

1 局所麻酔薬の化学構造

1) 局所麻酔薬の定義

　局所麻酔薬とは，局所的に主に末梢神経に作用しインパルスの発生と伝播を可逆性に阻害することによって局所麻酔作用を発揮する薬物である．神経に不可逆的障害を与えず，局所刺激性が少なく，全身毒性が軽微であり，作用発現が速やかで作用が適度に持続し，水溶性で滅菌できるなどが臨床使用上の条件となる．神経近傍に投与された局所麻酔薬は，神経鞘などの周囲組織を浸透し，最終的には神経軸索の細胞膜を透過して細胞質内に入る．続いて細胞質内側から細胞膜のナトリウムイオン（Na^+）チャネルと結合してその開放を阻害することによって効果を発揮する．

2) 共通の化学構造

　臨床で使用される大部分の局所麻酔薬は，芳香族のベンゼン環と第3級アミンとが，エステル結合（-NH-C(=O)-）またはアミド結合（-C(=O)-O-）の中間鎖で結ばれた化学構造を持つ（表1)[1]．ベンゼン環は分子に脂溶性の性質を，第3級アミンは水溶性の性質を与える．第3級アミンの部分は低い親和性ながら陽子を受け取ることができるので，局所麻酔薬は弱塩基に分類される．

表1 局所麻酔薬の化学構造

薬物	芳香族	中間鎖	第3級アミン*	分子量
アミド型				
プリロカイン（プロピトカイン）				220
リドカイン				234
メピバカイン				246
ロピバカイン				274
ブピバカイン レボブピバカイン				288 288
エステル型				
プロカイン				236
テトラカイン				264

*プリロカイン（プロピトカイン）のみ第2級アミン
(林田真和, 花岡一雄. 局所麻酔薬の薬理. 花岡一雄編. 局所麻酔マニュアル. 東京：真興交易医書出版部；1998. p.11-27 より引用)

3) 解離平衡

　局所麻酔薬全体としては水に溶解しにくいので通常は塩酸塩水溶液の形で製品化されており，水溶液中では非イオン型の第3級アミンの中性塩基（N）と，第4級アミンの陽イオン（NH$^+$）とに解離している（図1）[1]。

　　NHCl ⇌ NH$^+$ + Cl$^-$
　　N + H$^+$ ⇌ NH$^+$

解離式は解離定数 pK_a を用いて下記のように表される。

　　pH = pK_a + log[N]/[NH$^+$]

したがって

　　[NH$^+$] / [N] = 10$^{pK_a - pH}$

解離定数 pK_a とは，[NH$^+$] ＝ [N] となる水溶液の pH であり，各薬物で値が定まっている。上式から局所麻酔薬の pK_a とその水溶液（または薬物投与局所組織）の pH の差によって陽イオン（NH$^+$）と中性塩基（N）の比率あるいはイオン化率が決まる（表2）[2]。一般に局所麻酔薬の pK_a（7.6～8.9）は組織の pH（7.4 前後）より高いので，生体内では塩基より陽イオンが優位（[NH$^+$] ＞ [N]），すなわちイオン化率＞50％である（表2）[2]。

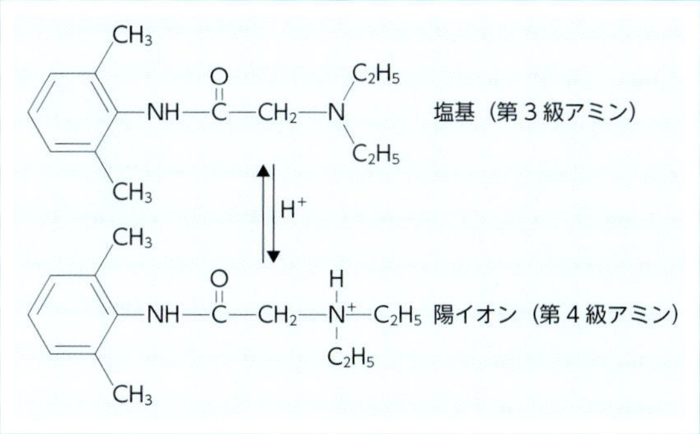

図1 リドカインにおける中性塩基と陽イオンの解離平衡

中性塩基は第3級アミン，陽イオンは第4級アミンである。
(林田真和，花岡一雄．局所麻酔薬の薬理．花岡一雄編．局所麻酔マニュアル．東京：真興交易医書出版部；1998. p.11-27 より引用)

表2 局所麻酔薬の物理化学的特性

薬物	解離定数 pK_a	pH7.4でのイオン化率（%）	脂溶性（Octanol分配係数）	蛋白結合率（%）
アミド型				
プリロカイン	7.9	76	129	55
リドカイン	7.9	76	366	64
メピバカイン	7.6	61	130	77
ロピバカイン	8.1	83	775	94
ブピバカイン	8.1	83	3420	95
レボブピバカイン	8.1	83	3420	>97
エステル型				
プロカイン	8.9	97	100	6
テトラカイン	8.5	93	5822	94

(Salinas FV, Liu SL, Scholz AM. Analgesics-ion channel ligands/sodium channel blockers/local anesthetics. In: Evers AS, Maze M, editors. Anesthetic Pharmacology: Physiologic Principles and Clinical Practice. Philadelphia: Churchill Livingstone；2004. p.507-37 より引用)

表3 解剖・生理・機能による末梢神経の分類

神経線維	ミエリン（髄鞘）	直径（μ）	伝導速度（m/秒）	部位	機能
Aα	有髄	6～22	30～120	筋への遠心性	運動
Aβ	有髄	6～22	30～120	皮膚関節からの求心性	触覚・固有知覚
Aγ	有髄	3～6	15～35	筋紡錘への遠心性	筋トーヌス
Aδ	有髄	1～4	5～25	求心性感覚	痛覚・温度覚・触覚
B	有髄	<3	3～15	交感神経節前	自律神経
C (SC)	無髄	0.3～1.3	0.7～1.3	交感神経節後	自律神経
C (dγC)	無髄	0.4～1.2	0.1～2.0	求心性感覚	痛覚・温度覚

(Berde CB, Strichartz GR. Local anesthetics. In: Miller RD, editor. Miller's Anesthesia. Vol 1. 7th ed. Philadelphia: Churchill Livingstone; 2010. p.913-39 より改変引用)

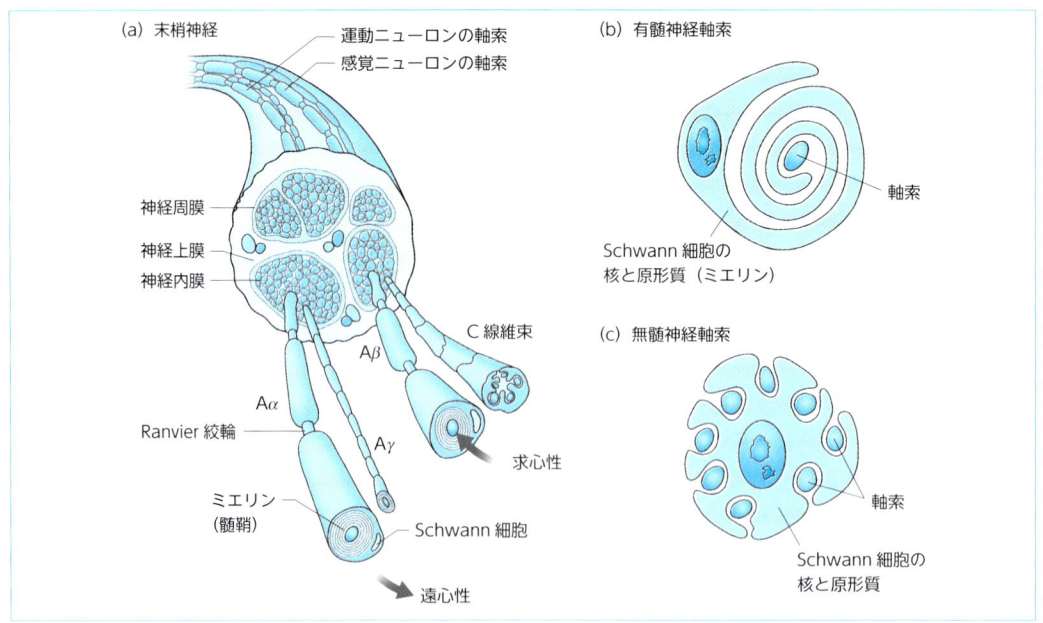

図2 典型的末梢神経，有髄神経軸索，および無髄神経軸索の横断面模式図

各末梢神経線維は神経内膜 (endoneurium) で覆われ，それらが集合した神経束は神経周膜 (perineurium) で覆われ，神経束の集合した神経全体は神経上膜 (epineurium) で覆われている (a)。有髄神経軸索 (線維) は各1本が何重にも重なった Schwann 細胞原形質から成るミエリンで覆われ (b)，無髄神経軸索 (線維) は何本かが1つの Schwann 細胞原形質で覆われている (c)。
(Liu SS, Lin Y. Local anesthetics. In: Barash PG, Cullen BF, Stoelting RK, et al. editors. Clinical Anesthesia. 6th ed. Philadelphia: Lipponcott Williams & Wilkins; 2009. p.531-48 より改変引用)

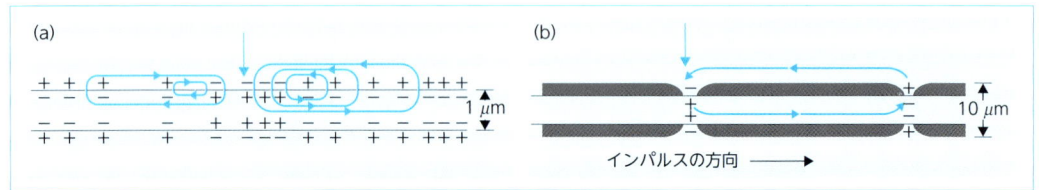

図3 無髄のC線維軸索と有髄の軸索におけるインパルスの伝播様式

無髄のC線維軸索 (線維) においてはインパルスが軸索に沿って次々と伝播するのに対して (a)，有髄の軸索 (線維) においては，インパルスは Ranvier 絞輪から隣接する複数の Ranvier 絞輪へと跳躍して伝搬する (b)。下向き矢印はインパルスの初期の立ち上がり相で軸索に入る電流を示す。
(Berde CB, Strichartz GR. Local anesthetics. In: Miller RD, editor. Miller's Anesthesia. Vol 1. 7th ed. Philadelphia: Churchill Livingstone; 2010. p.913-39 より引用)

4) エステル型とアミド型

　局所麻酔薬は，中間鎖の種類によってエステル型とアミド型とに大別される (表1)[1]。両者は代謝とアレルギー反応の点で異なる。エステル型は，血漿のコリンエステラーゼによりエステル結合部が迅速に加水分解され，アミド型は，肝臓のミクロゾーム酵素によって相対的に緩徐に代謝される。エステル型もアミド型も代謝産物は主として尿中に排泄される。エステル型では，代謝産物のパラアミノ安息香酸によると思われるアレルギー反応が生じることがある。一方，アミド型ではアレルギー反応はごくまれである。

2　末梢神経の解剖

1）神経線維 [3)4)]

神経線維はそのサイズ，伝達速度と機能によって分類される（表3）。末梢神経それぞれの軸索は，主に脂質二重膜からなる軸索鞘（axolemma）という固有の細胞膜を有している。C線維のような無髄線維では，単一のSchwann細胞鞘が多数の軸索を包んでいるが（図2-c），A線維のような有髄線維は，それぞれがSchwann細胞の形質膜から成るミエリン（髄鞘）によって何層にも包まれている（図2-b）。ミエリンが周期的に途切れた部分をRanvier絞輪と呼ぶ。ミエリンによって，軸索鞘は周囲から絶縁され，インパルスはRanvier絞輪から隣接する複数のRanvier絞輪まで跳躍伝導で伝搬されるので，有髄線維での神経伝達速度は速い（図3-b，表3）。無髄線維では脱分極が神経軸索の細胞膜に沿って次々に伝搬されるので，神経伝達速度は遅い（図3-a，表3）。有髄でも無髄でも，一旦興奮した軸索部分は短い不応期の間は興奮しないので，逆行性伝播は生じない。インパルスの生成と伝播をもたらすNa^+チャネルは，有髄線維ではRanvier絞輪に集中しているが，無髄線維では軸索に沿って全体に分布している。

2）神経束 [4)]

それぞれの末梢神経線維は神経内膜（endoneurium）という固有の結合組織で覆われており，それらが集合した神経束は，神経周膜（perineurium）という2番目の結合組織の層で覆われ，神経束の集合した神経全体は疎な鞘である神経上膜（epineurium）によって包まれている（図2-a）。局所麻酔薬が効果部位（神経軸索原形質）に達するには，これらの結合組織や脂質でできた膜様の隔壁を透過する必要がある。

3　神経のインパルス発生・伝播機序

1）活動電位における膜電位変化 [3)]

神経細胞の静止状態では，電解質イオン，中でもNa^+とK^+の濃度差に基づいて細胞内は細胞外に対して−70 mV程度の静止電位を保っている（図4-a）。刺激により膜電位が上昇し（陽性誘発電位），−40 mV程度の発火閾値に達すると，細胞膜の電位依存性Na^+チャネルが開口しNa^+が細胞内に流入する（内向き電流）（図4-b）。これにより膜電位が−から＋へ逆転（脱分極）する（図4-a）。脱分極が＋50 mV程度でピークに達すると，Na^+流入が止まるとともに，K^+チャネルが開口しK^+が細胞外に流出する（外向き電流）（図4-b）。以上により膜電位は再び陰転化して（再分極），一過性の過分極を経て元の静止電位に戻る（図4-a）。流入したNa^+と流出したK^+は，ATP依存性Na^+/K^+ポンプによって回復される。

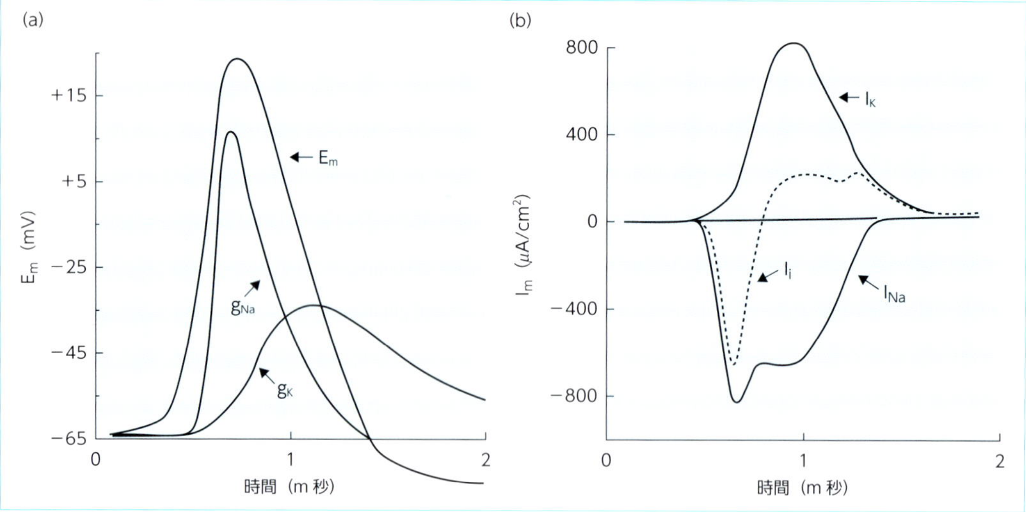

図 4　活動電位の間の膜電位（E_m）と膜電流（I_m）の経時的変化

(a) では細胞外に対する相対的な細胞内電位を示し，(b) では膜電流を，細胞内から外へ流れる外向き電流を＋，細胞外から内へ流れる内向き電流を－で表示。g_{Na} ＝膜の Na^+コンダクタンス（伝導性），g_K ＝ K^+コンダクタンス，I_{Na} ＝ Na^+電流，I_K ＝ K^+電流，I_i＝総イオン電流（I_{Na} ＋ I_K）。

(Berde CB, Strichartz GR. Local anesthetics. In: Miller RD, editor. Miller's Anesthesia. Vol 1. 7th ed. Philadelphia: Churchill Livingstone; 2010. p.913−39 より引用)

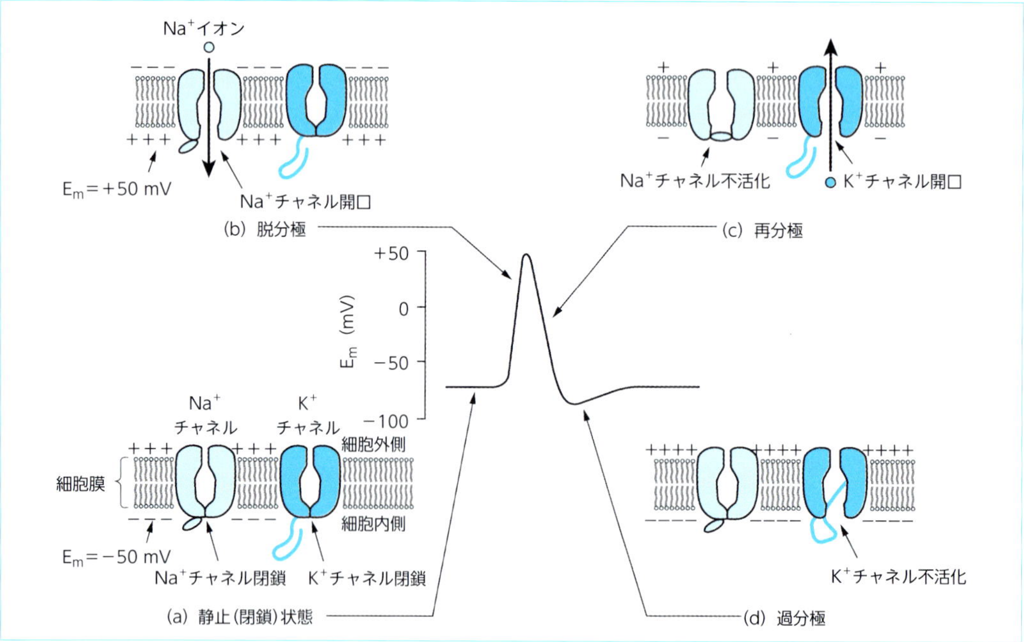

図 5　電位依存性 Na^+チャネルと活動電位の関係

静止電位 (a) − 脱分極 (b) − 再分極 (c) − 過分極 (d) − 静止電位 (a) という活動電位サイクルの間，Na^+チャネルは立体構造変化によって静止（閉鎖）(a) − 開口 (b) − 不活化（不応期）(c) − 静止（閉鎖）(d と a) のサイクルを繰り返す。閉鎖 (a) と開口 (b) の際のチャネルのゲート開閉以外に，不活化の際にはチャネル細胞内側の蓋が閉じることに注目 (c)。

(土屋正彦．ナトリウムチャネル，カリウムチャネル，カルシウムチャネルの分子構造と局所麻酔薬の作用機序．浅田　章，西川精宣編．局所麻酔薬中毒・アレルギー．東京：克誠堂出版；2008. p.3−16 より引用)

2）脱分極における電位依存性Na^+チャネルの変化[5]

　この静止電位-脱分極-再分極-過分極-静止電位という活動電位サイクルの間，Na^+チャネルは立体構造変化によって静止（閉鎖）-開口-不活化（不応期）-静止（閉鎖）のサイクルを繰り返す（図5）。刺激がなければ，あるいは刺激があっても誘発電位が閾値を超えないと電位依存性Na^+チャネルは静止（閉鎖）状態にある（図5-a）。刺激に応じて膜電位が誘発電位を超えるとNa^+チャネルは開口し，Na^+イオンが流入して脱分極が生じる（図5-b）。その後，Na^+チャネルは速やかに，次の脱分極で開放が誘発されない不活化状態へ移行しNa^+イオン流入が止まる。ほぼ同時にK^+チャネルが開口しK^+イオンが流出し再分極が生じる（図5-c）。膜電位が陰性になった後にK^+チャネルは不活化されK^+イオン流出も止まり一過性の過分極が生じる（図5-d）。最後にNa^+チャネルとK^+チャネルはリセットされて静止（閉鎖）状態に戻り，次の脱分極で開放が可能な状態となる（図5-a）。

4　Na^+チャネルの分子構造[3)5)]

1）立体構造

　Na^+チャネルは，イオン透過孔（ポア）を形成する1つの大きなαサブユニットと，複数の小さなβサブユニットからなる複合体である（図6-b）。αサブユニットがチャネル本体の機能を担い，βサブユニットはαサブユニットの機能調節を担っている。αサブユニットは2,000個弱のアミノ酸鎖が配列しており，4つの相同するドメイン（DI～IV）からなっている（図6-a）。さらに各ドメインは6つのαヘリックスの膜貫通部位（S1～6セグメント）からなっている（図6-a）。

2）ポア構造とイオン選択制

　αサブユニットは折りたたまれて4つのドメイン（DI～IV）が円周状に配列し，その中心部分にポアを形成している（図6-b）。ポア内面は，4つのドメインのS6セグメントと，細胞外表面でS5とS6セグメントをつなぐPループから形成されている（図6-a）。Pループの一部はポア入口部内壁に露出しており，Na^+イオンを選択的に通過させるためのイオン選択フィルターの働きをしている（図6-c）。ポアの細胞外側入口部はまた，フグ毒，そのテトロドトキシン（tetrodotoxin：TTX）の結合にも関係する。

3）ゲート開口機序

　4つのドメインのS4セグメントには，正電荷を持つ複数のアミノ酸が配列していて（図6-a），膜電位の変化を検出するセンサーとして機能している。発火閾値に達するような膜電位変化によりS4セグメントがねじれるように動く結果，S6セグメントの再配置が生じてポアのゲートが開きNa^+チャネルが開口する（図5-b）[5]。

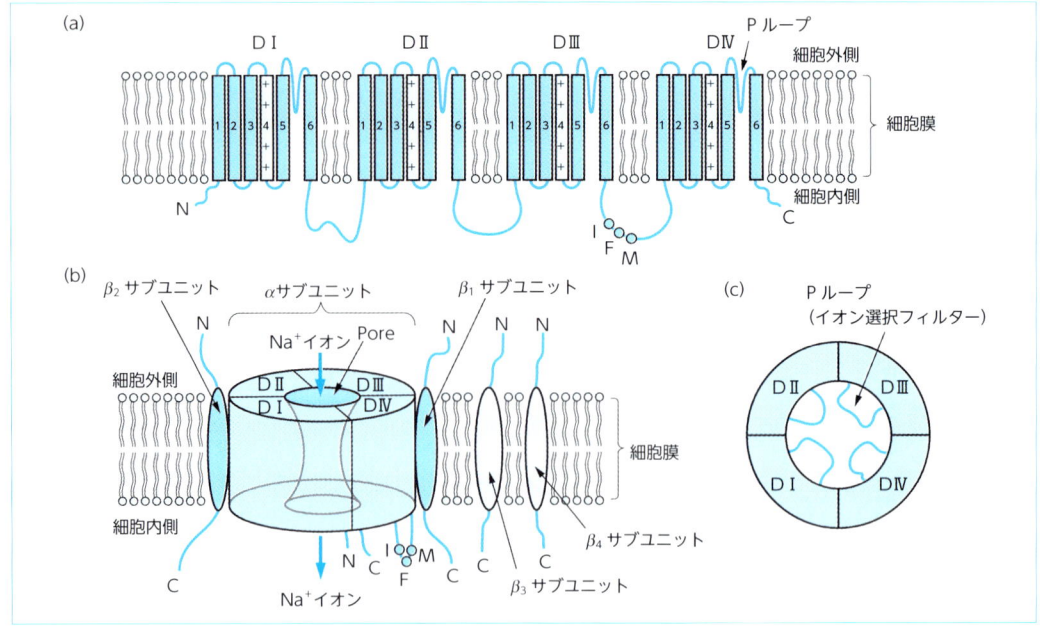

図6　電位依存性Na⁺チャネルの分子構造

a. αサブユニットの膜貫通構造：αサブユニットは，4つの相同するドメイン（DⅠ～Ⅳ）からなり，各ドメインはさらに6つのαヘリックスの膜貫通部位（S1～6：図では単に1～6と表示）からなる。S4が膜電位変化のセンサーとして機能し，S6がゲートの開閉機能を担当する。DⅢとDⅣの間の細胞内ループの特にIFM配列部分がポアの蓋として開口したチャネルの不活化を担う。
b. 電位依存性Na⁺チャネル全体の立体模式図：αサブユニットの4つのドメイン（DⅠ～Ⅳ）が円周状に配列し，その中心部分にイオン透過孔（ポア）を形成する。補助的な複数のβサブユニットがαサブユニットの周囲に存在する。
c. 細胞外から内に向かって見下ろしたαサブユニットの模式図：S5とS6を繋ぐPループの一部はポア内に露出して，Na⁺イオンを選択的に透過させるフィルターとして働く。説明は本文参照。
（土屋正彦．ナトリウムチャネル，カリウムチャネル，カルシウムチャネルの分子構造と局所麻酔薬の作用機序．浅田　章，西川精宣編．局所麻酔薬中毒・アレルギー．東京：克誠堂出版；2008. p.3-16より引用）

4) チャネル不活化と閉鎖機序

　Na⁺チャネルは細胞膜の脱分極により開口した後，速やかに不活化してNa⁺を透過しないようになる。この開口したチャネルの速い不活化は，ドメインⅢとⅣの間の細胞内ループ上のIFM配列（イソロイシン-フェニルアラニン-メチオニン）部分（図6-a, b）が，蝶番のついた鍋蓋のように動き細胞内からポアを閉じることにより生じ（図5-c），ゲートが開いていてもNa⁺イオンは透過できなくなる。さらに，再分極過程の膜電位変化によってS4セグメントのねじれが戻りS6セグメントの配置も元に戻って，ポアのゲートが閉じてNa⁺チャネルが閉鎖する（図5-d, a）[5]。

5　局所麻酔薬の作用経路と作用機序

1) Na⁺チャネルにおける局所麻酔薬分子の結合部位 [4)6)]

　電位依存性Na⁺チャネルにおいては，ドメインⅠ，Ⅲ，ⅣのS6セグメント，特にドメインⅣのS6セグメントにあるアミノ酸残基が局所麻酔薬の結合に重要な働きをする。例えば，ラットの脳神経細胞由来の電位依存性Na⁺チャネル（Na$_V$1.2）のドメインⅣのS6セグメント上の1764位のフェニレフリン残基と1771位のチロシン残基は，ポア内面の内側前庭部においてα

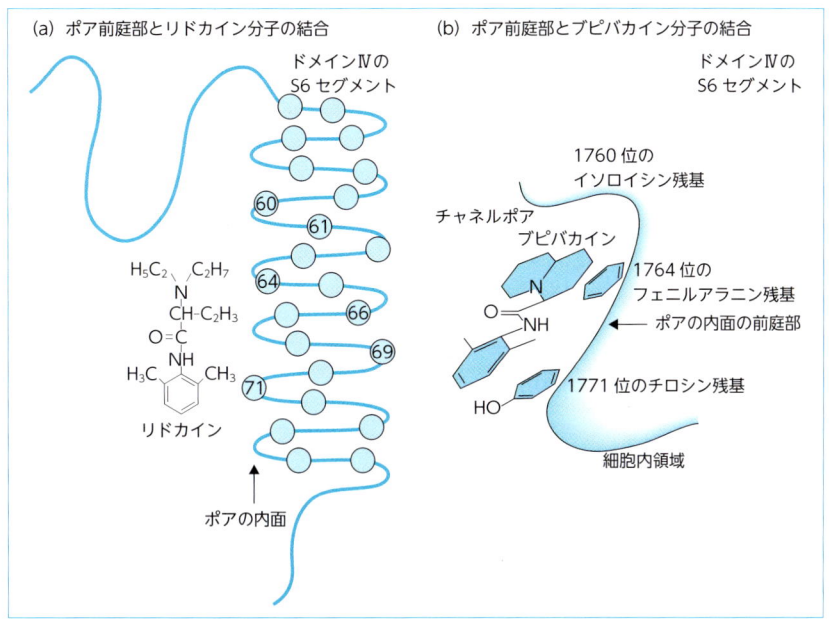

図7 電位依存性Na⁺チャネル（Na$_V$1.2）のドメインⅣのS6セグメントへの局所麻酔薬の結合を示す模式図

a. 局所麻酔薬（リドカイン）分子は，ポアの内面を形成する膜貫通性のS6セグメントのαヘリックス上の第1764位（図では64と表示）のフェニルアラニン残基および第1771位（図では71と表示）のチロシン残基と相互作用している。第1760位（図では60と表示）のイソロイシン残基は，局所麻酔薬分子の細胞外方向からのポアへの出入りを防いでいる。

b. ポア前庭部の局所麻酔薬結合部位の模式図を示したもので，局所麻酔薬（ブピバカイン）分子は，同じく第1764位のフェニルアラニン残基および第1771位のチロシン残基と相互作用している。

(Liu SS, Lin Y. Local anesthetics. In: Barash PG, Cullen BF, Stoelting RK, et al. editors. Clinical Anesthesia. 6th ed. Philadelphia: Lipponcott Williams & Wilkins; 2009. p.531-48, McDowell TS, Durieux ME, Pharmacology of Local Anesthetics. In: Hemmings HC, Hopkins PM. editors. Foundations of Anesthesia. 2nd ed. Philadelphia: Elsevier. 2006. p.393-401 より改変引用)

ヘリックスのらせん2回転分約11Å離れてポアの内腔に露出している。この距離は局所麻酔薬分子の大きさ（10〜15Å）とほぼ一致し，薬物分子はこれらのアミノ酸と，細胞質側からポア内に入って結合すると考えられている（図7）。局所麻酔薬が陽電荷を受け取ることでこの結合はより安定化する。S6セグメント上でポアのより入口部寄りに位置する1760位の大きなイソロイシン残基は，ポア内におけるストッパーの役割を果たし，局所麻酔薬分子の細胞外方向からのポアへの出入りを防いでいる（図7）。

2）局所麻酔薬分子の結合部位への到達経路 [2)4)]

恒常的に正電荷を有するリドカインアナログの第4級アミン型局所麻酔薬 QX-314 を細胞外から作用させてもブロックは発現しない一方で，膜の細胞質内から QX-314 を作用させると，強いブロック効果が発現する。以上の実験結果から，局所麻酔薬分子が Na⁺ チャネルにおける結合部位へ到達する経路は以下のように考えられている。局所麻酔薬分子は，脂溶性の低い陽イオン（NH⁺）と脂溶性の高い中性塩基（N）に解離しているが，このうち塩基（N）が脂質二重膜である細胞膜を透過して細胞質内に到達する（図8）。細胞質内に到達した局所麻酔薬分子は，再び塩基（N）と陽イオン（NH⁺）に解離し，このうちの陽イオン（NH⁺）が細胞質側から Na⁺ チャ

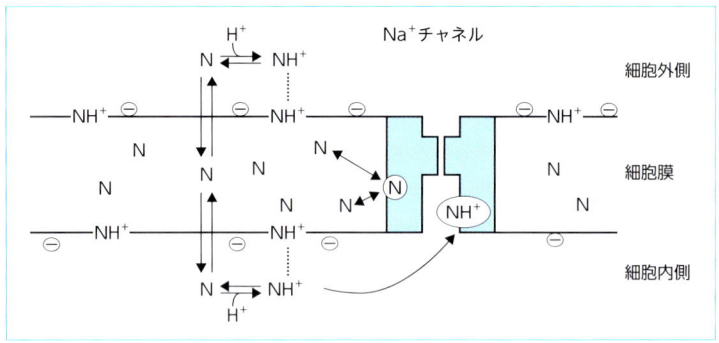

図8 主に脂質二重膜からなる細胞膜とそれを貫通する Na⁺チャネルの模式図
　局所麻酔薬は，脂溶性の中性塩基 (N) と水溶性の陽イオン (NH⁺) が平衡して存在している。中性塩基 (N) は，容易に細胞膜を透過して細胞質内に入る。陽イオン (NH⁺) は，陰性に帯電した膜表面の部分で Na⁺チャネルと結合し，Na⁺チャネルを阻害する。
(Liu SS, Lin Y. Local anesthetics. In: Barash PG, Cullen BF, Stoelting RK, et al. editors. Clinical Anesthesia. 6th ed. Philadelphia: Lipponcott Williams & Wilkins; 2009. p.531-48 より引用)

ネルのポア内面にある局所麻酔薬結合部位に到達する（図8）（図7も参照）。ただし，ベンゾカインのような中性塩基型局所麻酔薬にもブロック効果が認められるので，この経路のみでは局所麻酔薬の作用を説明しきれない。脂質二重膜の中から Na⁺チャネルの受容体に結合する経路や，受容体との結合を介さない薬物塩基による細胞膜膨化などの作用機序も推定されている。

3) 局所麻酔薬の作用機序

　局所麻酔薬が一旦 Na⁺チャネルに結合するとその不活化状態を長時間安定させて，さらなる脱分極の間もチャネル開放を阻害する。局所麻酔薬は，神経軸索の細胞膜の静止電位には影響を与えないが，細胞膜の電位依存性 Na⁺チャネルのゲート開放を防ぎ Na⁺の細胞内流入を阻害することによってインパルスの発生と伝播を阻害する。すなわち局所麻酔薬は，電位依存性 Na⁺チャネルの阻害薬として作用する。

4) 局所麻酔薬の電気生理学的効果

a. 刺激様式による影響

　局所麻酔薬の力価は，神経細胞の刺激様式や刺激頻度によって影響される。神経膜を一定電圧で速やかに脱分極させて Na⁺電流を測定した場合，単一の脱分極で観察される Na⁺電流は臨床で使用するよりも低濃度の局所麻酔薬で部分的にブロックされ，臨床使用濃度の局所麻酔薬で完全にブロックされる。1回きりの，あるいは低頻度の脱分極（tonic test）で観察される局所麻酔薬のブロック効果を tonic block（トニックブロック，使用非依存性ブロック）と呼ぶ。初回の脱分極に引き続いて脱分極を 10～20 Hz 程度の高頻度で繰り返すと（phasic test），局所麻酔薬のブロック効果は初回の脱分極（tonic block）に比べて脱分極を繰り返すごとに大きくなり，何回目かの脱分極で定常状態に達する（図9）[3]。この現象を phasic block（フェイジックブロック，

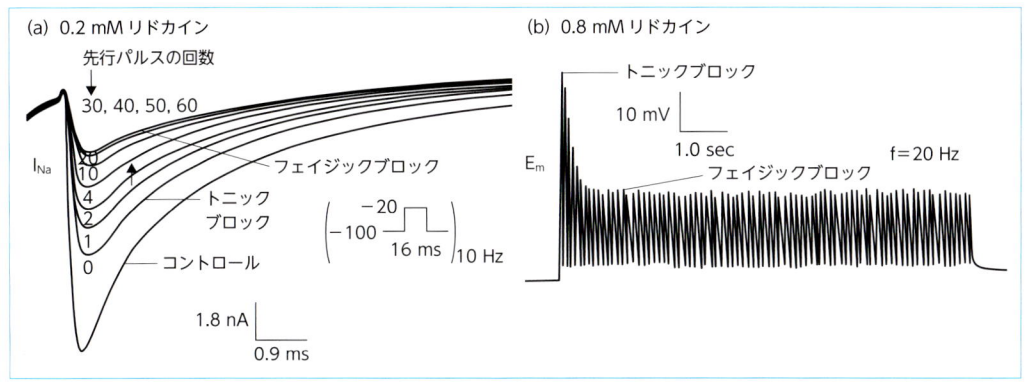

図9 局所麻酔薬の使用依存性作用

a. 間隔を開けた脱分極（tonic test）でも 10 Hz の高頻度の連続脱分極（phasic test）でも，Na^+ 電流（I_{Na}）は繰り返し流れる。0.2 mM（0.005％）のリドカインによる処置後，tonic test で測定した Na^+ 電流は，薬物投与前の Na^+ 電流に比べ約 30％減少するが（tonic block），phasic な連続した脱分極を適用すると，脱分極を繰り返す毎に Na^+ 電流はさらに減少し，約 20 回の連続脱分極後に約 75％減少に達して，それ以上減少しない定常状態に至る（phasic block）。

b. 活動電位（E_m）も tonic test よりも phasic test において局所麻酔薬による抑制がより大きい。0.8 mM（0.02％）のリドカインによる処置後，tonic test における活動電位は薬物投与前の電位の 20％減少にとどまるが（tonic block），20 Hz の高頻度で連続刺激を与える phasic test によって活動電位は次第に減少し，約 10 回目の刺激で 70％減少に達して定常状態に至る。

(Berde CB, Strichartz GR. Local anesthetics. In: Miller RD, editor. Miller's Anesthesia. Vol 1. 7th ed. Philadelphia: Churchill Livingstone; 2010. p.913-39 より改変引用)

表4 異なる刺激様式（tonic と phasic）と異なる神経線維（A，B，C）での局所麻酔薬の相対力価（tonic block におけるプロカインの力価を 1）

局所麻酔薬	Tonic block A	Tonic block B	Tonic block C	Phasic block A	Phasic block B	Phasic block C
プロカイン	1	0.7	0.3	1.1	1.1	0.5
リドカイン	3	2.3	0.8	3.4	4.8	3.4
メピバカイン	1.7	1.3	0.7	2	2.9	2
ロピバカイン	9.4	6.4	3.5	10.7	15.2	9.7
ブピバカイン	12.3	8.4	5.9	16	21.3	24.7
レボブピバカイン	16.4	11.2	7.8	24	32	37

A，B，C いずれの線維においても tonic block よりも phasic block において局所麻酔薬の力価が増大する。概して細い無髄の C 線維において，より太い有髄の A 線維，B 線維よりも局所麻酔薬の力価が低い。

(Salinas FV, Liu SL, Scholz AM. Analgesics-ion channel ligands/sodium channel blockers/local anesthetics. In: Evers AS, Maze M, editors. Anesthetic Pharmacology: Physiologic Principles and Clinical Practice. Philadelphia: Churchill Livingstone ; 2004. p.507-37 より引用)

表5 異なる臨床応用における局所麻酔薬の相対力価（リドカインの力価を 1）

局所麻酔薬	末梢神経ブロック	脊髄くも膜下麻酔	硬膜外麻酔
プロカイン	≦ 0.5	≦ 0.5	≦ 0.5
リドカイン	1	1	1
メピバカイン	2.6	1	1
ロピバカイン	3.6	4.8	4
ブピバカイン	3.6	9.6	4
レボブピバカイン	3.6	9.6	4

(Salinas FV, Liu SL, Scholz AM. Analgesics-ion channel ligands/sodium channel blockers/local anesthetics. In: Evers AS, Maze M, editors. Anesthetic Pharmacology: Physiologic Principles and Clinical Practice. Philadelphia: Churchill Livingstone ; 2004. p.507-37 より改変引用)

ミニ知識　電位依存性 Na$^+$ チャネルのアイソフォーム[2)4)6)]

電位依存性 Na$^+$ チャネルには 9 種類のアイソフォームが同定されている（表 6）。このうち 4 種類（Na$_V$1.6〜1.9）が末梢神経に発現している。インパルスの生成と伝播をもたらす Na$^+$ チャネルは、有髄線維では Ranvier 絞輪に集中しており、無髄線維では軸索に沿って全体に分布している。有髄線維には、Na$_V$1.7 と Na$_V$1.6 が発現しているが、Na$_V$1.6 は Ranvier 絞輪に集中して発現している。両者はテトロドトキシン（tetrodotoxin：TTX）感受性で、局所麻酔薬にも比較的感受性が高い。これに対して、C 線維の軸索を有する小型の脊髄後角神経細胞には、Na$_V$1.8 と Na$_V$1.9 が主に発現している。これらは TTX 抵抗性であり、同時に局所麻酔薬によるブロックに対しても相対的に感受性が低い。細い無髄の C 線維が局所麻酔薬の作用に対して抵抗性である理由は、このことで一部説明可能である。

表 6　電位依存性 Na$^+$ チャネルのアイソフォーム

アイソフォーム	TTX 感受性	組織発現
Na$_V$ 1.1	感受性	中枢神経，心臓
Na$_V$ 1.2	感受性	中枢神経
Na$_V$ 1.3	感受性	胎児後根神経節（DRG）ニューロン
Na$_V$ 1.4	感受性	骨格筋
Na$_V$ 1.5	抵抗性	心臓，胎児神経
Na$_V$ 1.6	感受性	Ranvier 絞輪
Na$_V$ 1.7	感受性	中枢神経，DRG ニューロン，交感神経
Na$_V$ 1.8	抵抗性	小型 DRG ニューロン
Na$_V$ 1.9	抵抗性	小型 DRG ニューロン

TTX：テトロドトキシン
(Liu SS, Lin Y. Local anesthetics. In: Barash PG, Cullen BF, Stoelting RK, et al. editors. Clinical Anesthesia. 6th ed. Philadelphia: Lipponcott Williams & Wilkins; 2009. p.531-48 より引用)

相性ブロック）または use-dependent block（使用依存性ブロック）と呼ぶ。すなわち局所麻酔薬の神経ブロック効果は、神経細胞が単回または低頻度で興奮する場合よりも（tonic block）、高頻度で興奮する場合に（phasic block）、より大きくなる（表 4）[2)]。この現象は、局所麻酔薬が、静止（閉鎖）状態にある Na$^+$ チャネルよりも、開口状態または不活化状態の Na$^+$ チャネルとより強固に結合することを意味する。神経標本実験研究で得られた薬物の相対力価は、臨床的な薬物の相対力価ともある程度相関する（表 5）[2)]。

b．末梢神経の種類による影響

局所麻酔薬の力価は、神経線維の種類によっても影響される。末梢神経は数種類の神経線維が神経鞘に包まれ神経束となって存在する。末梢神経線維には、細い順に無髄の C 線維（鈍い痛みの痛覚・温度覚・交感神経節後線維）、有髄の B 線維（交感神経節前線維）、Aδ 線維（鋭い痛みの痛覚・温度覚）、Aβ 線維（触覚・圧覚）、Aα 線維（運動・固有知覚）がある（表 3）[3)]。以前は、局所麻酔薬の作用は細い神経ほど効きやすく無髄の C 線維が最も感受性が高いとされてきた。

表7 局所麻酔薬のpK_aとイオン化率，塩基の比率，および作用発現の速さ

薬物	解離定数 pK_a	pH7.4 での イオン化率（%）	pH7.4 での 塩基の比率（%）	作用発現
メピバカイン	7.6	61	39	速い
プリロカイン	7.9	76	24	速い
リドカイン	7.9	76	24	速い
ロピバカイン	8.1	83	17	中間
ブピバカイン	8.1	83	17	中間
レボブピバカイン	8.1	83	17	中間
テトラカイン	8.5	93	7	遅い
プロカイン	8.9	97	3	遅い

薬物は，pK_aが低いものから高いもので順に並べてある。
(Salinas FV, Liu SL, Scholz AM. Analgesics-ion channel ligands/sodium channel blockers/local anesthetics. In: Evers AS, Maze M, editors. Anesthetic Pharmacology: Physiologic Principles and Clinical Practice. Philadelphia: Churchill Livingstone ; 2004. p.507-37 より引用)

しかし，より新しい実験結果では，C線維が局所麻酔薬の作用に対して最も感受性が低いことが示されている（表4）[2]（ミニ知識参照）。

6 局所麻酔薬の作用に影響する因子

1）薬理学的因子

a．薬物の解離定数 pK_a と作用発現

　局所麻酔薬の解離定数pK_aが局所麻酔薬の作用発現の速さに影響する。同じpHの環境において，塩基の比率はpK_aが低い局所麻酔薬ほど高くなる。たとえばpH7.4での分子100個あたりの塩基の比率は，pK_a=7.6のメピバカインで39％，pK_a=8.9のプロカインで3％と，10倍以上異なる（表7，図10）[1)2)]。一方，解離平衡に達している局所麻酔薬分子のうち，脂溶性の高い塩基（N）は脂質二重膜の細胞膜をよく透過し，水溶性の陽イオン（NH$^+$）は透過し難いため（図8）[4]，局所麻酔薬の塩基の比率が高いほど作用発現が速くなる。以上から局所麻酔薬の効果発現は，pK_aの低いものほど速く，pK_aの高いものほど遅くなる（表7，図10）。ただし，臨床上，プロカインの作用発現の遅さはテトラカインほど目立たない。プロカインは力価が低く高濃度で使用されるので，神経細胞に到達する分子数がテトラカインよりプロカインで多いことによると考えられる。

b．溶液や組織の pH と薬物効果

　炎症部位では組織アシドーシスのためpK_a-pH較差が増大し，局所麻酔薬のイオン化率が増大し塩基の比率が減少する（図10）[1]。また局所血流増加のため薬物の血中への吸収が速い。このため，炎症巣では局所麻酔薬の効果が減弱する。また，市販のアドレナリン添加リドカインは酸化防止剤添加によりpHが低くなっており効果発現が遅い。逆に局所麻酔溶液をアルカリ化することによって局所麻酔薬の作用発現が促進される。例えば10 mlのリドカインに1 mlの重炭酸ナトリウム溶液を加えれば硬膜外および末梢神経ブロックの効果発現が3～5分促進される。

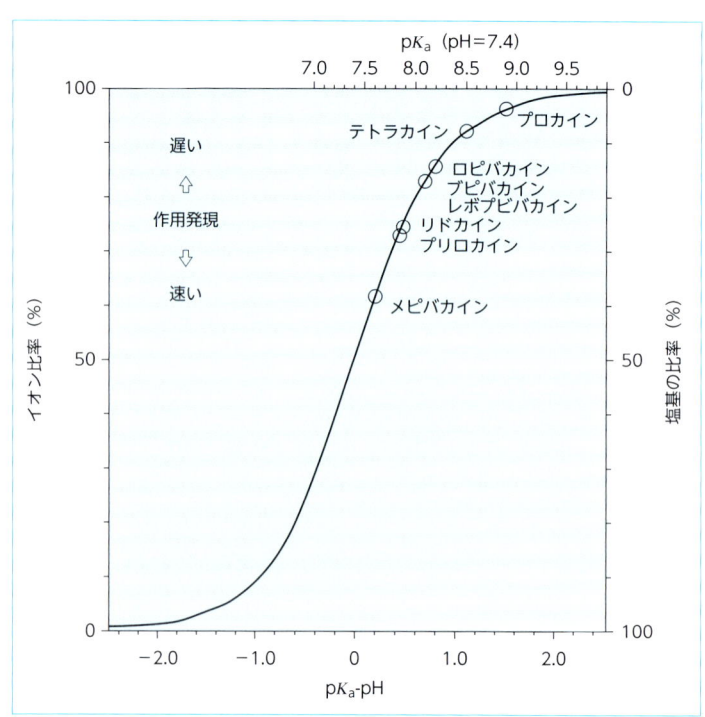

図10 局所麻酔薬の解離定数 pK_a と溶液 pH の較差（pK_a-pH，下横軸）と，局所麻酔薬のイオン化率（左縦軸）あるいは塩基の比率（右縦軸）の関係

表記の関係を示す曲線は，局所麻酔薬の解離 $N + H^+ \rightleftarrows NH^+$（N=中性塩基，$NH^+$=陽イオン）における解離式の変形式 $[NH^+]/[N] = 10^{pK_a\text{-}pH}$ から得られる。組織の pH は7.4程度，薬物溶液の pH は3～7の範囲，薬物の pK_a は7.6～8.9の範囲なので，通常は pK_a-pH ＞0，$[NH^+]/[N] ＞ 1$，すなわち陽イオン優位（イオン化率＞50％）である。薬物の pK_a が低いほどイオン化率が減少する（細胞膜を透過しやすい塩基の比率は増加する）ので，薬物の作用発現は速くなる。グラフ上に各薬物の pK_a（上横軸）と，pH が7.4の時のイオン化率（左縦軸）または塩基の比率（右縦軸）を ○ 印でプロットした。溶液や組織の pH が低いほどイオン化率が増加する（塩基の比率が減少する）するので，局所麻酔薬の作用発現は遅くなる（例：炎症巣での薬物使用）。逆に pH が高いほどイオン化率が減少する（塩基の比率が増加する）ので薬物の効果発現は速くなる（例：薬物溶液のアルカリ化）。
（林田真和，花岡一雄．局所麻酔薬の薬理．花岡一雄編．局所麻酔マニュアル．東京：真興交易医書出版部；1998. p.11-27 より改変引用）

表8 局所麻酔薬の脂溶性，蛋白結合率，相対力価，持続時間と作用発現の速さ

薬物	脂溶性	蛋白結合率(%)	力価(相対力価)	持続時間	作用発現
プロカイン	100	6	低い (1)	短い	遅い
プリロカイン	129	55	中間 (2)	中間	速い
メピバカイン	130	77	中間 (2)	中間	速い
リドカイン	366	64	中間 (2)	中間	速い
ロピバカイン	775	94	高い (6)	長い	中間
ブピバカイン	3420	95	高い (8)	長い	中間
レボブピバカイン	3420	＞97	高い (8)	長い	中間
テトラカイン	5822	94	高い (8)	長い	遅い

薬物は，脂溶性（オクタノール/緩衝液分配係数）が低いものから高いものまで順に並べてある。
(Salinas FV, Liu SL, Scholz AM. Analgesics-ion channel ligands/sodium channel blockers/local anesthetics. In: Evers AS, Maze M, editors. Anesthetic Pharmacology: Physiologic Principles and Clinical Practice. Philadelphia: Churchill Livingstone ; 2004. p.507-37, Berde CB, Strichartz GR. Local anesthetics. In: Miller RD, editor. Miller's Anesthesia. Vol 1. 7th ed. Philadelphia: Churchill Livingstone; 2010. p.913-39 より引用)

c. 薬物の脂溶性と薬物の力価および効果持続

　局所麻酔薬の脂溶性がその臨床活性に最も大きく影響する。局所麻酔薬が受容体に結合するには、神経周囲組織、ミエリンや細胞膜を透過して細胞内に到達する必要がある。脂溶性の高い薬物ほど多くの分子がこれらを透過するので、脂溶性の高い局所麻酔薬ほど薬物の力価が高い（表8）[2)3)]（表4、5も参照）。脂溶性増加により、ミエリンや神経周囲の脂溶性コンパートメントへの局所麻酔薬の貯留が増加する。脂溶性コンパートメントに貯留した局所麻酔薬は徐々に放出されるため、脂溶性増加により局所麻酔薬の作用持続時間も増加する（表8）。脂溶性増加により、細胞膜透過が促進される反面、神経周囲の脂溶性コンパートメントへの薬物貯留が増加し薬物の神経への到達は遅れる。脂溶性増加の正味の効果として効果発現促進は見られず、脂溶性はpK_aほど局所麻酔薬の作用発現の速さに影響しない（表8）。脂溶性の増加は局所麻酔薬の力価や持続時間を増加させる一方で、薬物の中枢神経毒性と心毒性も増加させる。

　脂溶性の高い局所麻酔薬は、蛋白結合性も高い（表8）。細胞膜のNa^+チャネルも蛋白で構成されているので、蛋白結合性の高さも局所麻酔薬の力価や作用持続時間の増加に寄与する可能性がある。ただし、実際の局所麻酔薬分子とNa^+蛋白の結合の解離は極めて迅速に生じる（正確には、解離と結合が繰り返されている）ため、蛋白結合性よりも脂溶性の方が、力価や作用持続時間に大きく影響すると考えられる。

d. 光学異性体と毒性[2)]

　リドカイン以外の局所麻酔薬分子は、構造上不斉炭素を有しているので光学異性体が存在する。光学異性体も局所麻酔薬の薬理作用や毒性に影響する。市販のブピバカイン製剤はS体のレボブピバカイン（S（－）-ブピバカイン）とR体のデキストロブピバカイン（R（＋）-ブピバカイン）のラセミ混合体（50：50混合体）となっている。ブピバカインの中枢神経毒性や心毒性はS体の方がR体よりも低いことが判明しており、S体のレボブピバカインのみからなる製剤が市販されている。同様にロピバカインにも光学異性体があるが、現在市販されている製剤はS体のみからなっており、毒性がラセミ体のブピバカインより低い。概していえば、毒性はS体でR体より低く、作用持続時間はS体でR体より若干長い。

2）生理学的要因

a. 薬物投与量

　同じ薬物で同じブロックをする場合、投与する局所麻酔薬の濃度（％）と溶液量（ml）で積算される投与薬物量（mg）（x［％］、y［ml］の薬物量は$10 \times x \times y$［mg］）が大きいほど、より多くの局所麻酔薬分子が神経に到達し、神経遮断の範囲も増すので、作用発現が速く、効果も高く、持続も長くなる。

b. 投与部位

　ブピバカインによる脊髄くも膜下麻酔の効果発現は5分以内、持続は1～4時間である。一方、同薬物による腕神経叢ブロックの作用発現は20～30分後と遅いが、持続は4～12時間にも

及ぶ．腕神経叢ブロックの場合，局所麻酔薬が多数の神経周囲組織を透過した後に神経に到達するため，効果発現は脊髄くも膜下麻酔より遅れる．腕神経叢ブロックの持続が長いのは，主に同ブロックに要する局所麻酔薬の量（通常 20 ml 以上）が脊髄くも膜下麻酔（通常 4 ml 以下）よりも多いことによる．

c. 組織血流

顔面，硬膜外腔や肋間神経など血流が豊富な部位では，局所麻酔薬の血中への取り込みが大きいために，大腿神経・坐骨神経など血流の乏しい部位に比べて，局所麻酔薬の作用持続時間は短くなる．

d. アドレナリン添加の影響

局所麻酔薬への 1/20 万（5 μg/ml）程度の濃度のアドレナリンの添加により，局所麻酔薬の効果増強，持続時間延長，およびピーク血中濃度の低下とそれによる局所麻酔中毒予防効果が見られる．アドレナリンの血管収縮作用によって局所麻酔薬の血中への吸収が減少し神経に到達する分子が増加することによる．アドレナリンによる持続時間延長効果は，投与部位や局所麻酔薬の種類により若干異なる．浸潤麻酔や末梢神経ブロックでは，ほとんどの局所麻酔薬においてアドレナリンによる持続延長が認められる．硬膜外麻酔において，アドレナリンによる持続延長は，リドカインのように比較的血管拡張効果の強い薬物で顕著に認められるが，ロピバカインのように血管収縮性の高い薬物では認めにくい．

e. マントル効果

四肢の神経幹に局所麻酔薬を投与する場合，局所麻酔薬は神経幹の外（身体の近位側を支配）から内（遠位側を支配）へと浸潤していく．したがってブロック効果は四肢の中枢側から抹消側に向かって進行する．ブロックからの回復はこれと逆に抹消側から中枢側へと進む．

f. 分離ブロック

局所麻酔薬の神経遮断効果は，神経線維の種類やサイズによって異なる．末梢神経は数種類の神経線維が神経鞘に包まれ神経束となって存在する．無髄の C 線維は局所麻酔の作用に感受性が低い（表 4）[2]．しかし有髄の A 線維と B 線維は，細いほど局所麻酔薬の感受性が高いので，交感神経，温痛覚，触圧覚，運動神経の順に遮断されやすい．交感神経と知覚神経線維は遮断されているが運動神経は遮断されていない状態，あるいは脊髄くも膜下麻酔や硬膜外麻酔で交感神経，知覚神経，運動神経の順に遮断領域が広い現象を分離ブロックと呼ぶ．知覚と運動の分離ブロックの程度は薬物間で若干の違いがある．低濃度のブピバカインやロピバカインは，ほかの等力価の薬物に比べて運動ブロックの効果が弱いので，術後硬膜外鎮痛や無痛分娩によく用いられる．

7　局所麻酔薬の薬物動態

1）吸収

局所麻酔薬は投与後，神経に到達するか，周囲脂肪に貯留するか，血中に吸収されるかのいず

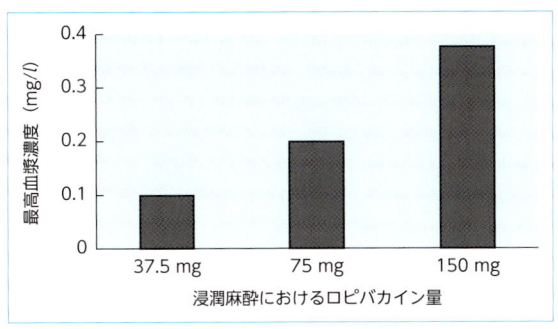

図11 浸潤麻酔におけるロピバカインの投与量と最高血漿濃度

創部へのロピバカインの投与を増加すると最高血漿濃度（C_{max}）は正比例して増加する。

(Liu SS, Lin Y. Local anesthetics. In: Barash PG, Cullen BF, Stoelting RK, et al. editors. Clinical Anesthesia. 6th ed. Philadelphia: Lipponcott Williams & Wilkins; 2009. p.531-48 より引用)

表9 局所麻酔後の薬物最高血中濃度（C_{max}）と C_{max} に達するまでの時間（t_{max}）

薬物	ブロック種類	投与量（mg）	C_{max}（μg/ml）	t_{max}（分）	中毒濃度（μg/ml）
リドカイン	腕神経叢	400	4	25	5
	硬膜外	400	4.27	20	
	肋間神経	400	6.8	15	
メピバカイン	大腿・坐骨神経	500	3.59	31	5
	腕神経叢	500	3.68	24	
	硬膜外	500	4.95	16	
	肋間神経	500	8.06	9	

(Liu SS, Lin Y. Local anesthetics. In: Barash PG, Cullen BF, Stoelting RK, et al. editors. Clinical Anesthesia. 6th ed. Philadelphia: Lipponcott Williams & Wilkins; 2009. p.531-48 より一部改変引用)

れかの運命をたどる。血中濃度は，局所麻酔薬の投与量，投与部位から血中への吸収，血中から肺その他の臓器への再分布，および代謝・排泄に影響される。

局所麻酔投与後，血中濃度は10～30分後にピークに達し，その後漸減する。同じ薬物による同じブロックにおいては，最高血漿濃度（C_{max}）は，局所麻酔薬の濃度（%）や溶液量（ml）よりも，その投与薬物量（mg）に正比例する（図11）[4]。

投与部位からの血中吸収には，組織血流と，薬物の血管拡張性および脂溶性が影響する。投与部位により組織血流が異なるため，同じ投与量でも最高血漿濃度（C_{max}）も異なってくる。C_{max}は薬物の種類を問わず，肋間神経ブロック，仙骨硬膜外ブロック，腰部硬膜外ブロック，腕神経叢ブロック，大腿神経・坐骨神経ブロック，皮下浸潤の順，すなわち組織血流の豊富な順で高く，C_{max}に達するまでの時間（t_{max}）はこの順で速い（表9）[4]。逆にブロック効果持続はこの順で短くなる。

また，薬物の血管拡張性が強いほど血中濃度は高くなり，アドレナリン添加により血漿濃度の上昇は抑えられる。一方，薬物の脂溶性が高いほど脂肪への取り込みが増すために血漿濃度は上昇しにくい。

表10 本邦において市販されている主な局所麻酔薬と適応麻酔

薬物	表面麻酔	浸潤麻酔	伝達麻酔	硬膜外麻酔	脊髄くも膜下麻酔
アミド型					
リドカイン	○	○	○	○	×
メピバカイン	×	○	○	○	×
ロピバカイン	×	×	○	○	○
ブピバカイン	×	×	○	○	○
レボブピバカイン	×	×	○	○	×
プリロカイン	×	○（歯科）	○（歯科）	×	×
エステル型					
プロカイン	×	○	○	○	○
テトラカイン	○	○	○	○	○

ほかに主に表面麻酔で使用されるエステル型局所麻酔薬としてコカイン，テーカイン，アミノ安息香酸エチルがある。

表11 局所麻酔薬の各種麻酔法における効果発現の速さ，持続時間と最大投与量

薬物	通常濃度（%）	麻酔法	効果発現	持続（時間）	最大投与量（mg）
アミド型					
リドカイン	0.5〜1	浸潤	即座	1〜4	300（500+A）
	1〜1.5	伝達	速い	1〜3	300（500+A）
	1.5〜2	硬膜外	速い	1〜2	300（500+A）
	4〜8	表面	速い	0.5〜1	300
メピバカイン	0.5〜1	浸潤	即座	1〜4	400（500+A）
	1〜1.5	伝達	速い	1〜3	400（500+A）
	1.5〜2	硬膜外	速い	1〜3	400（500+A）
ロピバカイン	0.5〜1	伝達	遅い	5〜8	250
	0.5〜1	硬膜外	中間	2〜6	200
	0.05〜0.2	硬膜外鎮痛		通常持続で使用	
ブピバカイン	0.25〜0.5	伝達	遅い	4〜12	175（225+A）
	0.5〜0.75	硬膜外	中間	2〜5	175（225+A）
	0.03〜0.25	硬膜外鎮痛		通常持続で使用	
	0.5	脊髄くも膜下	速い	1〜4	20
レボブピバカイン	0.25〜0.5	伝達	遅い	14〜17	150
	0.5〜0.75	硬膜外	中間	5〜9	150
	0.125〜0.25	硬膜外鎮痛		通常持続で使用	
エステル型					
プロカイン	1〜2	浸潤	即座	0.5	400
	10	脊髄くも膜下	速い	0.5〜1	400
テトラカイン	0.5	脊髄くも膜下	速い	2〜6	20

（500+A）などはアドレナリン添加時の最大投与量を示す。
(Salinas FV, Liu SL, Scholz AM. Analgesics-ion channel ligands/sodium channel blockers/local anesthetics. In: Evers AS, Maze M, editors. Anesthetic Pharmacology: Physiologic Principles and Clinical Practice. Philadelphia: Churchill Livingstone；2004. p.507-37 より一部改変引用)

2） 代謝

　テトラカイン以外のエステル型の局所麻酔薬は，分解が速やかで血漿濃度は上昇しにくい。プロカインの除去半減期は10分弱であるが，テトラカインの代謝はプロカインより4〜5倍遅い。アミド型の局所麻酔薬は，肝代謝性で静注後の除去半減期が1.5〜3時間と比較的長いため，代謝・排泄は最高血漿濃度に大きくは影響しない。ただし，持続投与の場合，心不全，肝硬変など肝血流低下症例では血漿濃度が上昇しやすい。

8　局所麻酔の種類と局所麻酔薬の適応

　局所麻酔薬は，表面麻酔（パッチ，クリーム，ゼリー，スプレーなどの形で粘膜・皮膚の表面を麻酔），浸潤麻酔（注射製剤を皮下，粘膜下などに局所注入），伝達麻酔（注射製剤を比較的太い神経幹・神経叢の近傍に注入），硬膜外麻酔（任意の椎間を穿刺して注射製剤を脊柱管内の硬膜外腔に注入して分節性ブロックを達成），脊髄くも膜下麻酔（第2腰椎以下の椎間を穿刺して注射製剤をくも膜下に腔に注入して下半身のブロックを達成）などに用いられる。本邦において使用される主な局所麻酔薬の適応を表10に示し，各薬物の各種使用法における最大使用量を表11[2]に示す。

9　局所麻酔薬の副作用

　局所麻酔薬の副作用には，局所麻酔中毒（中枢神経毒性と心毒性），アレルギーとアナフィラキシー，末梢神経障害，プリロカイン使用時のメトヘモグロビン血症などがあるが，詳細は他章に譲る。

10　局所麻酔薬各論（表11）

1） アミド型

a. リドカイン（キシロカイン®）

　もっとも代表的な局所麻酔薬で，あらゆるタイプの局所麻酔に使用されてきた。効果発現は速く，力価と作用持続は中間型である。アドレナリン添加で持続が延長する。代謝が比較的早く全身毒性は低いが，リドカインによる脊髄くも膜下麻酔で組織毒性による一過性神経症状（背部痛，感覚異常，根性痛，感覚鈍麻など）の発生が比較的高率とする報告があり，本邦においては脊椎麻酔用の3％リドカイン製剤の発売が2013年度で発売中止となった。静注製剤は抗不整脈薬としても使用されるほか，リドカインの静注は神経障害性疼痛の鎮痛にも効果を発揮する。

b. メピバカイン（カルボカイン®，メピバカイン®）

　作用はリドカインに類似し，硬膜外麻酔などに用いられる。効果発現は比較的速く，力価と作用持続は中間型である。アドレナリン添加で持続が延長する。全身毒性は低い。胎児はメピバカ

インの代謝能力が低いので，妊婦における大量使用は避けた方がよい．

c． プリロカイン（プロピトカイン）（シタネスト®）

本邦では歯科・口腔外科領域の浸潤麻酔，伝達麻酔に用いられる．効果発現は比較的速く，力価と作用持続は中間型である．アドレナリンの添加で持続が延長するが，本邦では血管収縮薬のオクタプレッシンが配合の合剤（シタネスト-オクタプレシン®）が発売されている．またプリロカインとリドカインの合剤のクリーム（エムラ®クリーム）も発売された．プリロカインは代謝が比較的速く全身毒性は低いが，600 mg 以上の大量使用でメトヘモグロビン血症を生じる．

d． ブピバカイン（マーカイン®）

メピバカインの誘導体である．効果発現の速さは中間で，力価は高く，持続は長い．脂溶性と蛋白結合性が高く，中枢神経毒性と心毒性が強い．血管内誤注入による循環虚脱と不整脈は時に難治性であり，蘇生に補助循環を要することもある．循環虚脱を伴う局所麻酔中毒における脂肪乳剤投与の有効性が lipid rescue として報告され，治療のガイドラインにも取り入れられた[7]．全身毒性への懸念にもかかわらず，臨床の現場では比較的よく用いられる．運動神経より知覚神経のブロックが強く，低濃度（0.25％未満）で運動神経と感覚神経の分離ブロックが可能で，術後硬膜外鎮痛や無痛分娩に適する．

e． レボブピバカイン（ポプスカイン®）

ブピバカインが2つの鏡像異性体（S体：レボブピバカインとR体：デキストロブピバカイン）のラセミ体であるのに対して，レボブピバカインはS体のみからなり，中枢神経毒性と心毒性がブピバカインより軽減された．効果発現の速さは中間で，力価が高く，持続は長い．低濃度で分離ブロックが可能で，術後硬膜外鎮痛や無痛分娩に適する．

f． ロピバカイン（アナペイン®）

ロピバカインもS体のみからなる局所麻酔薬で，脂溶性がブピバカインより低いこともあって中枢神経毒性と心毒性がブピバカインより低い．効果発現の速さは中間で，力価が高く，持続は長い．薬物の内因性血管収縮能が高いのでアドレナリン添加による持続延長は認められない．低濃度で分離ブロックが可能で，術後硬膜外鎮痛に適する．

g． ジブカイン（ペルカミン®）

脂溶性と蛋白結合性が極めて高く，高力価（相対力価はプロカインの15倍）かつ長時間作用性の局所麻酔薬であり，本邦で長年主に脊髄くも膜下麻酔目的で使用されてきた．中枢神経毒性が高いのに加えて，組織毒性が高く脊髄くも膜下麻酔後の一過性神経症状や，馬尾症候群のような永続的神経症状の発生率がほかの局所麻酔薬に比して高い傾向にあり，2013年度に発売中止となった．

2) エステル型

a. プロカイン（塩酸プロカイン®，ロカイン®）

低力価で持続も短いため最近はあまり用いられない。エステル型で代謝は速く，毒性は低い。

b. テトラカイン（テトカイン®）

力価は高く，持続も長い。効果発現が遅い。一般にエステル型の代謝は速いが，テトラカインの代謝はプロカインより4～5倍遅い。吸収も早く毒性も高いので大量使用では局所麻酔中毒を生じやすい。このため，主に投与量が少なくてすむ脊髄くも膜下麻酔に用いられる。溶媒の種類（蒸留水，生理食塩水または脳脊髄液，10％ブドウ糖液など）により，低，等，高比重に使い分けることが可能である。

【文　献】

1) 林田真和，花岡一雄．局所麻酔薬の薬理．花岡一雄編．局所麻酔マニュアル．東京：真興交易医書出版部；1998. p.11-27.
2) Salinas FV, Liu SL, Scholz AM. Analgesics-ion channel ligands/sodium channel blockers/local anesthetics. In: Evers AS, Maze M, editors. Anesthetic Pharmacology: Physiologic Principles and Clinical Practice. Philadelphia: Churchill Livingstone; 2004. p.507-37.
3) Berde CB, Strichartz GR. Local anesthetics. In: Miller RD, editor. Miller's Anesthesia. Vol 1. 7th ed. Philadelphia: Churchill Livingstone; 2010. p.913-39.
4) Liu SS, Lin Y. Local anesthetics. In: Barash PG, Cullen BF, Stoelting RK, et al. editors. Clinical Anesthesia. 6th ed. Philadelphia: Lipponcott Williams & Wilkins; 2009. p.531-48.
5) 土屋正彦．ナトリウムチャネル，カリウムチャネル，カルシウムチャネルの分子構造と局所麻酔薬の作用機序．浅田　章，西川精宣編．局所麻酔薬中毒・アレルギー．東京：克誠堂出版；2008. p.3-16.
6) McDowell TS, Durieux ME, Pharmacology of Local Anesthetics. In: Hemmings HC, Hopkins PM. Editors. Foundations of Anesthesia. 2nd ed. Philadelphia: Elsevier. 2006. p.393-401.
7) Neal JM, Bernards CM, Butterworth JF et al. ASRA practice advisory on local anesthetic systemic toxicity. Reg Anesth Pain Med 2010 ; 35 : 152-61.

（林田　眞和）

2 局所麻酔薬の pharmacokinetics

はじめに

　薬物がその効果を期待通りに発現するためには，その作用点に適切な濃度で必要な時間にわたり留まり続けなければならない．この仕組みを知るために，薬物あるいはその代謝産物の体内分布や排泄量の時間的変化を測定し，薬物が投与されてから排泄されるまでに体内でたどる速度過程や薬理効果の動きについて追及する学問分野が pharmacokinetics（薬物動態学）である．

　最近はさまざまな局所麻酔が乳児から高齢者まで広く行われており，個々の患者に応じて局所麻酔を行うことが一層重要となっている．局所麻酔薬はその個別化された局所麻酔において速やかで確実な効果，そして高度の安全性を要求されており，まさに pharmacokinetics を必要とする薬物といえる．

1 pharmacokinetics のパラメーター

1）血中濃度（C）

　薬物を静脈内へ投与したときの血中濃度は，多くの場合図1[1]のように，瞬時に最大濃度に達した後，急速に減少する分布相と緩除に減少する排泄相の2相からなる変化を示す．したがって，ほとんどの薬物の体内動態は2-コンパートメントモデルにより近似される．

　このときの静注後 t 時間における血中濃度（concentration：C）は，

$$C = Ae^{-\alpha t} + Be^{-\beta t}$$

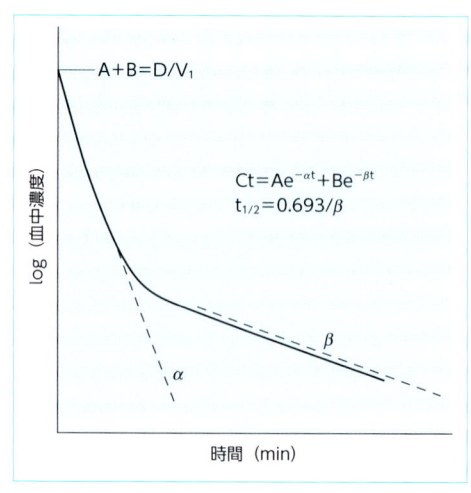

図1　2-コンパートメントモデルにおける静脈注射後の血中濃度曲線

(小田　裕．局所麻酔薬の薬物動態．浅田　章，西川精宣編．For Professional Anesthesiologists 局所麻酔薬中毒・アレルギー．東京：克誠堂出版；2008. p.82-91 より引用)

式で表される。$Ae^{-\alpha t}$ は分布相を示し，$Be^{-\beta t}$ は排泄相を表す。α と β はそれぞれ分布相と排泄相におけるみかけ上の消失速度定数であり，t＝0 における血中濃度（C_0）は，$C_0 = A + B$ で表される。

2) 半減期（$t_{1/2}$）

半減期は薬物が代謝・排泄などにより血中濃度が 1/2 となるまでに必要とする時間で，生物学的半減期（biological half-life）として示され，一般的には分布相が終わった後の排泄相での半減期をいう。2-コンパートメントモデルでは，$t_{1/2} = 0.693/\beta$ から計算できる。

3) みかけ上の体内分布容積（Vd）

投与された薬物は血液中以外にも，体組織や脂肪など体内のさまざまな組織に浸透していく。この時薬物が組織中でも血漿中濃度と同じ濃度で分布していると仮定した場合，どれだけの組織の量（容積）に分布しているのかを表す値をみかけ上の分布容積（volume of distribution：Vd）という。Vd は薬物投与量（dosage：D）と t＝0 における血中濃度（C_0）から
　　$Vd = D/C_0$
式で表される。

　薬物によって分布容積は異なるため使用する局所麻酔薬によって血中濃度に差が生じ，また同じ局所麻酔薬であっても投与経路が異なれば体内への浸透の仕方も変わるため分布容積も変化し，血中濃度に差が生じることになる。

4) クリアランス（CL）

薬物が循環血液中より除かれる過程は，組織や臓器への分布，代謝および体外への排泄である。ある臓器により循環血液中から単位時間に除去される薬物量を，その時点での血中濃度で割った値を，その臓器によるクリアランス（clearance：CL）という。半減期が薬物の血中からの減少のみを見る指標であるのに対し，クリアランスは薬物の体内からの消失を見る指標となる。全身クリアランス（total clearance：CL_{tot}）は薬物投与量（D）と血中濃度曲線の曲線下面積（area under the curve：AUC）の値から
　　$CL_{tot} = D/AUC$
式で表される。

2　局所麻酔薬の基本的な pharmacokinetics

通常局所麻酔薬は目標とする作用部位の近くに投与され，意図的に静脈内投与が行われることはない。しかし局所麻酔薬はその作用部位の近くに投与されたとしても局所における代謝はほとんど行われず，最終的に全身の循環血液中に入り各種臓器に影響を及ぼすことになる。そのため静脈内投与時の pharmacokinetics について多くの研究がなされている。主なアミド型局所麻酔薬の全身投与時の pharmacokinetics データを表[2)]に示す。

表 各種局所麻酔薬の pharmacokinetic データ

	リドカイン	メピバカイン	ブピバカイン	ロピバカイン	レボブピバカイン
半減期（h）	1.6	1.9	2.7	1.9	1.8
分布容積（l）	91	84	73	61	〜90
クリアランス（l/min）	0.95	0.78	0.58	0.73	0.47

(Mather LE, Tucker GT. Properties, absorption, and disposition of local anesthetic agents. In : Cousins MJ, editor. Cousins and Bridenbaugh's Neural Blockade in Clinical Anesthesia and Pain Medicine. 4th ed. Philadelphia : Lippincott Williams & Wilkins ; 2008. p.48-95 より改変引用)

なお手技上，血中濃度測定は通常静脈血で行われることが多いが，痙攣や心停止などの副作用，あるいは胎盤通過性などとの関連においては，動脈血での測定が重要とされる[3]。

1) 吸収と分布

静脈内投与された局所麻酔薬は臓器や組織へそれぞれの血流配分に応じて分布されるが，局所麻酔薬の持つ性質，すなわち解離定数，脂肪親和性，血漿蛋白との結合性なども分布の比率に影響を与える。投与された局所麻酔薬は組織の pH と解離定数に従ってイオン型と非イオン型に解離し，その中でも非イオン型のみがその濃度勾配によって細胞内へ移動する。そのため組織の pH の変動は局所麻酔薬の作用の発現に影響を及ぼし，例えば脳組織の pH が痙攣などの局所麻酔薬中毒の発症に影響を与えることが報告されている[4]。

2) 代謝と排泄

アミド型局所麻酔薬は主に肝臓に存在する薬物代謝酵素P450によって代謝を受けるため[5)〜7)]，局所麻酔薬のクリアランスは肝循環量や薬物代謝酵素活性に依存することになる。例えばリドカインでは，心不全，出血，肝障害，β遮断薬の併用，ノルアドレナリン投与などによる肝血流の減少に伴って，クリアランスが低下する。一方エフェドリン投与による肝血流の増加は，クリアランスの上昇をもたらす。

3) 血漿蛋白結合

全血中の局所麻酔薬濃度と血漿中の局所麻酔薬濃度の比（B/P 比）にはかなりの差がみられる[8]。これは局所麻酔薬が血漿蛋白と結合しているためであり，pharmacokinetics を比較するときには，薬物濃度の測定が全血中のものか血漿中のものかを区別する必要がある。単に血中濃度という時は，一般的には血漿中濃度を指すことが多い。脂肪親和性の高いブピバカインやロピバカインに比して，親和性の低いメピバカインやリドカインは蛋白結合が弱い。

通常，血漿蛋白と結合している局所麻酔薬は薬物学的に不活性であるため，血漿蛋白と結合しない部分の比率 (free fraction) が局所麻酔薬の薬理作用をみるうえで重要となる。しかし血漿蛋白と結合している局所麻酔薬はいわゆる貯蔵庫のごとき役割をしているため，条件によっては体内での作用時間の延長に影響することになる。

局所麻酔薬が結合する血漿蛋白としては α_1-酸性糖蛋白質 (alpha-1-acid glycoprotein : AAG)

とアルブミンの2つが重要と考えられている。リドカインやブピバカインにおける血漿蛋白との結合部位は，low affinity high capacity の箇所と high affinity low capacity の箇所との2つがあり，前者はアルブミン上に，後者は AAG 上に存在すると想定されている[9)10)]。AAG と結合する薬物としては，局所麻酔薬のほか循環器用薬では β 遮断薬や一部の抗不整脈薬，Ca 拮抗薬が，精神神経用薬では三環系抗うつ薬，フェノチアジン系薬物，一部のベンゾジアゼピン系薬物などが挙げられる。

健康人についてリドカインの free fraction をみると，19.9～38.8％とかなりの範囲にわたっているが，血漿中 AAG 濃度が高いほど free fraction は低下しており，free fraction 濃度の逆数と血漿中 AAG 濃度の関係は図2[11)]のように正の線形相関を示していた。健常人における血漿中 AAG 濃度は 42～93 mg/dl とアルブミンの約 1/60 程度であるが，手術侵襲や悪性腫瘍罹患，心筋梗塞あるいは関節炎などで急激に増加することが知られており，このような患者ではリドカインの free fraction が減少していると考えられる[12)]。

妊婦において，ブピバカインによる局所麻酔薬中毒は時折出現し，しかも治療に抵抗性がみられるという[13)]。妊娠時にはブピバカインと AAG との結合能が低下しており，その理由の一つとしては妊婦における薬物作用の変化が挙げられるが，妊婦におけるアシドーシスの存在がブピバカインと AAG との結合能を低下させている可能性がある。しかし Denson ら[14)]は，ブピバカインの free fraction は 10 μg/ml 以下の比較的低濃度では上昇がみられるが，20 μg/ml 以上の中毒レベルでは大きな差がみられないことより，妊娠中に生ずる蛋白結合能の変化は，中毒発現の危険をもたらすには至らないものと推測している。

新生児あるいは胎児の AAG は低く，そのため分娩時における局所麻酔薬の free fraction は母体より多い。free fraction が胎盤を移行するため，胎児血中の局所麻酔薬の総量は少なくなり中毒発生の危険性を低下させるが，胎児アシドーシスにより母児間の pH 較差が生じると，胎児側

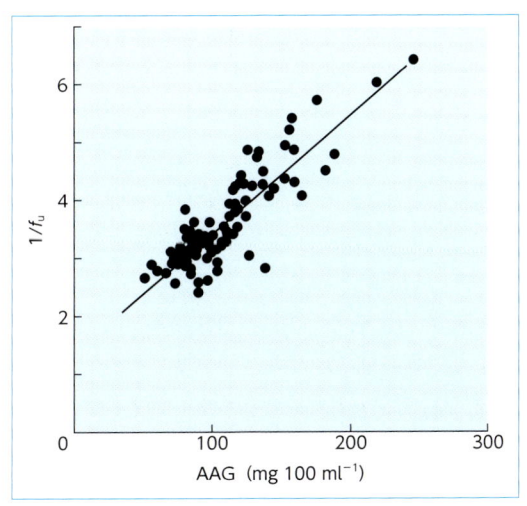

図2 リドカイン free fraction と AAG 濃度との関係

心筋梗塞の患者 16 名の治療経過中の検査値 80 例について。縦軸はリドカイン free fraction の逆数。
(Routledge PA, Lazar JD, Barchowsky A, et al. A free lignocaine index as a guide to unbound drug concentration. Br J Clin Pharmacol 1985 ; 20 : 695-8 より引用)

でイオン型局所麻酔薬がトラッピングされ局所麻酔薬濃度が上昇することになる[15]。

一方アルブミンとは，リドカインでは20〜40％が結合するとされ，高度の低アルブミン血症ではfree fractionが増加すると考えられる。

4) 局所麻酔薬の脳内濃度

局所麻酔薬中毒の中枢神経症状の発現には血中ではなく脳内の局所麻酔薬濃度が重要である。脳内の局所麻酔薬濃度が上昇するとγアミノ酪酸（gamma-aminobutyric acid：GABA）作動性抑制系ニューロンの作用が抑制され，中枢神経症状を引き起こすと考えられているが，近年脳細胞外液中の薬物濃度を測定する方法が確立され，リドカインを持続静注した場合血中濃度の上昇からやや遅れて脳細胞外液中濃度が上昇し，投与中止後緩やかに減少することが明らかになった[16]。

5) 年齢に伴うpharmacokineticsの変動

成人におけるpharmacokineticsは多くの研究があるが，いくつかの報告によると年齢によって局所麻酔薬のpharmacokineticsには変動がみられており注意が必要である。新生児では成人に比して，リドカイン[17]およびメピバカイン[18]の半減期は2〜3倍に延長し，分布容積も約2倍に増加する。またクリアランスは，リドカインでは両者に差がみられないのに対し，メピバカインでは成人の1/2以下である。

若年成人と老齢者の比較では，半減期および分布容積は年とともに増加する傾向がみられるが，クリアランスの低下については報告によって差が存在する（図3）[19][20]。前述のようにクリアランスは肝循環量や薬物代謝酵素活性に影響を受けるため，一般的には年齢の増加に伴い合併症などの要因によってクリアランスが低下する可能性は高くなると考えられる。

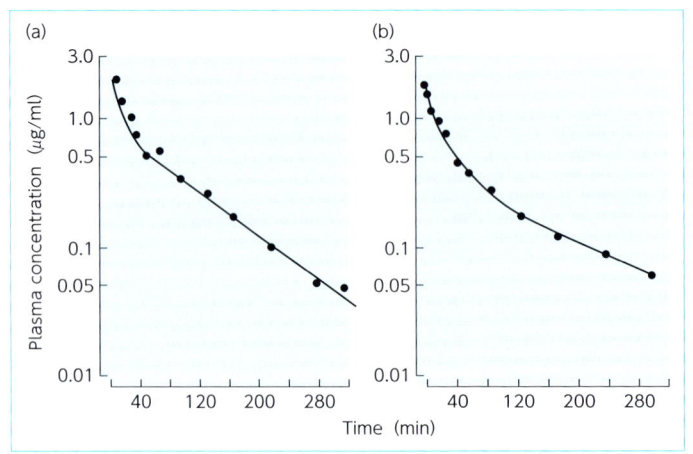

図3 年齢によるpharmacokineticsの変化

リドカイン50 mg静脈注射後の血中濃度の比較。(a) 22〜26歳の成年群，(b) 61〜71際の高齢者群。この研究ではクリアランスに有意差は認められなかった。
(Nation RL, Triggs EJ, Selig M. Lignocaine kinetics in cardiac patients and aged subjects. Br J Clin Pharmacol 1977；4：439-48 より引用)

6) エステル型局所麻酔薬

アミド型局所麻酔薬と異なり，エステル型局所麻酔薬は肝における代謝だけではなく血漿中の偽コリンエステラーゼによって加水分解が行われるため，半減期は極めて短くなっている。成人では，脂溶性の高いテトラカインでやや持続時間が長いものの，プロカイン，クロルプロカインの血漿中半減期は1分以内である。ただし重症の肝疾患患者では，半減期がやや延長する[21]。

3 表面麻酔の pharmacokinetics

表面麻酔には脂溶性の高い薬物が適しており，本邦で表面麻酔に用いられる薬物としてはジブカイン・コカイン・テトラカイン・リドカインなどがある。コカインは組織浸透作用が強く11.8％コカインと0.5％テトラカイン，0.05％アドレナリンの混合液を用いて小児の創部に対し表面麻酔を行った研究では，75％の症例でコカインの血中濃度が測定可能域まで上昇し，血中濃度が100 ng/mlを超えた症例もあった[22]。貼付薬の場合，通常長時間使用しても血中濃度は中毒域まで上昇することはない[23]。角膜への表面麻酔においては，非イオン型の比率を上げるために薬液のpHを7.2に調整する，ゼリー法を使用するなどの方法で局所麻酔薬の浸透性を上げ局所の麻酔薬濃度を上昇させることができるが，局所の麻酔薬濃度は麻酔効果とは必ずしも一致はしないようである[24)25]。

4 浸潤麻酔の pharmacokinetics

浸潤麻酔は注入された局所麻酔薬が皮下の神経に直接作用するため，効果の発現は極めて早い。局所の血流によって効果部位より消失するため，アドレナリンを添加し血管収縮を引き起こすことで効果持続時間を延長することができる。1％リドカインや1％メピバカイン単独では最大で約120分の効果持続時間であるが，1：200,000アドレナリン添加によって最大で約180分まで効果の延長が期待できる。ただしブピバカインにおいては単独で最大で約480分の効果持続時間と長時間作用性であるためアドレナリン添加の効果はあまり期待できない[26]。

5 伝達麻酔の pharmacokinetics

伝達麻酔のため神経束周囲に注入された局所麻酔薬は，神経組織に移行して麻酔効果を発揮した後，そのほとんどは体循環に乗って作用部位から消失する。そのため伝達麻酔を行った部位の血管構築の状態，局所麻酔薬と結合し得る組織や脂肪の程度，さらに使用した局所麻酔薬の脂肪親和性が，薬物の吸収あるいは消失速度を規定する。例えばリドカイン200 mgを皮下・硬膜外・肋間神経に注入して血中濃度を比較した研究では，肋間神経ブロックをしたときの血中濃度が最も高く，注入15分後にピークを迎え6 μg/ml以上となった（図4）[27]。リドカインの安全域は3 μg/ml以下であり，5 μg/ml以上では中枢神経症状出現の危険性が報告されているため，これはかなり高い濃度といえる。太い神経束には動静脈が伴走していることが多く，肋間神経ブロックにおける高い血中濃度は神経周囲の豊富な血管が影響していると考えられる。またレボブピバカインを使用した腕神経叢ブロック時の血中濃度は日本人と比較すると外国人で低くなる傾向を

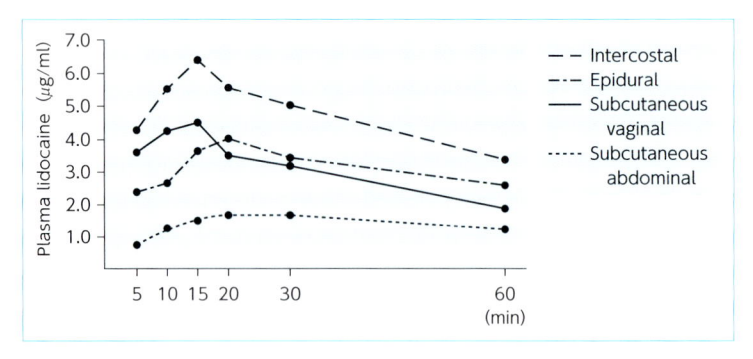

図4 投与部位による局所麻酔薬の血中濃度変化

(Scott DB. Blood levels of lidocaine following various routes of administration. IN : Julian DG, editor. Lidocaine in the treatment of ventricular arrhythmias. Edinburgh : Livingstone ; 1971. 153-60 より引用)

示し，体格による腕神経叢周囲の脂肪組織量の差が影響していると考えられる。そのほか，手技的な問題として血管内への誤注入や，血管外であっても局所麻酔薬を誤って神経血管鞘外に注入することによっても血中濃度が上昇する可能性がある[28]。

腓骨神経ブロックにおける研究の結果，1%リドカイン2ml注入による麻酔効果の作用時間は1：400,000のアドレナリンの添加によって延長し，pharmacokineticsとしてはクリアランスの低下が認められたが，興味深いことに半減期はアドレナリンを添加していない群の方が短縮していた。皮膚の血流量を測定するとリドカイン注入によって血流量は増加しており，アドレナリン添加によってもブロック前の血流量以下には低下していなかった[29]。伝達麻酔におけるアドレナリンの添加は，作用時間の延長と同時にリドカインによる局所血流量の増加を抑制し，リドカインの血中濃度が急激に上昇することを予防する意義もあると考えられる。

6 ロピバカイン

1980年代半ばより登場したロピバカインは，ブピバカインに近い性質であるが$S(-)$-エナンチオマーのみからなる局所麻酔薬であるため神経膜ナトリウムチャネルに対する作用選択性が高く，心筋ナトリウムチャネルへの作用は弱い。動物実験では，痙攣誘発はブピバカインもロピバカインもほぼ同用量で生ずるが，心毒性はロピバカインの方が弱いとされている[30]。またロピバカインはその作用の強さならびに持続はともに，ブピバカインよりも小さいとされている[31]。ヒトを対象とした研究では，中枢神経症状が出現するまでの用量はブピバカインよりロピバカインの方が高用量を必要とし，症状が消失するまでの時間もロピバカインの方が短時間であった。ただし頸神経叢ブロックにおいて0.5%ブピバカインと0.75%ロピバカインの麻酔効果を比較した研究では，ブピバカインの方がより長期間の鎮痛効果を発揮していたのに対して，血中濃度はロピバカインの方が高値を示していた[32]。

犬を用いてロピバカイン3 mg/kgもしくはブピバカイン3.4 mg/kgを15分かけて静脈内投与した研究では，半減期はロピバカインで有意に短く，血中最大濃度とクリアランスも小さいが有意差までは認められなかった（図5）[33]。ほかの局所麻酔薬との比較は表のとおりである。ロピバカインの半減期が短い原因の一つとして，肝のクリアランスが早いことが考えられる[34]。

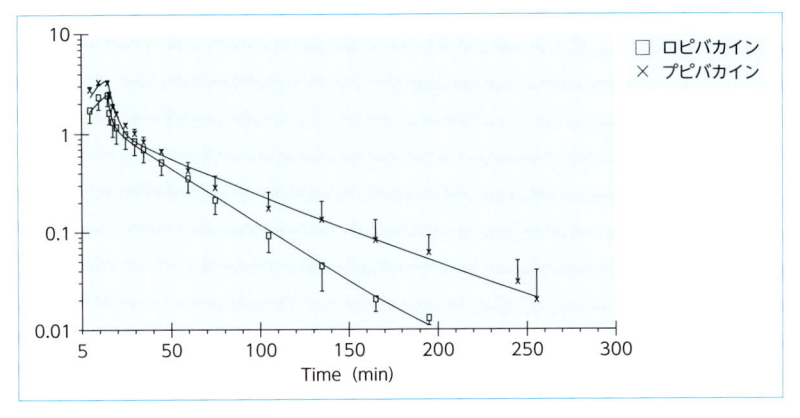

図5 ロピバカインとブピバカインの静注後の血中濃度推移の比較

(Arthur RG, Feldman HS, Covino BG, et al. Comparative pharmacokinetics of bupivacaine and ropivacaine, a new amide local anesthetic. Anesth Analg 1988 ; 67 : 1053-8 より引用)

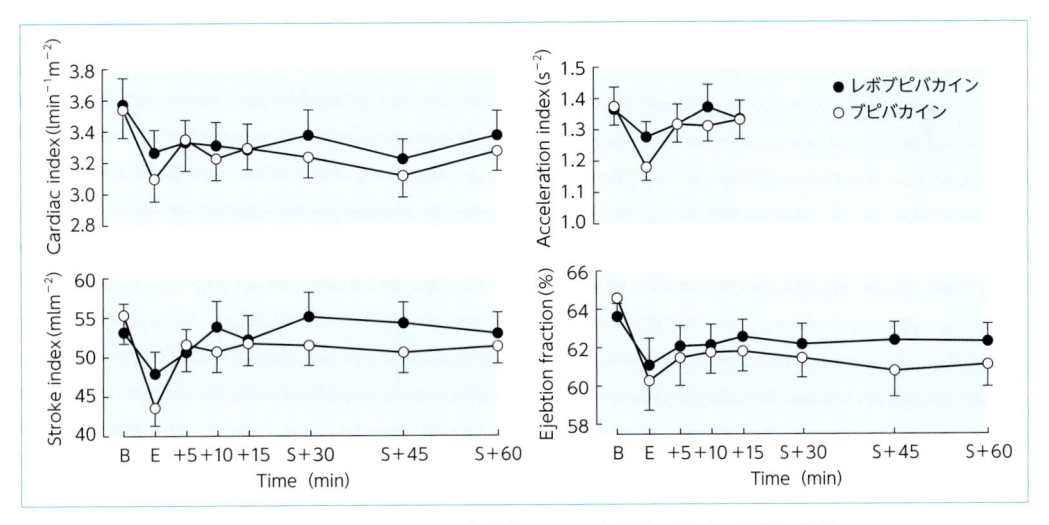

図6 レボブピバカインとブピバカインの心機能に対する影響の比較

(Bardsley H, Gristwood R, Baker H, et al. A comparison of the cardiovascular effects of levobupivacaine and rac-bupivacaine following intravenous administration to healthy volunteers. Br J Clin Pharmacol 1998 ; 46 : 245-9 より引用)

7　レボブピバカイン

　1990年代末より登場したレボブピバカインは，ブピバカインの$S(-)$-エナンチオマーであり，ロピバカインと同様に心血管系や中枢神経系に及ぼす影響が小さいとされている。研究報告はラセミ体であるブピバカインや同じ$S(-)$-エナンチオマーであるロピバカイン，またその両者との比較が多い。Ohmuraらはラットを用い，痙攣誘発はブピバカインとほぼ同用量であり，心毒性はブピバカインよりも弱いがロピバカインよりは強いと報告している[35]。Bardsleyらは健常成人にブピバカインとレボブピバカインを投与して，ブピバカインと比較してレボブピバカインの方が1回抽出係数 (stroke index：SI) や加速係数 (acceleration index：ACI)，左室駆出率 (ejection fraction：EF) の低下が軽度であったと報告している (図6)[36]。

レボブピバカインとブピバカインの pharmacokinetics はほぼ同様と考えられるが，Mather らによる羊を用いた研究では，レボブピバカインよりブピバカインの R（＋）-エナンチオマーのクリアランスが高く半減期も短くなっており，光学異性体間に薬物動態の差が存在する結果となった[37]。

　40 歳以下と 70 歳以上の成人に，レボブピバカイン 20 mg を静脈内投与した結果，最大血中濃度には差が認められなかったが高齢者群ではクリアランスが低下する傾向がみられた[38]。

　局所麻酔薬の相対力価に差が存在すると臨床的な使用量にも差が生ずるため，局所麻酔薬の副作用の比較などで pharmacokinetics を考えるためには臨床的な相対力価を明らかにする必要がある。リドカインとメピバカインはほぼ同程度，ブピバカインはメピバカインの約 4 倍の相対力価を持つと考えられるが，作用時間の差もあるため比較は難しい。長時間作用性の局所麻酔薬間の相対力価はいまだ明確ではないが，多くの臨床研究によって，ロピバカイン＜レボブピバカイン＜ブピバカインの順序であると考えられる[39]。

おわりに

　小外科手術における局所麻酔は適切な効果・範囲・持続時間を要求される高度な処置である。局所に注入された薬物は血流に乗って全身循環へと入るため，吸収や分布，代謝や排泄の状況によっては局所麻酔が思いがけず高い血中濃度を引き起こし局所麻酔薬中毒が発症する可能性がある。近年はより安全に，かつ長時間作用が期待できる新たな局所麻酔薬も出現してきているが，基本的にはその患者や手術の内容に応じて pharmacokinetics の面から最も適した薬物を選択し局所麻酔を行うべきであろう。

【文　献】

1) 小田　裕．局所麻酔薬の薬物動態．浅田　章，西川精宣編．For Professional Anesthesiologists 局所麻酔薬中毒・アレルギー．東京：克誠堂出版；2008. p.82-91.
2) Mather LE, Tucker GT. Properties, absorption, and disposition of local anesthetic agents. In : Cousins MJ, editor. Cousins and Bridenbaugh's Neural Blockade in Clinical Anesthesia and Pain Medicine. 4th ed. Philadelphia : Lippincott Williams & Wilkins ; 2008. p.48-95.
3) Downing JW, Johnson HV, Gonzalez HF, et al. The pharmacokinetics of epidural lidocaine and bupivacaine during cesarean section. Anesth Analg 1997 ; 84 : 527-32.
4) Moore DC, Crawford RD, Scurlock JE. Severe hypoxia and acidosis following local anesthetic-induced convulsions. Anesthesiology 1980 ; 53 : 259-60.
5) Keenaghan JB, Boyes RN. The tissue distribution, metabolism and excretion of lidocaine in rats, guinea pigs, dogs and man. J Pharmacol Exp Ther 1972 ; 180 : 454-63.
6) Gantenbein M, Attolini L, Brugeurolle B, et al. Oxydative metabolism of bupivacaine into pipecolylxylidine in humans is mainly catalyzed by CYP3A. Drug Metab Dispos 2000 ; 28 : 383-5.
7) Ekström G, Gunnarsson UB. Ropivacaine, a new amide-type local anesthetic agent, is metabolized by cytochromes P450 1A and 3A in human liver microsomes. Drug Metab Dispos 1996 ; 24 : 955-61.
8) Tucker GT, Mather LE. Clinical pharmacokinetics of local anaesthetics. Clin Pharmacokinet 1979 ; 4 : 241-78.
9) McNamara PJ, Slaughter RL, Pieper JA, et al. Factors influencing serum protein binding of lidcaine in humans. Anesth Analg 1981 ; 60 : 395-400.

10) Denson D, Coyle D, Thompson G, et al. Alpha 1-acid glycoprotein and albumin in human serum bupivacaine binding. Clin Pharmacol Ther 1984 ; 35 : 409-15.
11) Routledge PA, Lazar JD, Barchowsky A, et al. A free lignocaine index as a guide to unbound drug concentration. Br J Clin Pharmacol 1985 ; 20 : 695-8.
12) Schmid K, Kaufmann H, Isemura S, et al. Structure of α1-acid glycoprotein. The complete amino acid sequence, multiple amino acid substitutions, and homology with the immunoglobulins. Biochemistry 1973 ; 12 : 2711-24.
13) Philip B. Complications of regional anesthesia for obstetrics. Reg Anesth 1983 ; 8 : 17-30.
14) Denson DD, Coyle DE, Thompson GA, et al. Bupivacaine protein binding in the term parturient : effects of lactic acidosis. Clin Pharmacol Ther 1984 ; 35 : 702-9.
15) Johnson RF, Herman NL, Johnson HV, et al. Effects of fetal pH on local anesthetic transfer across the human placenta. Anesthresiology 1996 ; 85 : 608-15.
16) Takahashi R, Oda Y, Tanaka K, et al. Epinephrine increases the extracellular lidocaine concentration in the brain : a possible mechanism for increased central nervous system toxicity. Anesthesiology 2006 ; 105 : 984-9.
17) Mihaly GW, Moore RG, Thomas J, et al. The pharmacokinetics and metabolism of the anilide local anaesthetics in neonates. I. Lignocaine. Eur J Clin Pharmacol 1978 ; 13 : 143-52.
18) Moore RG, Thomas J, Triggs EJ, et al. The pharmacokinetics and metabolism of the anilide local anaesthetics in neonates. III. Mepivacaine. Eur J Clin Pharmacol 1978 ; 14 : 203-12.
19) Nation RL, Triggs EJ, Selig M. Lignocaine kinetics in cardiac patients and aged subjects. Br J Clin Pharmacol 1977 ; 4 : 439-48.
20) Cusson J, Nattel S, Matthews C, et al. Age-dependent lidocaine disposition in patients with acute myocardial infarction. Clin Pharmacol Ther 1985 ; 37 : 381-6.
21) Reidenberg MM, James M, Dring LG. The rate of procaine hydrolysis in serum of normal subjects and diseased patients. Clin Pharmacol Ther 1972 ; 13 : 279-84.
22) Terndrup TE, Walls HC, Mariani PJ, et al. Plasma cocaine and tetracaine levels following application of topical anesthesia in children. Ann Emerg Med 1992 ; 21 : 162-6.
23) Gammaitoni AR, Alvarez NA, Galer BS. Pharmacokinetics and safety of continuously applied lidocaine patches 5%. Am J Health Syst Pharm 2002 ; 59 : 2215-20.
24) Zehetmayer M, Rainer G, Turnheim K, et al. Topical anesthesia with pH-adjusted versus standard lidocaine 4% for clear corneal cataract surgery. J Cataract Refract Surg 1997 ; 23 : 1390-3.
25) Kwok AK, Lai TY, Lee VY, et al. Effect of application duration of 2% lidocaine jelly on aqueous lidocaine concentration for topical anesthesia in cataract surgery. Graefes Arch Clin Exp Ophthalmol 2006 ; 244 : 1096-100.
26) Infiltration of local anesthetics. http://www.uptodate.com/contents/infiltration-of-local-anesthetics
27) Scott DB. Blood levels of lidocaine following various routes of administration. IN : Julian DG, editor. Lidocaine in the treatment of ventricular arrhythmias. Edinburgh : Livingstone ; 1971. 153-60.
28) Yamamoto K, Nomura T, Shibata K, et al. Failed axillary brachial plexus block techniques result in high plasma concentrations of mepivacaine. Reg Anesth 1997 ; 22 : 557-61.
29) Bernards CM, Kopacz DJ. Effect of epinephrine on lidocaine clearance in vivo : a microdialysis study in humans. Anesthesiology 1999 ; 91 : 962-8.
30) Feldman HS, Arthur GR, Covino BG. Comparative systemic toxicity of convulsant and supraconvulsant doses of intravenous ropivacaine, bupivacaine, and lidocaine in the conscious dog. Anesth Analg 1989 ; 69 : 794-801.
31) Knudsen K, Beckman Suurküla M, Blomberg S, et al. Central nervous and cardiovascular ef-

fects of i.v. infusions of ropivacaine, bupivacaine and placebo in volunteers. Br J Anaesth 1997 ; 78 : 507-14.

32) Junca A, Marret E, Goursot G, et al. A comparison of ropivacaine and bupivacaine for cervical plexus block. Anesth Analg 2001 ; 92 : 720-4.

33) Arthur RG, Feldman HS, Covino BG. Comparative pharmacokinetics of bupivacaine and ropivacaine, a new amide local anesthetic. Anesth Analg 1988 ; 67 : 1053-8.

34) Rutten AJ, Mather LE, Nancarrow C, et al. Cardiovascular effects and regional clearance of intravenous ropivacaine in sheep.Anesth Analg 1990 ; 70 : 577-82.

35) Ohmura S, Kawada M, Ohta T, et al. Systemic toxicity and resuscitation in bupivacaine-, levobupivacaine-, or ropivacaine-infused rats. Anesth Analg 2001 ; 93 : 743-8.

36) Bardsley H, Gristwood R, Baker H, et al. A comparison of the cardiovascular effects of levobupivacaine and rac-bupivacaine following intravenous administration to healthy volunteers. Br J Clin Pharmacol 1998 ; 46 : 245-9.

37) Mather LE, Huang YF, Veering B, et al. Systemic and regional pharmacokinetics of levobupivacaine and bupivacaine enantiomers in sheep.Anesth Analg 1998 ; 86 : 805-11.

38) 鈴木　太，深瀬広幸，加藤　淳．長時間作用性局所麻酔薬塩酸レボブピバカイン（MR8A2）の薬物動態試験：健康成人及び高齢者における単回静脈内投与．麻と蘇生；44 : 91-102.

39) Casati A, Putzu M. Bupivacaine, levobupivacaine and ropivacaine: are they clinically different? Best Pract Res Clin Anaesthesiol 2005 ; 19 : 247-68.

（敦賀　健吉，森本　裕二）

3 局所麻酔薬の最近の歩み

はじめに

　臨床的にコカインが局所麻酔薬として使用されてから，安全でしかも長時間作用する局所麻酔薬の開発が継続して行われてきた。本章ではまず，これまで行われてきた局所麻酔薬の開発の経緯について概説する。脂溶性を高め，強い効力を得る化学的方法，種々の薬物を添加することによって作用時間を長くする薬理学的方法，徐放化するためあるいは感覚線維に特異的に作用する製剤の開発に加えて，局所麻酔薬中毒に対するリピッドレスキュー，また末梢血管への直接作用およびNa^+チャネル以外への局所麻酔薬の作用について最新の知見を述べる。

1　コカインからレボブピバカインまで，化学的方法とS体開発の変遷

　19世紀後半にコカインが発見され，臨床的に使用され始めてから1世紀以上になるが，現在まで局所麻酔薬として優れた製剤を求めて開発が続けられている。図1に現在までに臨床使用された主な局所麻酔薬の構造式，使用開始年度を，表に物理化学的特性，伝導ブロックの相対的効力について示す[1)2)]。初期に用いられていた多くの局所麻酔薬は，コカインに代表されるようにエステル結合を含んでおり，エステル-カインと称される。これらの化合物は溶液中で比較的不安定であり，加熱滅菌の際に化学分解する。またコカインは肝臓のカルボキシルエステラーゼで代謝されるが，その他のエステル-カインは血漿中のコリンエステラーゼによって加水分解され，その代謝産物の一つであるパラアミノ安息香酸は，アレルギー反応を誘発する可能性がある。これらの化学的特徴から，以後の新しい化合物は，リドカインに代表されるより強固なアミド結合を含んだアミノアミド-カインが主流となった。これらの多くは肝臓で酵素によって分解されるが，パラアミノ安息香酸には代謝されず，アレルギーの報告は極めて少ない。

　局所麻酔薬がもつ固有の効力と作用持続時間は，脂溶性の程度と解離定数によって規定される。局所麻酔薬は，脂溶性基とイオン化アミノ基をもっており，どちらかをアルキル置換，アリル置換することによって脂溶性を高めることができ，これによって効力が強く，作用時間が長くなる。現時点において本邦で使用できる新しい薬剤であるレボブピバカイン，ロピバカインはアルキル置換によって，同種のメピバカインよりも効力が強く，作用持続時間が長くなっている。しかし作用時間が長く，麻酔効力が強くなると同時に，全身の他臓器への影響，特に心臓，中枢神経系への毒性も相対的に強くなる[3)]（図2）。ブピバカインは，1957年に最初に化学合成された時点では毒性が強いため除外され，メピバカインが臨床に応用された。その後，メピバカインよりも長時間作用する薬剤が求められ，ブピバカインの投与量を調整することで，毒性は同等で長時間の神経遮断が可能であるとされたため，1960年代後半からブピバカインが広く使用されることとなった。1970年代後半になってブピバカインによる心血管抑制からの蘇生が困難であることが，臨床的に明らかになり，後にこれがラセミ体と関係するものであることが判明した。自然界に存在するコデインは，酵素反応によって合成されるため，どちらかのエナンチオマーの純度が高く，ラセミ体ではない。またリドカインはキラルではないため，立体異性体が存在しない。一

一般名	化学構造	臨床使用開始年
コカイン	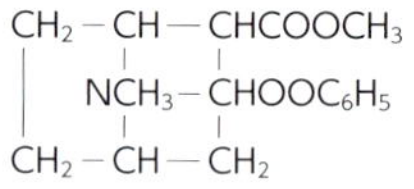 CH₂—CH—CHCOOCH₃ | NCH₃ CHOOC₆H₅ | CH₂—CH—CH₂	1884
プロカイン	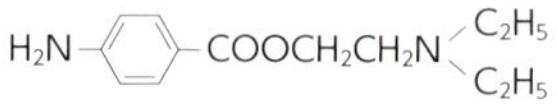 H₂N—⌬—COOCH₂CH₂N(C₂H₅)₂	1905
ジブカイン	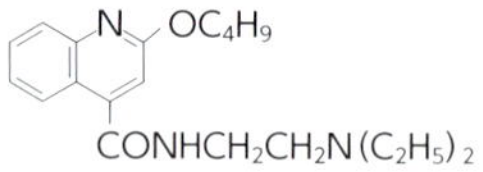 キノリン環 N-OC₄H₉, CONHCH₂CH₂N(C₂H₅)₂	1929
テトラカイン	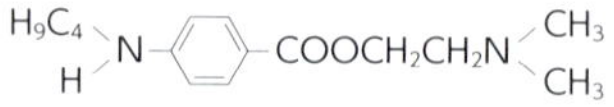 H₉C₄(H)N—⌬—COOCH₂CH₂N(CH₃)₂	1930
リドカイン	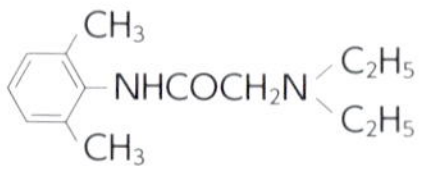 2,6-(CH₃)₂-C₆H₃—NHCOCH₂N(C₂H₅)₂	1944
クロロプロカイン	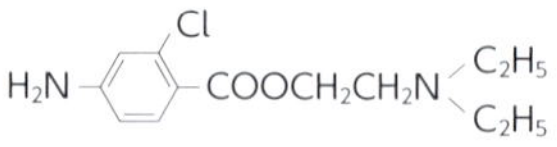 H₂N—⌬(Cl)—COOCH₂CH₂N(C₂H₅)₂	1955
メピバカイン	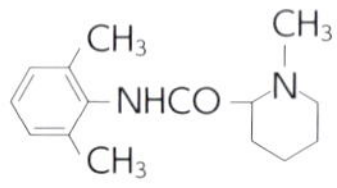 2,6-(CH₃)₂-C₆H₃—NHCO—(N-CH₃ ピペリジン)	1957
プリロカイン	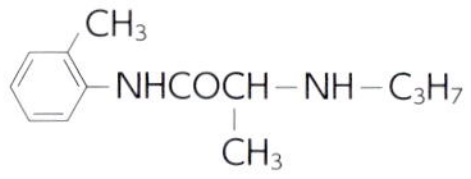 2-CH₃-C₆H₄—NHCOCH(CH₃)—NH—C₃H₇	1960
ブピバカイン	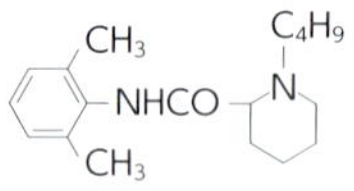 2,6-(CH₃)₂-C₆H₃—NHCO—(N-C₄H₉ ピペリジン)	1963
ロピバカイン	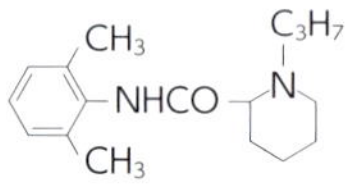 2,6-(CH₃)₂-C₆H₃—NHCO—(N-C₃H₇ ピペリジン)	1992

図1　臨床で用いられている主な局所麻酔薬の化学構造，および臨床使用が開始されたおおよその年

(Strichartz GR, Berde CB. 第14章 局所麻酔薬. Miller RD, Editor. ミラー麻酔科学第6版. 東京：メディカル・サイエンス・インターナショナル；2007. p.453-76 より改変引用)

方で，工業化学製剤である局所麻酔薬を始めとする薬剤は，不斉炭素を含む場合には R 体，S 体が混合するラセミ体である．これは開発当初より認識されていたものの，メピバカインの2種類のエナンチオマーに対する研究で有意な差を認めなかったことから，メピバカイン，ブピバカインはラセミ体として使用されることとなった．その後の研究によって，ブピバカインではエナンチオマー間での毒性の有意差が明らかになり，R 体による心血管抑制が問題となった．より毒性の少ない安全な長時間作用性の薬物として，ブピバカインよりも一つアルキル基が少なく，しかも S 体のみからなるロピバカインが開発され，1990年代に臨床応用された．その後に，より毒性の少ない S 体のみをラセミ体のブピバカインから抽出したレボブピバカインが発売された．

表 主な局所麻酔薬の物理化学的特性と伝導遮断の相対的効力

薬物	pK_a	分配係数	蛋白結合率(%)	相対的効力
プロカイン	8.9	1.7	6	1
ジブカイン	8.5	9.89〜10.26	88.8〜96.7	—
テトラカイン	8.4	221	75.6	8
リドカイン	7.8	43	64	2
メピバカイン	7.6	21	77	1.5
ブピバカイン	8.2	346	95	8
ロピバカイン	8.1	115	94	—
レボブピバカイン	8.2	346	95	8

pK_aが低いほど、生理的pHにおいて陽イオン化した分子の割合が少なく、分配係数が大きいほど脂溶性が強い。相対的効力は摘出されたウサギの迷走神経、坐骨神経のC線維より得られたデータ、pK_a：解離定数
(Strichartz GR, Berde CB. 第14章 局所麻酔薬. Miller RD, Editor. ミラー麻酔科学第6版. 東京：メディカル・サイエンス・インターナショナル；2007. p.453-76, 白石義人, 上園晶一, 内田 整ほか. V章局所麻酔薬. 麻酔薬および麻酔関連薬使用ガイドライン第3版第3訂. 東京：公益社団法人 日本麻酔科学会；2012. p.122-38 より改変引用)

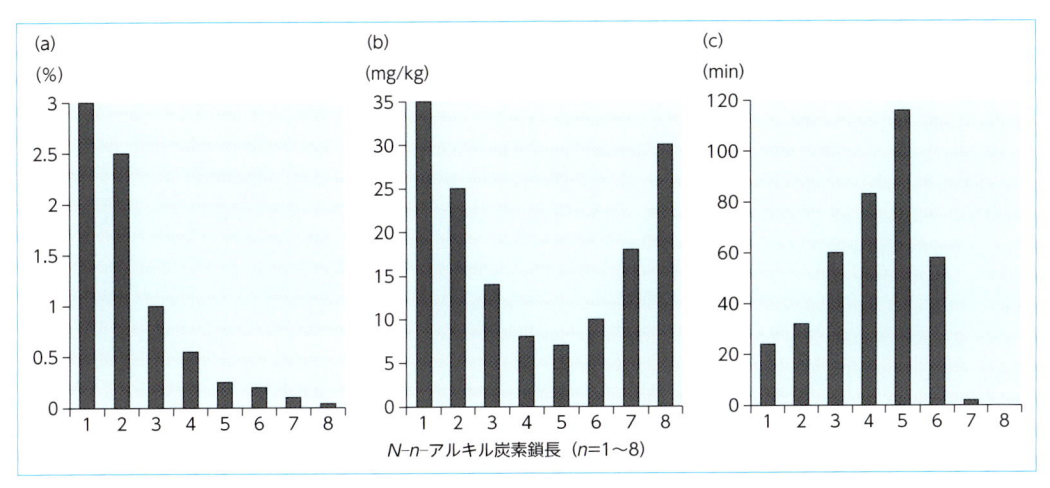

図2 局所麻酔薬の毒性，神経遮断時間とN-n-アルキル炭素鎖長の関係

メピバカイン族の局所麻酔薬で、N-n-アルキル炭素鎖長が増加したときの組織毒性 (a)、静脈内投与時の全身毒性 (LD_{50}) (b)、坐骨神経の神経遮断時間 (c) を示す。アルキル炭素鎖長 (n) 1がメピバカイン、3がプロピバカイン (ラセミ体ロピバカイン)、4がブピバカインである。nが増加するに伴い、脂溶性が増し、神経遮断時間は延長するが、全身毒性も増加する。
(Mather LE. 第1章レボブピバカインの臨床薬理学：ほかの局所麻酔薬との相違点は何か. 浅田 章, 西川精宣編. レボブピバカインの基礎と臨床. 東京：克誠堂出版；2010. p.3-50 より改変引用)

2 長時間の作用を追求する薬理学的方法の変遷

　局所麻酔薬を長時間作用させるためには、前述のように化学的方法としてより脂溶性の高い物質を製剤として合成することが行われてきた。加えて、薬理学的方法として血管収縮薬を添加することにより投与部位からの吸収を遅くすること、または油性、粘性の製剤との混合などにより緩やかに放出される製剤とすることが行われてきた。
　最も一般的な方法は、血管収縮薬の添加である。リドカインにアドレナリンを添加することによって、作用時間の延長が得られる。これは局所の血流を減少させることにより、局所麻酔薬の

クリアランスを減らすことによる。その結果として，より多くの麻酔薬が神経膜に到達できることとなる。また血管内に誤って注入した場合には血圧，脈拍の上昇を伴うため，それ以上の誤注入を防ぐことができる。アドレナリンのみならず，ノルアドレナリンやフェニレフリンなどの他の血管収縮薬の添加も使用されてきたが，アドレナリンを上回るほどの効果はないと報告されている[4]。脊髄のαアドレナリン受容体は，内因性鎮痛系を活性化することが知られており，α_2受容体アゴニストのクロニジンは，硬膜外腔やくも膜下腔に投与した場合に鎮痛作用を示す。硬膜外麻酔やくも膜下麻酔時にアドレナリンを添加した局所麻酔薬を投与すると，麻酔作用が増強することも同様に報告されている。これは血管収縮による吸収速度の低下に加えて，αアドレナリン受容体を介した機序が関与していると考えられている[1]。

3 長時間作用を得るための新しい薬理学的方法

新しい方法として生体内分解性ポリマーとの混合，リポソーム内カプセル封入およびシクロデキストリンとの錯体形成が行われている[5]。

生体内でゆっくりと分解される高分子化合物からなるマイクロスフィアと局所麻酔薬を混合することにより，長時間作用性とする研究が行われている。皮下注射することにより黄体形成ホルモン放出ホルモン誘導体である酢酸リュープロレリンを3カ月にわたり放出する製剤が，前立腺癌・乳癌の治療に実際に臨床で用いられている。局所麻酔薬に関する報告では，動物実験レベルでも，健康成人に対する研究でも，数日間持続する末梢神経ブロックを実現している[6,7]。

リポソームによるカプセル化は，リポソームの表面電荷，サイズ，薄層構造などの物理学的性質に依存した作用時間の延長をもたらす。Grantらは，硫酸アンモニウムを用いることによって効率的にブピバカインをリポソーム内に取り込み，作用時間の延長を報告した[8]。この報告では健康成人の背部に皮下投与し，ピンプリックテストで評価を行っている。通常のブピバカインが中央値で1時間の鎮痛効果を認めたのに比較して，リポ化したブピバカインはリポソームの濃度依存性に作用時間の延長を認め，2%リポソーム化ブピバカインでは中央値で48時間の鎮痛効果を認めた（図3）。現時点ではリポソーム化した抗真菌薬が広く臨床応用されている。これは感染部位でのみアンホテリシンBを放出し，血液中では安定化させることにより，他の臓器への副作用を最小限に抑える目的で使用されている。局所麻酔薬に関しては，臨床応用が未だ実現していない。安定した製剤を大量生産する場合の品質，長期保存による影響，人における安全な最大投与量などクリアすべき問題点が多いのが現状であった。最近になって，リポソーム化ブピバカインが，米国においてFDAによる認可を受けて臨床試験が行われ，有効性と安全性が示されてきており[9]，実際に臨床使用できる日が近づいている。

シクロデキストリンとの混合によって作用を延長する試みも行われている。βシクロデキストリンはブドウ糖が7つ環状に結合したオリゴ糖であり，分子の外面は親水性であるが，環状物の内側は疎水性である。あらかじめ局所麻酔薬をβシクロデキストリンと混合し，包接したものを投与することによって，投与部位でゆっくりと放出される，いわゆる徐放化することが可能となる。近年麻酔領域で広く用いられているスガマデクスは，ブドウ糖が8つ環状に繋がったγシクロデキストリンの誘導体であり，体内で筋弛緩薬のロクロニウム，ベクロニウムと特異的に反応する。こちらは内部に強く包接して離さないことによってこれらの薬物の作用を拮抗するため，筋弛緩回復剤として用いられている。このようにシクロデキストリンは包接，徐放という2

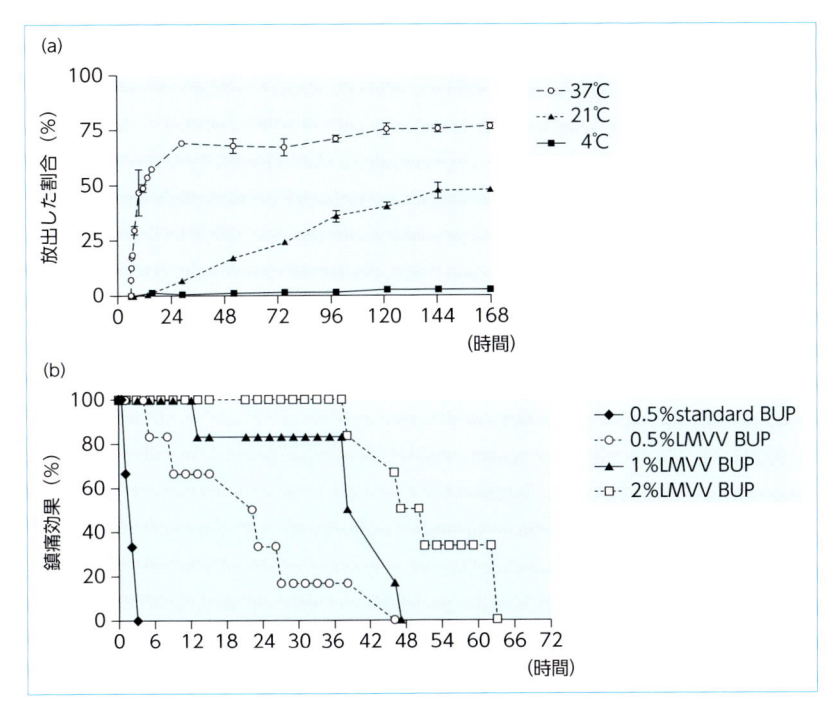

図3 リポソーム化ブピバカインによる鎮痛効果

温度によるリポソーム内からのブピバカイン放出量の違い(a)．4℃では168時間後もほとんど放出されないが，37℃では約75％が放出される．皮下投与時のピンプリックテストによる鎮痛効果の評価(b)．通常のブピバカインでは6時間以内に鎮痛効果が消失しているのに比較して，リポソーム化ブピバカインでは濃度依存性に作用時間の延長を認めている．
BUP：ブピバカイン，LMVV BUP：large multivesicular vesicle リポソーム化ブピバカイン
(Grant GJ, Barenholz Y, Bolotin EM, et al. A novel liposomal bupivacaine formulation to produce ultralong-acting analgesia. Anesthesiology 2004；101：133-7より改変引用)

つの働きを持っている．Moraes らの報告では，ブピバカインとの包接物を投与することで，徐放作用により濃度依存性に作用時間の延長を認めている[10]．

これらの新しい手法によって長時間持続する神経ブロックが現実に行われた場合に，虚血などの有害な事象のサインとしての痛みを長時間にわたってマスクしてしまう懸念がある．すべての臨床現場においては，常にその点を念頭に置いて，慎重に用いることが必要となる．しかし，胸部手術時の肋間神経ブロックや，腹部手術時の腹横筋膜面ブロックなど侵害受容遮断が副作用をマスクしにくい場面では有用であると考えられる．特に悪性疾患に伴う癌性疼痛，および慢性痛に対して，数週間以上効果が持続する長時間作用性の安全な局所麻酔薬は，治療の補助として活用される可能性があり，開発・臨床応用が待たれる[1]．

4　感覚線維選択性の高い製剤の開発

リドカインの誘導体である N-ethyl-lidocaine (QX-314) は 263Da の陽性に帯電した物質で，細胞外に投与した場合には鎮痛効果を示さないが，細胞内に投与するとナトリウム (Na^+) チャネルを遮断する．侵害受容線維には transient receptor potential vanilloid 1 (TRPV1) チャネルが発現しており，これらは熱刺激，カプサイシンによって解放し，少なくとも 452Da の物質を通過させる．QX-314 は，同時にカプサイシンを投与することによって TRPV1 チャネルを通っ

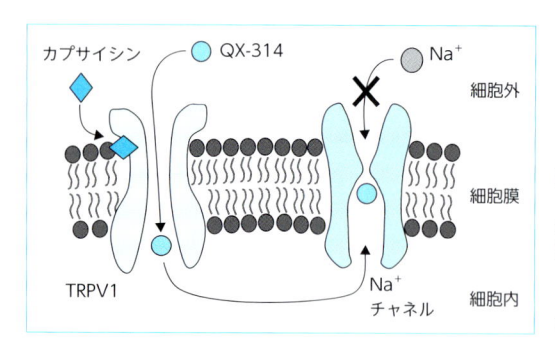

図4 リドカインの誘導体であるQX-314のTRPV1陽性細胞での作用

QX-314は陽性に帯電した分子であり細胞外に投与した場合，Na⁺チャネルをブロックできない。TRPV1は侵害受容線維に発現しており，カプサイシンによる刺激で開放する。カプサイシンとQX-314を同時に投与することで，細胞内にQX-314が入り，細胞内からNa⁺チャネルをブロックすることによって局所麻酔薬として作用する。
(McCleskey EW. Neuroscience: a local route to pain relief. Nature 2007 ; 449 : 545-6 より改変引用)

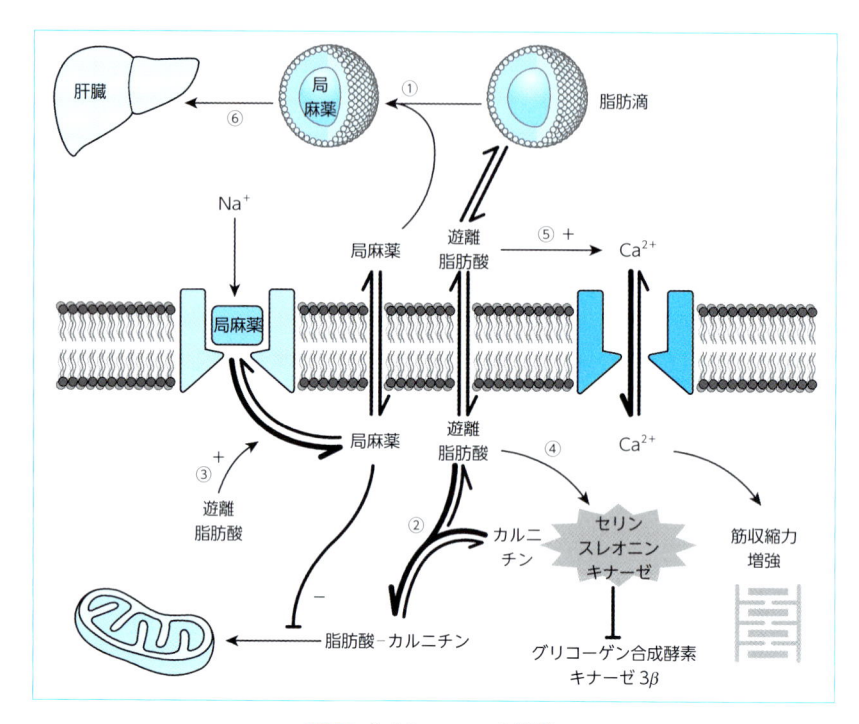

図5 lipid rescueの機序

静注後，脂肪製剤はまず血管内に脂肪滴として存在する。①血液中の局所麻酔薬を脂肪滴内に取り込む（lipid sink），②細胞内の脂肪酸増加によって，脂肪酸のトランスポーターであるカルニチンとの結合体が増加し，ミトコンドリアでの脂肪代謝が増加する（代謝効果），③細胞内の増加した遊離脂肪酸が局所麻酔薬のNa⁺チャネルへの結合を阻害する（膜効果），④細胞内の遊離脂肪酸がセリンスレオニンキナーゼを活性化し，グリコーゲン合成酵素3βを抑制し細胞死シグナルを停止させる（細胞保護効果），⑤電位依存性Ca²⁺チャネルを介した細胞内へのCa²⁺流入の促進（筋収縮作用，ミトコンドリア代謝活性化），⑥局所麻酔薬の代謝亢進（薬理学的効果）。
(Weinberg GL. Lipid emulsion infusion: resuscitation for local anesthetic and other drug overdose. Anesthesiology 2012 ; 117 : 180-7 より改変引用)

て細胞内に入り，侵害受容線維のみに選択的に作用する局所麻酔薬として働く[11)12)]（図4）。ラット神経障害性疼痛モデルにおいて，QX-314とカプサイシンの同時投与により末梢での投与では鎮痛効果を認めているが，くも膜下投与で疼痛行動様の異常反応がみられるなど[13)]，臨床応用にはクリアすべき問題点があると思われる。またtransient receptor potential ankyrin 1 (TRPA1), transient receptor potential melastatin 8 (TRPM8)といった類似のチャネルでは同様のQX-314の細胞内への取り込み，鎮痛作用は認められず，TRPV1チャネルによる作用に特異的である可能性が高く[14)]，より副作用の少ない臨床応用可能な方法に関しての研究が続けられている。

ルによる電流を抑制したが，細胞内に取り込まれないQX-314は電流を変化させなかった。これらの局所麻酔薬の濃度は，臨床的に硬膜外麻酔，くも膜下麻酔に用いられる量であり，Na^+チャネルブロックによる作用に加えてHCNチャネルブロックによる細胞電位の安定化が，麻酔時の鎮痛作用の一因として重要であることが示唆された。

デクスメデトミジンをロピバカインに添加して投与した研究では，α_1，α_2遮断薬の事前投与でリバースされない神経ブロックの作用延長をラットのモデルで認めている[27]。これらはHCNチャネルのアゴニスト，アンタゴニストの投与によっても再現されており，ロピバカインによるHCNチャネルの抑制も示唆されている。

これらの報告から，現在臨床で用いられている多くの局所麻酔薬は，投与された局所におけるNa^+チャネルの可逆的遮断に伴う活動電位の抑制の働きだけでなく，血液中に移行し，全身でさまざまな効果を引き起こしていることが徐々に明らかになってきている[28]。これらの新しい知見は，全身に対する望ましくない作用を予防し，鎮痛に対する効果を最大限引き出すために重要であり，さらなる研究が待たれる。

おわりに

最初にコカインが臨床応用されてから約120年，これまで感覚線維に選択的に，長時間作用し，しかも毒性の少ない局所麻酔薬の開発，またさまざまな添加物によってより安全に長時間遮断効果が得られる方法の開発が行われてきた。加えて，これまで明らかでなかった他のチャネルへの作用など，実験的手法の進歩によっても新しい知見が得られ始めている。超音波診断装置を用いることによるさらに安全で確実なブロック手技の向上・普及とも相まって，区域麻酔はより進化し患者にとって有益な方法となることが期待される。

【文　献】

1) Strichartz GR, Berde CB. 第14章 局所麻酔薬．Miller RD, Editor. ミラー麻酔科学第6版．東京：メディカル・サイエンス・インターナショナル；2007. p.453-76.
2) 白石義人，上園晶一，内田　整ほか．V章 局所麻酔薬．麻酔薬および麻酔関連薬使用ガイドライン第3版第3訂．東京：公益社団法人 日本麻酔科学会；2012. p.122-38.
3) Mather LE. 第1章 レボブピバカインの臨床薬理学：ほかの局所麻酔薬との相違点は何か．浅田章，西川精宣編．レボブピバカインの基礎と臨床．東京：克誠堂出版；2010. p.3-50.
4) Concepcion M, Maddi R, Francis D, et al. Vasoconstrictors in spinal anesthesia with tetracaine--a comparison of epinephrine and phenylephrine. Anesth Analg 1984；63：134-8.
5) Weiniger CF, Golovanevski M, Sokolsky-Papkov M, et al. Review of prolonged local anesthetic action. Expert Opin Drug Deliv 2010；7：737-52.
6) Kopacz DJ, Lacouture PG, Wu D, et al. The dose response and effects of dexamethasone on bupivacaine microcapsules for intercostal blockade (T9 to T11) in healthy volunteers. Anesth Analg 2003；96：576-82.
7) Curley J, Castillo J, Hotz J, et al. Prolonged regional nerve blockade. Injectable biodegradable bupivacaine/polyester microspheres. Anesthesiology 1996；84：1401-10.
8) Grant GJ, Barenholz Y, Bolotin EM, et al. A novel liposomal bupivacaine formulation to produce ultralong-acting analgesia. Anesthesiology 2004；101：133-7.
9) Baxter R, Bramlett K, Onel E, et al. Impact of local administration of liposome bupivacaine for postsurgical analgesia on wound healing: a review of data from ten prospective, controlled clinical studies. Clin Ther 2013；35：312-20.

10) Moraes CM, Abrami P, de Paula E, et al. Study of the interaction between S (--) bupivacaine and 2-hydroxypropyl-beta-cyclodextrin. Int J Pharm 2007 ; 331 : 99-106.
11) Binshtok AM, Bean BP, Woolf CJ. Inhibition of nociceptors by TRPV1-mediated entry of impermeant sodium channel blockers. Nature 2007 ; 449 : 607-10.
12) McCleskey EW. Neuroscience: a local route to pain relief. Nature 2007 ; 449 : 545-6.
13) Shen J, Fox LE, Cheng J. Differential effects of peripheral versus central coadministration of QX-314 and capsaicin on neuropathic pain in rats. Anesthesiology 2012 ; 117 : 365-80.
14) Nakagawa H, Hiura A. Comparison of the transport of QX-314 through TRPA1, TRPM8, and TRPV1 channels. J Pain Res 2013 ; 6 : 223-30.
15) Weinberg GL, VadeBoncouer T, Ramaraju GA, et al. Pretreatment or resuscitation with a lipid infusion shifts the dose-response to bupivacaine-induced asystole in rats. Anesthesiology 1998 ; 88 : 1071-5.
16) Weinberg GL. Lipid emulsion infusion: resuscitation for local anesthetic and other drug overdose. Anesthesiology 2012 ; 117 : 180-7.
17) Blair MR. Cardiovascular pharmacology of local anaesthetics. Br J Anaesth 1975 ; 47 : 247-52.
18) Erkasap N, Ates E, Erkasap S, et al. Lidocaine-containing Euro-Collins solution prevents renal injury in the isolated perfused canine kidney exposed to prolonged cold ischemia. Physiol Res 2002 ; 51 : 493-9.
19) Drewa TA, Wolski Z, Galazka P, et al. Kidney preserving solutions containing lidocaine may increase urological complication rate after renal transplantation: an in vitro study. Transplant Proc 2005 ; 37 : 2107-10.
20) Lee HT, Krichevsky IE, Xu H, et al. Local anesthetics worsen renal function after ischemia-reperfusion injury in rats. Am J Physiol Renal Physiol 2004 ; 286 : F111-9.
21) De Oliveira GS Jr, Fitzgerald P, Streicher LF, et al. Systemic lidocaine to improve postoperative quality of recovery after ambulatory laparoscopic surgery. Anesth Analg 2012 ; 115 : 262-7.
22) Werdehausen R, Kremer D, Brandenburger T, et al. Lidocaine metabolites inhibit glycine transporter 1: a novel mechanism for the analgesic action of systemic lidocaine? Anesthesiology 2012 ; 116 : 147-58.
23) Kodama D, Ono H, Tanabe M. Increased hippocampal glycine uptake and cognitive dysfunction after peripheral nerve injury. Pain 2011 ; 152 : 809-17.
24) Meng QT, Xia ZY, Liu J, et al. Local anesthetic inhibits hyperpolarization-activated cationic currents. Mol Pharmacol 2011 ; 79 : 866-73.
25) Putrenko I, Schwarz SK. Lidocaine blocks the hyperpolarization-activated mixed cation current, I (h), in rat thalamocortical neurons. Anesthesiology 2011 ; 115 : 822-35.
26) Bischoff U, Bräu ME, Vogel W, et al. Local anaesthetics block hyperpolarization-activated inward current in rat small dorsal root ganglion neurones. Br J Pharmacol 2003 ; 139 : 1273-80.
27) Brummett CM, Hong EK, Janda AM, et al. Perineural dexmedetomidine added to ropivacaine for sciatic nerve block in rats prolongs the duration of analgesia by blocking the hyperpolarization-activated cation current. Anesthesiology 2011 ; 115 : 836-43.
28) Borgeat A, Aguirre J. Update on local anesthetics. Curr Opin Anaesthesiol 2010 ; 23 : 466-71.

（賀来　隆治，中塚　秀輝）

CHAPTER II

局所麻酔の実際

1 局所麻酔の準備

はじめに

　局所麻酔下で行われる小外科手術では，十分な問診が行われることなく，術前の経口摂取制限もなく，酸素配管やアンブ蘇生バッグもない場所で，モニターなしに手術が行われることがある。しかし手術中に突然，患者の意識が消失し，呼吸が止まり，痙攣が始まった場合に適切に対処できるだろうか。気が動転すると，必要な器具や薬剤のある場所が思い出せないこともある。やっと見つけた古いアンブ蘇生バッグに穴が開いていて，使い物にならないことさえある。また患者が急に不穏状態に陥り，嘔吐を繰り返すとき，鎮静剤を投与できるだろうか。さまざまな状況を思い浮かべると，小外科手術といえども安全に施行するためには十分な準備が必要である。

1 患者に対する準備

1）診察時のチェック項目

a. 全身状態の把握

　問診票を用いて，既往歴，処方されている薬剤，アレルギーなどについて確認する。以前に受けた麻酔で何か異常がなかったかについても確認し，もし異常があればその時の状況についても記入してもらう（図1）。
① 米国麻酔学会（American Society of Anesthesiologisis：ASA）の physical status（ASA-PS）
　全身状態は，ASA-PS で評価すると簡便である（表1)[1]。すべての手術症例を含む統計では，

麻酔科問診票（局所麻酔用）

安全に麻酔を行うために，健康状態やこれまでの病気，けがなどについてお尋ねします。この資料はカルテと同様に個人情報として厳重に保管します。子どもさんやご高齢の方，筆記できない方は，つきそいの方がご記入ください。

記入日　　　年　　月　　日

氏名　　　　　　　　（代理記入者氏名）

(1) 以下の項目についてお尋ねします。現在治療中またはこれまでにかかった病気やけががある場合には印をつけてください。

□高血圧→□内服薬あり
□糖尿病→□内服薬あり　□インスリン注射
□腎臓病→□透析している
□肝臓病
□心臓病→□内服薬あり
　　　　　□手術やカテーテル治療をしたことがある
　　　　　□ペースメーカや植え込み型除細動器がはいっている
□肺やのどの病気→□結核　□喘息　□肺気腫　□その他
□頭の病気またはけが→□脳梗塞　□脳出血　□その他
□目の病気またはけが→□緑内障　□白内障　□けが
　　　　　　　　　　　□その他
□脊椎の病気またはけが→□手術をしたことがある
□慢性関節リウマチ→□首が動きにくい
□甲状腺の病気→□内服薬あり　□手術をしたことがある
□アレルギーがある→□薬　□くだもの　□卵
　　　　　　　　　　□ゴム製品
□ステロイドを飲んでいる

□血をさらさらにする（固まりにくくする）薬を処方されている
□タバコを吸っている　□タバコを吸っていた
　→1日（　　）本，（　　）年間
□下肢にむくみがある，または出たことがある。
□深部静脈血栓症（エコノミー症候群）の既往がある。

(2) これまでに麻酔を受けたことはありますか？
　□ある　　□ない
　→いつ頃どのような手術でしたか？　わかる範囲でお答えください。

　→麻酔中または麻酔後に以下のようなことがありましたか？
　□頭痛　□嘔吐　□発熱　□声のかすれ　□喘息発作
　□アレルギー　□意識消失　□けいれん　□その他

□血縁の方で麻酔中，麻酔後に以下のような問題がありましたか？
　→□発熱　□ショック　□その他重大な障害

(3) 次のようなことのある方は印をつけてください。
　□口が開きにくい　　　□首が動きにくい
　□入れ歯がある　　　　□ぐらぐらした歯がある
　□耳が聞こえにくい　　□たんが多い
　□鼻閉がある　　　　　□けいれんがある
　□階段を昇る時，動悸，息切れ，胸痛がある

図1　問診票（局所麻酔用）
兵庫医科大学病院麻酔科術前外来で使用している麻酔科問診票を一部改変して作成。

表1　米国麻酔科学会(ASA)-Physical Status(PS)分類

ASA-PS 1	全身状態が良好な患者
ASA-PS 2	軽度の全身疾患をもつが，日常生活には制限がない患者
ASA-PS 3	日常生活を妨げる重症の全身疾患はあるが，寝たきりではない患者
ASA-PS 4	日常生活を大きく制限する全身疾患があり，常に生命を脅かされている患者
ASA-PS 5	手術をしてもしなくても，24時間以上は生存しないと思われる瀕死の患者
ASA-PS 6	臓器移植のドナーとなる脳死患者

緊急手術の場合，数字のあとにEを付ける。

ASA-PSのクラスが重症化するほど，周術期の心停止発症率や死亡率が増加することが知られている。しかし小外科手術のみに限るとASA-PSクラスと合併症発症率との関係は不明である。ASA-PS 3以上の重症の全身疾患をもつ患者では，専門医にコンサルトすることが望ましい。

②既往歴

局所麻酔薬にアレルギーがあるといわれたことはないか，以前，局所麻酔を受けた時に異常がなかったか聴取する。

ラテックスアレルギーがないか，輪ゴムやゴム風船で発疹などを生じたことがないか聴取する。

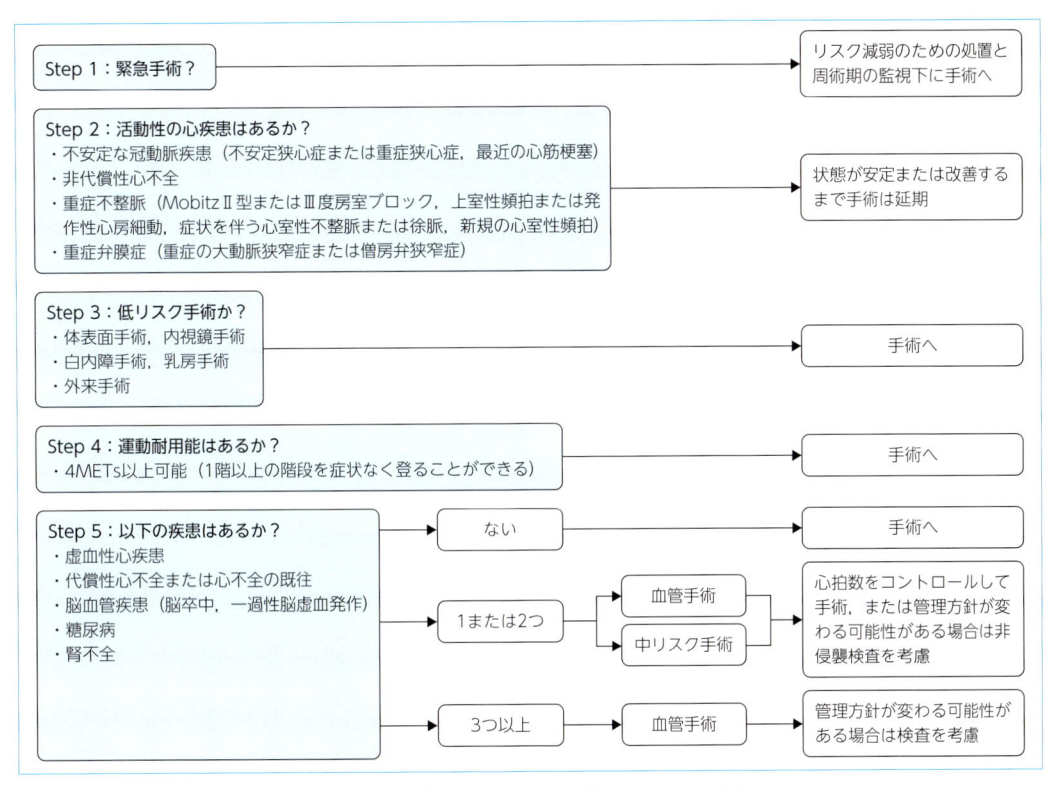

```
Step 1：緊急手術？ ─────────────→ リスク減弱のための処置と
                                  周術期の監視下に手術へ

Step 2：活動性の心疾患はあるか？
・不安定な冠動脈疾患（不安定狭心症または重症狭心症，最近の心筋梗塞）
・非代償性心不全                                    状態が安定または改善する
・重症不整脈（MobitzⅡ型またはⅢ度房室ブロック，上室性頻拍または発    まで手術は延期
  作性心房細動，症状を伴う心室性不整脈または徐脈，新規の心室性頻拍）
・重症弁膜症（重症の大動脈狭窄症または僧房弁狭窄症）

Step 3：低リスク手術か？
・体表面手術，内視鏡手術
・白内障手術，乳房手術 ───────────────→ 手術へ
・外来手術

Step 4：運動耐用能はあるか？
・4METs以上可能（1階以上の階段を症状なく登ることができる） ──→ 手術へ

Step 5：以下の疾患はあるか？
・虚血性心疾患          ない ──────────────→ 手術へ
・代償性心不全または心不全の既往
・脳血管疾患（脳卒中，一過性脳虚血発作）              心拍数をコントロールして
・糖尿病               1または2つ → 血管手術          手術，または管理方針が変
・腎不全                          中リスク手術         わる可能性がある場合は非
                                                    侵襲検査を考慮

                        3つ以上 → 血管手術           管理方針が変わる可能性が
                                                    ある場合は検査を考慮
```

図2　非心臓手術における簡易心機能評価アルゴリズム

(Fischer SP, Bader AM, Sweitzer B. Preoperative evaluation. Miller RD, Eds. Miller's Anesthesia (7th ed). Philadelphia: Churchill Livingstone ; 2010. p.1001-66より引用)

　果物とラテックスに交叉反応を来すことがあり（ラテックス-フルーツ症候群），特に交叉反応性が高いといわれるアボカド，バナナ，キウイ，クリ，トマト，ジャガイモにアレルギーがないか確認する。そのほかの果物についても確認する。

　心疾患がある場合は，「非心臓手術における簡易心機能評価アルゴリズム」に沿って，手術を行うかどうか検討する（図2）[1]。このアルゴリズムは，低リスク手術（体表面手術，内視鏡手術，白内障手術，乳房手術，外来手術），中リスク手術（腹腔内手術，胸腔内手術，整形外科手術など），高リスク手術（血管手術や大量出血を伴う長時間手術など）を含むすべての非心臓手術が対象となる。Step 1で緊急手術の場合は，心電図検査，血液検査，運動耐用能評価（Step 4参照），合併症の有無（Step 5の疾患が3つ以上ある場合は注意）などにより全身状態を評価する。必要であれば心拍数のコントロールや疼痛コントロールを行いモニター下に手術を行う。緊急手術でない場合はStep 2に進み，不安定狭心症，重症狭心症，非代償性心不全，重症不整脈，重症弁膜症など活動性の心疾患がある場合は，状態が安定するか改善するまで手術は延期する。これらの活動性心疾患がない場合はStep 3に進み，局所麻酔で施行される小外科手術（低リスク手術に相当）であれば手術を行う（図2）。

　非常にまれな疾患であるが，ポルフィリン症の患者に局所麻酔薬を使用すると，機序は明らかではないが急性腹症，四肢麻痺，意識障害などの急性症状を誘発することがあるので，全身麻酔を選択する。また痛みを感じない先天性無痛症患者では，無麻酔や局所麻酔でなく全身麻酔を選択することが多い（ミニ知識）。

ミニ知識　先天性無痛症患者の手術

　痛みを感じない先天性無痛症や先天性無痛無汗症患者では，無麻酔で手術を行ったという報告もあるが，現在は全身麻酔で手術が行われることが多い．患者は手術による痛みを感じないが，触覚過敏を来す患者が多いため手術操作で強い不快感を訴えることと，若年者が多いことから全身麻酔が選択される．また先天性無痛無汗症では発汗できないため高体温になりやすく，手術室内の室温調節や加温冷却ブランケットで体温を調節する．

表2　抗凝固薬，抗血小板薬の休薬後に止血機能が正常化するまでの期間

薬物	凝固能検査への影響 PT	凝固能検査への影響 APTT	休薬後に止血機能が正常化するまでの期間
ヘパリン静脈内投与	↑	↑↑↑	4〜6時間
ヘパリン皮下投与	—	↑	4〜6時間
低分子ヘパリン（エノキサパリン）	—	—	12〜24時間
ワーファリン	↑↑↑	↑	4〜6日
ダビガトラン	↑	↑↑	4〜7日
抗血小板薬 　アスピリン 　アスピリン以外のNSAIDs 　チクロピジン，クロピドグレル，プラスグレル 　血小板糖蛋白Ⅱb/Ⅲa阻害薬	—		5〜8日 1〜3日 5〜14日 8〜48時間
血栓溶解薬（組織型プラスミノゲン・アクチベーター）	↑	↑↑	24〜36時間

　硬膜外麻酔，脊髄くも膜下麻酔，体深部の伝達麻酔を施行する場合，本表を参考にして休薬期間を定める．浸潤麻酔や体表部近くの伝達麻酔の場合は，症例に応じて休薬するか否か検討する．
(Horlocker TT. Regional anaesthesia in the patient receiving antithrombotic and antiplatelet therapy. Br J Anaesth 2011；107：i96-i106より引用)

③処方されている薬物について

　向精神薬，ホルモン剤，循環作動薬，抗凝固薬，抗血小板薬などを服用していないか確認する．
　抗凝固薬や抗血小板薬を服用している場合について，脊髄くも膜下麻酔や硬膜外麻酔による血腫や出血の発症のリスクや，これらの薬物を中止した場合の深部静脈血栓症発症のリスクはある程度明らかになっており，手術前の中止時期や代替療法についてガイドラインが作成されている．
　表2は抗凝固薬，抗血小板薬の休薬後に止血機能が正常化するまでの期間を表し，脊髄くも膜下麻酔，硬膜外麻酔，体深部の伝達麻酔（大腰筋筋溝ブロックや坐骨神経ブロックなど）を施行する時は，この期間を参考にそれぞれの薬物の休薬期間が決められる．脊髄くも膜下麻酔や硬膜外麻酔では，脊髄周囲の閉鎖された空間で出血や血腫を来した場合に発見が遅れ，止血も難しいことから脊髄損傷など重篤な合併症を来すため，これらの薬物の休薬期間が重要になる．アスピリンを含むNSAIDsは休薬する必要はないとする考えもあるが[2]，コンセンサスが得られているとはいえない．
　一方，浸潤麻酔や伝達麻酔を施行する場合の対応方法は決められていない[2]．その理由は，小外科手術における浸潤麻酔や比較的表層の伝達麻酔では，出血を来しても圧迫止血しやすく，血

腫が生じても重篤な合併症には至らないためと考えられる。しかし血腫の発症部位によっては気管閉塞や末梢神経損傷などを来すこともあるので，個々の症例に応じて必要であれば表 2 を参考にして対応する。休薬期間を考慮する場合は，休薬することによる深部静脈血栓症，肺血栓塞栓症，脳梗塞などを発症するリスクと，休薬しない場合の出血や血腫を来すリスクを考えて，リスク・ベネフィットを天秤にかけて判断する。

b. 局所麻酔による異常を来した既往がある場合

過去に局所麻酔で何らかの異常を来したことのある患者では，その時の状況を詳細に聴取し，可能であれば過去の記録を調べる。異常を来した原因を以下の①～④を参考にして判断し，アレルギーが疑われる場合は専門医に相談する。

①局所麻酔薬中毒

局所麻酔薬の投与量が過量になり血中濃度が上昇すると，中枢神経毒性や心毒性が出現する[3]。頭頸部への局所麻酔では，少量が血管内に注入されただけで中枢神経毒性を生じるため，アレルギーと混同されることがある。血漿蛋白質濃度の低い患者や低栄養状態の患者では，蛋白結合率の高い局所麻酔薬（ブピバカイン，ロピバカイン，レボブピバカイン）の血中濃度が高くなりやすく，重度の肝機能障害や腎機能障害を持つ患者でも，血中濃度が高くなる。

②局所麻酔に添加されたアドレナリンによる反応

アドレナリン添加の局所麻酔薬が血管内に誤って投与されると，心拍数増加，収縮期血圧上昇，拡張期血圧低下，心拍出量増加を来すため，心血管系疾患を合併する患者では，症状が悪化する可能性がある。また三環系抗うつ薬，MAO 阻害薬，甲状腺ホルモンを服用している患者では，アドレナリンによる循環変動が増強する[4]。

③局所麻酔薬アレルギー

局所麻酔薬中毒や添加されたアドレナリンによる反応が，アレルギーと混同されていることがあるため，実際の局所麻酔薬アレルギーの頻度は非常に低いと考えられている[4]。局所麻酔薬によるアナフィラキシーと報告されている症例でもその確定は困難で，アナフィラキシーの頻度も明らかではない。エステル型よりアミド型局所麻酔薬に多いともいわれるが，これも確証がない。

局所麻酔薬によるアレルギーが疑われる場合は，専門医に相談して局所麻酔薬による皮膚テスト（プリックテスト，皮下テスト）を行うことを考慮するとよい（コラム参照）[5,6]。局所麻酔薬のバイアルに添加されている抗酸化剤や保存剤にアレルギー反応を示すこともある。

④その他

球後麻酔で局所麻酔薬を誤ってくも膜下腔に注入すると，呼吸停止を来す。また局所麻酔薬は神経毒性をもつため，直接，神経内に注入すると神経損傷を来し，数週間に及ぶ損傷部位より末梢の感覚麻痺や，長期間の神経障害痛を来すことがある。

c. 局所麻酔が効きにくいと言われたことがある場合

過去に麻酔が効きにくいと判断された原因には，さまざまな要因が考えられる。大切なことは，なぜ効きにくいと言われたのかその原因を可能であれば明らかにして，患者の不安を取り除くことである。

炎症組織では酸性環境で pH が低いため，pK_a の高い局所麻酔薬（プロカイン，ブピバカイン，ロピバカイン，レボブピバカイン）は非イオン化型/イオン化型の比が小さくなり，効果が減弱

コラム　局所麻酔薬アレルギーが疑われ皮内テストを行った症例

　53歳女性で，アテロームの切除を行うことになった。既往にヨード造影剤，鯖，生卵のアレルギーがある。また歯科で局所麻酔を受けた際に気分不良となり，局所麻酔薬にアレルギーがあると言われたことがある。しかし詳しく問診すると，アレルギーではなく軽い局所麻酔薬中毒による可能性が高いと判断したため，局所麻酔薬の皮内テストでアレルギーの有無を確認することにした。

　皮内テストを行う前に，血圧，心電図，パルスオキシメータを装着し，左上肢に静脈ラインを確保した。万が一，アナフィラキシーショックが生じたときのため，救急カートと100％酸素吸入，アドレナリン，ステロイド，β_2刺激吸入薬などを準備した。

　生食100 mlに1％リドカイン（キシロカイン®）1 mlを加え，同様に生食100 mlに0.5％ブピバカイン（マーカイン®）1 mlを加え，それぞれ1/100希釈液を準備した。生食0.1 ml，リドカイン（1/100希釈）0.1 ml，ブピバカイン（1/100希釈）0.1 mlを，右前腕部内側皮内に別々に27G針で注射し，5分おきにバイタル測定を行った。バイタルサインに変化はなく，15分後に膨疹と発赤が生じていないことを確認した（図3）。後日，リドカインを用いた浸潤麻酔で手術は無事行われた。

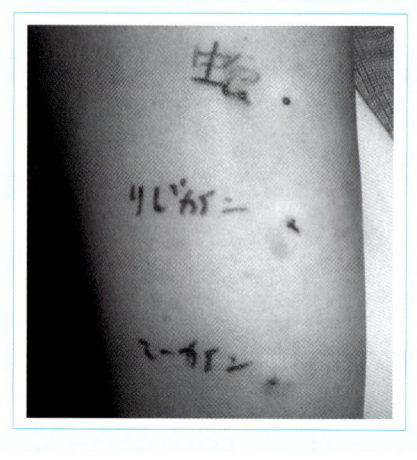

図3　局所麻酔薬の皮内テスト

する可能性がある[3)4)]。

　大酒家なので麻酔が効きにくいと患者が説明を受けている場合もあるが，静脈麻酔薬（プロポフォール，チアミラールなど）の作用は少し弱まるが，臨床使用上は問題なく，局所麻酔薬の作用についてはアルコール多飲の影響は否定されている。

　伝達麻酔が効かなかった場合は，手技上の問題があった可能性もある。

d. 体位の確認

　手術中の体位が保持可能か確認する。特にパーキンソン病，睡眠時無呼吸症候群，神経筋疾患（重症筋無力症，筋ジストロフィーなど）の患者では呼吸機能障害を伴うため，術中に一定の体位を長時間保つことが困難なことがある。

e. 日帰り手術の場合

　手術が終了して患者が帰宅したあと，付き添い人や自宅で介護できる人がいるかどうか確認する．帰宅後に緊急事態が生じたとき，速やかに受診できる範囲に居住しているかについても確認する．

2) 術前検査

　局所麻酔による小外科手術を受ける患者で，全身状態が ASA-PS 1 または 2 の場合は（表 1），術前検査は必要最小限でよい．

　ASA-PS 3 以上に相当する肝機能障害や腎機能障害を持つ患者では，血中の局所麻酔薬濃度が高くなるため，局所麻酔薬は減量して使用する．また高度の心機能障害をもつ患者，特に左室駆出率の低い患者でも局所麻酔薬中毒を発症しやすい[7]．ASA-PS 3 以上の患者では，専門医に相談して必要な術前検査を施行する．

3) 説明事項

a. 手術当日の経口摂取

　局所麻酔による小手術の術前経口摂取について，はっきりした取り決めはない．しかし急変時や鎮静を行う可能性があることを考慮すると，全身麻酔と同様の経口摂取制限を行うのが望ましい．水，茶，果汁を含まない果物ジュース，ミルクを含まないコーヒーなどは，年齢を問わず麻酔開始 2〜3 時間前まで摂取してよいことを患者に伝える．固形物の摂取に関する明確な基準はないが，軽食は麻酔開始 6 時間前まで可能と考えられている[8]．

b. 合併症について

　局所麻酔薬によるアナフィラキシー反応の報告はあるが，その発症率は明らかでない．

　局所麻酔薬中毒の発症率は，手術を受けるすべての患者 10,000 例で 0.018 例（日本麻酔科学会の麻酔科認定施設における結果），伝達麻酔に限ると 10,000 例中 1 例である．また局所麻酔中毒は，局所麻酔による死亡および脳障害の原因の 1/3 を占めるというデータがある[7]．

　麻酔が効きにくい体質であると説明を受けたことのある患者の場合，麻酔は必ず効くことを説明する．また効きにくいと言われた理由についても，当時の状況から推測して，可能であれば説明する．

2　局所麻酔に必要な設備，器具，薬品

1）感染対策

a. 標準予防策

　局所麻酔下で行われる小外科術後の手術部位感染の頻度は低いが，高齢者やコントロール不良の糖尿病患者，免疫力の低下した患者では注意が必要である．感染症の有無に関係なく，すべての患者で標準予防策（standard precautions）を施行する[9]．

　標準予防策には，手洗い，手袋着用（ラテックスアレルギーが疑われるときはラテックスフリーの手袋を着用），手術用マスク着用，ガウン着用，針のリキャップや折り曲げの防止が含まれる．長い爪，付け爪，マニキュアは，手指の細菌数増加を引き起こすので，術者のみでなく手術室で働くスタッフ全員の手指の管理を行う．

　手術室内では，手術用マスク，手術着衣，帽子を着用する．患者に接するすべての医療行為の前後で，擦式消毒用アルコール製剤を用いた手指消毒を行う．患者の体液に接触する可能性があるときは，手袋を着用する．

b. 手術室の環境

　手術室入室時の粘着マットや抗菌マット，スリッパの交換は，感染の防止に役立たないことから廃止され，現在は一足制が導入されている．

　手術前の手洗いは，現在は水道水を用いて擦式消毒用アルコール製剤を併用した揉み洗い中心の手洗いが行われている．

　手術前のカミソリを用いた剃毛は行わず，手術の妨げにならない限り，除毛も行わない．

c. 局所麻酔で使用する器具の分類と処理方法

　医療器具は，その使用部位に応じて，クリティカル器具，セミクリティカル器具，ノンクリティカル器具に分類される（Spauldingの分類）．それぞれの分類に適した滅菌，消毒，洗浄の方法がある（表3）．滅菌は，すべての微生物を完全に除去あるいは殺滅することで，消毒は，対象物から細菌の芽胞以外の多数またはすべての病原性微生物を除去すること，洗浄は対象物からあらゆる異物を物理的に除去することである．使用する器具に応じた処理をするための設備，器具，環境を準備する．

2）注射筒と針

　針は体内に挿入し，注射筒も体液と接する可能性があるため，滅菌されたものを使用する．これらは使い捨て製品を使用し，使用後は廃棄する[9]．針の廃棄のため，耐貫通性や耐衝撃性を備えた専用の感染性廃棄物容器を準備する．

　針の種類は，その太さ，長さ，ベベル（切口の断面）の角度や切り方によってさまざまな種類がある（表4）．切口の形状により，切れ味や穿刺抵抗が異なるので，用途に応じた針を選択する．

表3 局所麻酔に使用する器具の分類と処理方法

Spauldingの分類	器具	処理方法	使用する機器・薬剤
クリティカル器具（無菌組織や血管系に挿入する器具）	注射針・神経ブロック針・血管留置針・浸潤麻酔や神経ブロックに使用するチューブやシリンジ	滅菌（すべてのタイプの微生物をさせる殺滅あるいは除去する）	高圧蒸気滅菌器・エチレンオキサイド・過酸化水素ガス・プラズマ・グルタルアルデヒドなど
セミクリティカル器具（粘膜や傷のある皮膚に接触する器具）	エアウェイ・フェイスマスク・アンブ蘇生バッグ	高水準消毒（多くの細菌芽胞を除くすべての微生物を殺滅する）	ウォッシャーディスインフェクター（熱水消毒を含む）・グルタルアルデヒドなど
ノンクリティカル器具（無傷の皮膚と接触するが粘膜とは接触しない器具）	血圧計のカフとチューブ・パルスオキシメータのプローブとケーブル・聴診器・心電図のケーブル・モニター機器やカートの外面	中水準消毒（抗酸菌，栄養型細菌とほとんどのウイルスおよびほとんどの真菌を殺滅するが，芽胞の一部は残る）	アルコール・次亜塩素酸ナトリウム・フェノール・ヨード
		低水準消毒（ほとんどの栄養型細菌と一部の真菌および一部のウイルスを殺滅する）	アルコール・次亜塩素酸ナトリウム・フェノール・ヨード・第4級アンモニウム
		洗浄（物体や環境表面から目に見える汚れを除去する）	ウォッシャーディスインフェクター・超音波洗浄器

表4 針の種類

太さ	27～14G
長さ	13～150 mm
ベベルの角度	12～30度
ベベルの形	シングルカット ランセットカット バックカット など

小外科手術の浸潤麻酔で使用する針は，通常27G（ゲージ；数字が大きいほど細い）から23Gを使用する。切口は12度で切れの良い針を使用することが多い。また伝達麻酔（神経ブロック）では25～21Gを使用することが多い。切口はバックカットの針が神経損傷を来しにくい[10]。

注射筒は容量が1～100 mlがあり，針がロックできるルアーロックと，ロックできないルアースリップのタイプがある。局所麻酔薬の使用量に応じて選択する。

3) 局所麻酔薬

リドカイン貼付剤（リドカイン18 mgを含む）は，静脈留置針穿刺の30分前から1枚貼付して，穿刺時の疼痛緩和を目的に使用する。保険適応外であるが，局所麻酔を施行する部位にあらかじめ貼付しておき，穿刺時の痛みを緩和する方法も報告されている。ただし貼付する枚数が多くな

るとリドカインの血中濃度が高くなり，さらに局所麻酔を追加することで局所麻酔薬中毒を発症しやすくなるので注意が必要である．小児で使用する場合も十分な注意が必要である．

　注射薬は，作用時間の短いプロカイン，中等度のリドカイン，メピバカイン，長時間作用のブピバカイン，ロピバカイン，レボブピバカインがあり，アドレナリンを添加したものもある．手術部位，手術時間，術後鎮痛などを考慮して，適切な局所麻酔薬を選択する．終動脈になっている陰茎，指，鼻ではアドレナリン添加薬は使用しない．炎症部位には pK_a の低いメピバカインを選択するという考えもある[4]．

4) 鎮静薬

　手術中に鎮静が必要な場合は，ミダゾラム，ジアゼパム，プロポフォール，デクスメデトミジンなどの鎮静薬を準備する．またベンゾジアゼピン受容体拮抗薬のフルマゼニルは，ミダゾラムやジアゼパムの鎮静作用を解除し，呼吸抑制を改善するので準備しておくとよい．

5) 緊急時に使用する器具，薬物

　呼吸抑制が発症したときは，フェイスマスク，アンブ蘇生バッグ，エアウェイおよび酸素がすぐに使用できるように準備しておく．また気管挿管や気管切開が施行できるように準備されていることが望ましい．

　主な循環作動薬（昇圧薬，降圧薬，冠血管拡張薬，抗不整脈薬など），ステロイド，アミノフィリンなどの救急薬物は1カ所にまとめておく（図4）．局所麻酔薬中毒やアナフィラキシーショック発症時に使用する薬物がどこに保管してあるか，普段から確認しておく．緊急時は，薬物の投与がすぐに行えるよう，手術開始前に静脈ラインを確保しておくことが望ましい．

a. 局所麻酔薬中毒

●準備する薬物（表5）[7]

　抗痙攣薬としてミダゾラムやジアゼパムなどのベンゾジアゼピン系薬を準備する．また20％脂肪乳剤は，脂肪に局所麻酔薬を取り込む作用があると考えられており，100 ml または 250 ml 製剤を準備しておく．プロポフォールやチオペンタールは心機能を抑制するので推奨されない．

b. アナフィラキシーショック

①準備する薬物（表5）[5,6]

　アドレナリン，ステロイド（ハイドロコーチゾンまたはメチルプレドニゾロン），H_1 受容体拮抗薬（クロルフェニラミンなど），ネブライザー（$β_2$ 刺激薬），アミノフィリンは，すぐに使用できるよう準備しておく．アドレナリンの代わりにグルカゴンやバゾプレッシンを用いることもあるが，これらはペプチドで分解されやすいため，冷蔵庫等で冷暗所保存する．

②血液検査

　血中のヒスタミン濃度とトリプターゼ濃度がともに増加しているときはアナフィラキシーショックである可能性が高く，ヒスタミンだけが増加しているときは疑わしいとされる[5]．もし可能であれば，血中ヒスタミンとトリプターゼ濃度を測定するとよいが，保険適応はない．ヒス

表5 緊急時（局所麻酔薬中毒，アナフィラキシーショック）に使用する薬物

病態	薬物
局所麻酔薬中毒	ミダゾラムまたはジアゼパム 20％脂肪乳剤 アドレナリン アミオダロン
アナフィラキシーショック	アドレナリン ハイドロコーチゾンまたはメチルプレドニゾロン クロルフェニラミン β_2刺激吸入薬 アミノフィリン グルカゴンまたはバゾプレッシン（これらは冷暗所保存する）

(Dewachter P, Mouton-Faivre C, Emala CW. Anaphylaxis and Anesthesia. Anesthesiology 2009；111：1141-50，厚生労働省．重篤副作用疾患別対応マニュアル．平成20年3月．http://www.info.pmda.go.jp/juutoku/file/jfm0803003.pdf，Neal JM, Bernards CM, Butterworth JF 4th, et al. ASRA practice advisory on local anesthetic systemic toxicity. Reg Anesth Pain Med 2010；35：152-61 より引用）

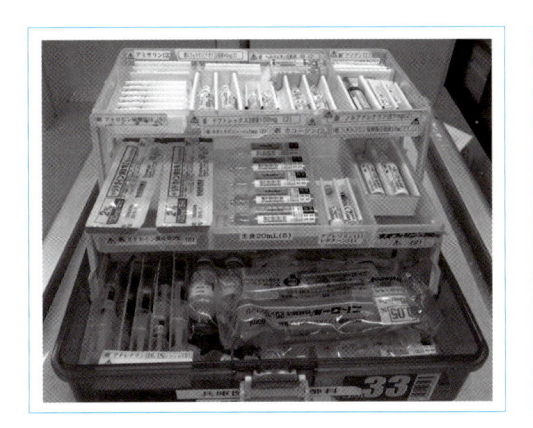

図4 救急薬剤

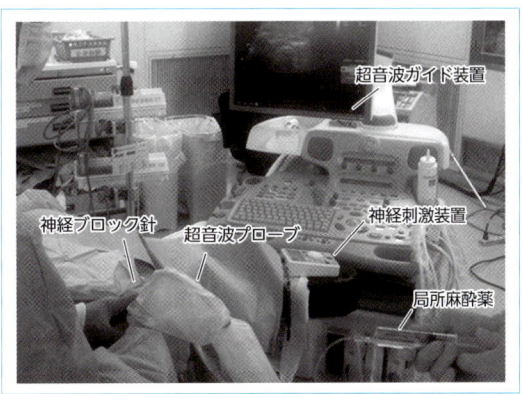

図5 超音波ガイド装置と電気刺激装置を併用した伝達麻酔

タミンはETDAを含む採血管で採血したのち，すぐに遠心分離して血漿のみ冷却保存する．またトリプターゼは血液を凝固させた後，遠心分離で血清のみ冷却保存し，その後ELIZA法などを用いて測定する．

6）超音波ガイド装置と電気刺激装置

　超音波ガイド装置を用いた伝達麻酔では，必要最小限の局所麻酔薬の量で麻酔が可能で，血管内注入もある程度防ぐことができるので，局所麻酔薬中毒の予防になると期待されている．また超音波ガイド装置で神経を直視し，電気刺激装置で針先が神経に接しているかどうか判断することで，神経幹内に直接，局所麻酔薬を注入することが防止できるとされる（図5）．

7）その他

　術中に音楽を聴くことができる環境は，周術期の患者の不安を和らげると考えられている．患

者が聞きたいと希望する音楽が何か，術前に確認しておくとよい。

また喋れない患者や，顔がドレープで覆われる手術では，術中に患者が何か知らせたいときの合図を決めておくとよい。握ると音が鳴る器具を患者に持たせる方法もある。

3　局所麻酔に必要なモニター

1) 心電図，血圧計，パルスオキシメータ

この3つのモニターは，周術期のバイタルサインを記録するために必須のモニターである。3点誘導のモニター心電図では，通常はⅡ誘導でモニタリングする。P波が確認しやすいからである。虚血性心疾患を合併する患者では，5点誘導のモニター心電図を用いてⅡ誘導とV5誘導をモニターすることで，虚血性変化であるST-T異常が捉えやすくなる。

血圧測定は通常，非観血的血圧測定法を用いる。通常の血圧測定間隔は5分である。必要に応じて測定間隔を1～2.5分に短くする。

パルスオキシメータは，動脈血酸素飽和度と脈拍数をモニタリングする機器である。空気呼吸下での正常値は96～98％で，パルスオキシメータによる酸素飽和度（Sp_{O_2}）の低下は，鎮静薬や局所麻酔薬中毒による呼吸抑制，アナフィラキシーショック時の気管支痙攣などの可能性があり，迅速に対応しなければならない。

2) カプノメータ

呼気二酸化炭素分圧を測定する呼吸のモニターである。繰り返し有痛性の刺激を加えてようやく合目的に反応するような深鎮静（deep sedation）で用いる。心電図，血圧計によるバイタルサインを少なくとも5分間隔で記録するとともに，Sp_{O_2}に加えて，カプノメータによる呼気二酸化炭素分圧と呼吸回数を15分毎に記録する[11]。鎮静を行わない局所麻酔下の小外科手術や，鎮静薬を使用しても，呼びかけや接触刺激で合目的に反応する程度の意識下鎮静（moderate sedation）では，カプノメータは不要である。

カプノメータには，サイドストリーム方式とメインストリーム方式がある。サイドストリーム方式は，サンプリングチューブから呼気ガスを吸引して二酸化炭素分圧を計測する方法で，メインストリーム方式では計測センサーが回路に直接組み込まれている。

経鼻カニューラで酸素を投与しながら，呼気の二酸化炭素濃度を測定するための器具もある。気管挿管時と異なり呼気の一部が漏れるため，動脈血中の二酸化炭素分圧を反映する終末呼気二酸化炭素分圧（end-tidal CO_2：$EtCO_2$）を測定するのではなく，呼吸の有無のモニタリングすることが目的である。

3) 音響呼吸数モニター

音響トランスデューサを内蔵した粘着式センサを患者の頸部に装着し，音響呼吸数（acoustic respiration rate：RRa）をモニターする装置である。呼吸音以外の雑音をキャンセルする機能を持つ。深鎮静下における術中および術後の呼吸数をモニターすることができ，パルスオキシメー

タと併用することで呼吸抑制をいち早く捉えることができると期待されている。

おわりに

　小外科手術を行う前に確認すべき項目，感染予防のための準備，緊急時に使用する器具や薬物の準備，周術期に使用するモニターについて概説した。ここで示した器具，薬物，機器等は，安全な小外科手術を行うために日頃から準備しておくものばかりである。個々の手術を行う前は，患者の全身状態は安定しているか，アレルギーの既往はないか，局所麻酔薬中毒を来しやすい状態ではないか，術中に鎮静が必要となる可能性はないか検討しておくことで，急変時は落ち着いて対処することができる。

【文　献】

1) Fischer SP, Bader AM, Sweitzer B. Preoperative evaluation. Miller RD, Eds. Miller's Anesthesia (7th ed). Philadelphia: Churchill Livingstone ; 2010. p.1001-66.
2) Horlocker TT. Regional anaesthesia in the patient receiving antithrombotic and antiplatelet therapy. Br J Anaesth 2011 ; 107 : i96-106.
3) 川真田樹人．局所麻酔薬．古家　仁, 稲田英一, 後藤隆久編．標準麻酔科学（第6版）．東京：医学書院；2011. p.43-9.
4) Becker DE, Reed KL. Local anesthetics: review of pharmacological considerations. Anesth Prog 2012 ; 59 : 90-101.
5) Dewachter P, Mouton-Faivre C, Emala CW. Anaphylaxis and Anesthesia. Anesthesiology 2009 ; 111 : 1141-50.
6) 厚生労働省．重篤副作用疾患別対応マニュアル．平成20年3月．http://www.info.pmda.go.jp/juutoku/file/jfm0803003.pdf (accessed 2014.1.28)
7) Neal JM, Bernards CM, Butterworth JF 4th, et al. ASRA practice advisory on local anesthetic systemic toxicity. Reg Anesth Pain Med 2010 ; 35 : 152-61.
8) 公益社団法人日本麻酔科学会．術前絶飲食ガイドライン．http://www.anesth.or.jp/guide/pdf/guideline_zetsuinshoku.pdf (accessed 2014.1.28)
9) 廣瀬宗孝．感染予防．古家　仁, 稲田英一, 後藤隆久編．標準麻酔科学（第6版）．東京：医学書院；2011. p.206-11.
10) Suzuki T, Tanaka A, Fukuyama H, et al. Differences in penetration force of intravenous catheters: effect of griding methods on inner needles of intravenous catheters. Tokai J Exp Clin Med 2004 ; 29 : 175-81.
11) 横田美幸, 森野良蔵, 堀本　洋．MAC (monitored anesthesia care) と実際．Anet 2012 ; 16 : 19-24.

（廣瀬　宗孝）

2 局所麻酔の前投薬

はじめに

　局所麻酔下で手術を受ける患者は，手術自体に対する不安と同時に局所麻酔が痛いのではないか，局所麻酔で手術のときに本当に痛くないのだろうか，局所麻酔での手術だと意識があって怖いな，手術中は動けないのかな，話しはできるのだろうかなど，さまざまな不安を抱いている。

　不安，緊張などが強くなると生体に負荷がかかり，心理面と身体面の両者に負担がかかることになりさまざまな生体反応が起きる。その結果，予定手術の開始が遅れたり，手術を延期せざるを得ない場面に直面することもある。

　不安の軽減には，患者に対して術前に麻酔手術に関しての丁寧な説明を行うことの有用性がすでに報告されている[1]。

　患者の不安・緊張の軽減，循環・呼吸状態の安定化，術中のストレスの軽減，そしてトラウマの予防などを目的に使用する薬物は麻酔前投薬と呼ばれ，以前から用いられてきた。

　本章では，局所麻酔下の手術を受ける患者において，前投薬を使用する意義，目的，利点・欠点，薬物の選択とその使用法，加えてどのような患者には積極的な投与が，また注意が必要であるかについて焦点を当てて解説する。

1 局所麻酔手術の際に患者が置かれた不安・緊張が高まる場面と実例紹介

　患者が手術室で局所麻酔下の手術を受ける際には，患者の緊張度が高くなる場面が想定される。①病室から手術室に向う際，②手術室に入室時，③心電計，血圧計，パルスオキシメータなどのモニターが装着される際，④消毒をされる際，⑤局所麻酔を受ける際，⑥手術が始まる際，⑦手術中である。

　不安・緊張が高い際に認められる訴えは，動悸，めまい，吐き気，息苦しさなどである。所見としては会話の途絶，顔面紅潮，血圧上昇・低下，頻脈・徐脈，不整脈，頻呼吸，息ごらえ，酸素飽和度の低下，発汗過多，失禁，意識低下などがある。これらの症状と所見が生じた際の対応は，医療従事者が患者と会話をすることで不安・緊張の軽減に努めることが基本となる（図）。

　アクシデント症例をいくつか紹介する。

実例1：高血圧症の既往がない緊張した表情を認めた60代女性が，モニター装着直後に著明な血圧の上昇を認める。深呼吸を促すと同目に，ミダゾラム（ドルミカム®）1 mgの静脈内投与にて，表情の緩和と血圧の改善を認めた。

実例2：既往が何もない20代男性が，手術室入室時に気分不快を訴え，顔面蒼白，モニターを装着すると，心拍数が30台であり，アトロピン0.5 mgを速やかに静脈内投与した。心拍数は60台にすみやかに回復し，気分不快，顔面蒼白も改善した。

実例3：高血圧の既往のある80代女性が，消毒，局所麻酔も終わり，執刀者同士が術式の検討をしている会話を耳にした途端，緊張した表情に急に変わり失禁してしまった。この時の血圧は収縮期圧で200 mmHgを超えていた。ミダゾラム（ドルミカム®）1 mgを静注後に表情の改善

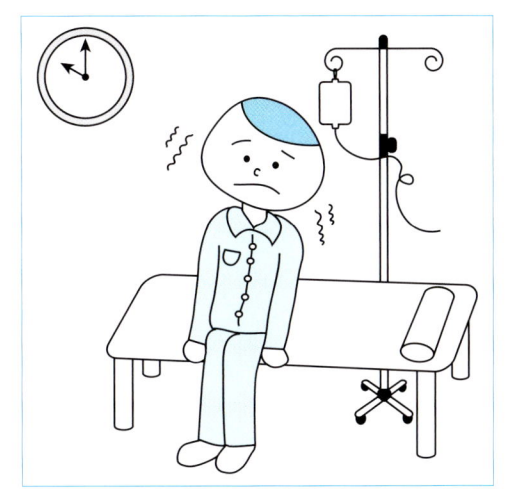

図　不安・緊張が高い際の所見

が得られた。

2 局所麻酔手術における前投薬

1）前投薬の目的

前投薬の主たる目的は不安感・緊張感の軽減で，特殊な環境に向かう患者の精神的苦痛と肉体的苦痛を軽減することにある。さらに，局所麻酔中の鎮静の補助薬としての役割，有害な自律神経反射を予防する役割，そして誤嚥対策としての役割などが挙げられる。

a. 不安感・緊張感の軽減

術前の患者の不安感・緊張感の軽減に欠かせないのは，医療従事者からの適切な説明である[2]。患者が麻酔・手術に関する基本的な知識がないことで抱いている不安に対して，まずは医療従事者が適切な情報をパンフレット，ビデオ，口頭での説明などで提供することで不安を解消することが基本となる。しかし，情報提供だけで不安の軽減が図れない場面にもしばしば遭遇する。そのため，これらの方法に加えて，手術室に音楽を流すことで不安の軽減が得られることも報告されており[3]，今では各施設で利用されている。

しかし，前述の対応をしても不安の軽減が得られない患者にも時折遭遇するため，薬物を用いて不安・緊張を軽減する方法を習得する必要がある。

b. 術中の鎮静の補助

前投薬は手術室に行く前の不安・緊張を軽減する役割に加えて，手術施行中の不安・緊張の軽減，さらには手術室で鎮静目的で投与する薬物の効果を増強させる役割もある。例えば，前投薬により手術室入室時に一定の鎮静効果が得られている患者では，使用するミダゾラム（ベンゾジアゼピン系鎮静薬）の投与量を減らせることが利点として挙げられる。

ミニ知識

　以前は「かかせない前投薬の一つ」であったアトロピンの筋注は，患者に注射の痛みを与え，口渇感をもたらし，強い不快感を与えるだけで，「脈がゆっくりになるのを防ぐ作用」，すなわち予防効果はないことが明らかになっている。つまり前投薬としてのアトロピンは，小児を除いた成人，高齢者を対象にした場合は，迷走神経反射を予防する目的ではもはや使用する意味がない薬になっている。今でも使用している施設はそろそろアトロピンの使用の見直しを考えてみてはどうだろうか。

　ただし，患者が手術室入室後，あるいは術中に「脈がゆっくりになる」ことが突然起きた際の対処法は，今でも躊躇なくアトロピンを静脈内に注入することに変わりはない。

c. 自律神経反射の予防

　患者が強い不安・緊張を感じることは，精神的苦痛に加えて身体的な反応，すなわち自律神経反射を引き起こし，血圧上昇，心拍数の増加が生じる。時には逆に，徐脈，意識レベルの低下までつながる場合もある。このような反射が生じにくくするための予防法の一つとして前投薬の役割がある。

　抗不安薬，鎮静薬などの不安・緊張を軽減させる薬物と副交感神経を遮断する作用があるアトロピンがこの役割を担う薬物である。しかし一方で，前投薬で用いるアトロピンの投与量（0.5 mg）では，迷走神経反射による徐脈を予防することはできないこと，結果的に患者に口渇感のみを与えることが指摘され，成人の麻酔科管理の手術時には，アトロピンを前投薬として積極的に使用しなくなっている[4]。

　しかし，術中に突然の徐脈が生じた際の対応は，アトロピン0.5 mgを速やかに静注することが基本になる。

d. 誤嚥対策

　胃内容物が気管に流入すると誤嚥性肺炎が生じる。胃酸濃度をあらかじめ低下させておく目的で，前投薬としてH_2受容体拮抗薬が用いられている。

3　前投薬の目的別の薬物

　前投薬は，目的別の分類をすることができる。代表的な分類法として①患者の快適性の向上を目的にする薬物，②分泌物の抑制や副交感神経反射の抑制を目的にする薬物，③胃酸濃度を低下させ，誤嚥性肺炎の予防を目的とする薬物の3つがある。

1）快適性の向上

　代表的な薬物には，表1に示したように不安と鎮静目的のベンゾジアゼピン系薬物がある[5,6]。ミダゾラム以外はいずれも経口投与が可能で，手術室入室1〜2時間前に少量の水で内服させる。

表1 前投薬の目的別の薬物一覧

目的	分類	投与量
快適性の向上	ベンゾジアゼピン系鎮静薬 ・ミダゾラム（ドルミカム®など） ・ジアゼパム（セルシン®など） ・トリアゾラム（ハルシオン®など） 鎮痛薬 ・ペンタゾシン（ソセゴン®など）	3〜5 mg 筋注 5〜10 mg 経口 0.125〜0.25 mg 経口 7.5〜15 mg 筋注
分泌物の抑制・副交感神経反射の抑制	抗コリン薬 ・硫酸アトロピン（アトロピン注など）	0.25〜0.5 mg 筋注
胃酸濃度低下	H_2受容体拮抗薬 ・塩酸ラニチジン（ザンタック®など） ・ファモチジン（ガスター®など）	前夜と手術日の2回 150 mg/回経口 麻酔開始1時間前 20 mgを 20 mlに希釈 静注

シロップの形状にしたミダゾラムは，小児を対象とした検査・手術の前投薬としての有用性が欧米で報告され，日常診療で広く用いられている。また成人では内視鏡などの検査患者を対象とした研究で安全性と不安の軽減効果が明らかにされている[7]。本邦では内服薬は市販されていないので，シロップとして使う場合は施設ごとに工夫しているのが現状である。鎮痛薬のペンタゾシンもこれまで鎮静目的で用いられてきた。しかし，ペンタゾシンは筋注で投与されることから，投与時に痛みを伴う欠点がある。

2) 分泌物の抑制・副交感神経反射の抑制

分泌物の抑制・副交感神経反射の抑制を目的に，これまで硫酸アトロピンを用いてきた。しかし，前投薬として使用する硫酸アトロピン量0.5 mgでは，副交感神経反射を抑制することができないこと，加えて分泌物の抑制作用による口渇で，患者に強い不快感が生じることから[4]，小児以外ではあまり用いられなくなった。

3) 胃酸濃度低下

誤嚥時の肺炎を予防する目的でH_2受容体拮抗薬が用いられている。具体的な投与量は表1に示す。

4 前投薬指示を決定する際のチェックリスト

手術予定の患者の前投薬について，主治医は前投薬実施の有無を決める。その際，年齢などに加えて表2に示した各項目の有無，状態の評価が必要になる。加えて，実施の決定後には，これらの項目を参考にして薬物の選択，投与量を決定する。

背景では，高齢，肥満などはベンゾジアゼピンなどの鎮静薬や鎮痛薬の副作用である呼吸抑制が生じやすくなるため，投与の中止あるいは減量を考慮する必要がある。全身状態では，意識の低下，血圧低下，呼吸数低下，そして意思疎通が困難な患者の場合は，ベンゾジアゼピンなどの

表2 前投薬指示を決定する際のチェックリスト

背景
- □年齢 □体重 □BMI

全身状態
- □意識 □血圧 □呼吸 □意思の疎通性

合併症
- □不整脈 □狭心症・心筋梗塞 □甲状腺機能亢進症 □喘息

常用薬
- □ベンゾジアゼピンなどの鎮静薬
- □慢性痛の治療薬:リリカ®,オピオイド(モルヒネ,トラムセット®,トラマール®)

表3 ベンゾジアゼピンの投与が望ましい患者・病態

不安感が強いことを示唆する患者の特徴
- ・麻酔・手術について同じ質問を繰り返す
- ・表情のこわばり
- ・不眠
- ・無言など

不安の増強が合併症を悪化させる代表的な疾患
- ・高血圧
- ・虚血性心疾患
- ・喘息など

鎮静薬や鎮痛薬の副作用で全身状態が悪化する可能性があるため,投与は控えるべきである。また,合併症にも注意を払う必要がある。不整脈,特に心房細動などの頻脈性不整脈,狭心症・心筋梗塞,甲状腺機能亢進症を合併している場合は,硫酸アトロピンにより頻脈が生じ,結果的にこれらの合併症を悪化させる可能性がある。このため,投与意義も含めて考えると,硫酸アトロピンの投与は控えるべきである。

薬物との相互作用の視点から,常用薬の確認も忘れてはならない。特に,不眠のためなどにベンゾジアゼピンなどの鎮静薬,睡眠導入剤,慢性の痛みのためにプレガバリン(リリカ®),オピオイドなどを使用している患者では,ベンゾジアゼピンなどの鎮静薬や鎮痛薬により,鎮静効果の増強や呼吸抑制増強の可能性があり,慎重な対応が必要になる。以上のように,前投薬の指示を出す際の大前提は患者の状態を詳細に把握することである。これを怠ると,患者の不安・緊張の軽減を図るための前投薬が,逆に患者のバイタルサインを悪化させてしまうことがある。

5 ベンゾジアゼピンの投与が望ましい患者(表3)

患者が非常に強い不安を抱いている場合は,手術室入室後に有害な自律神経反射が生じやすく,急激な血圧上昇,頻脈,あるいは血圧低下,徐脈,そして意識消失といった場面にも遭遇する。このような場合は,前投薬指示を決定する際のチェックリスト(表2)を参考にして,個々の患者に対するリスクとベネフィットを天秤にかけたうえで,リスクを回避できることが確認できれば,前投薬を積極的に投与することが望ましい。もちろんこの際も,前投薬だけに頼るのではなく,患者の不安感を少しでも減らすために主治医が患者に会って,患者が必要以上に不安を抱く必要がないことを丁寧に説明する必要がある。ここでは,不安感が強いことを示唆する患者の特徴と不安の増強が合併症を悪化させる代表的な疾患を紹介する。

不安が強いことを示唆する患者の特徴は，麻酔・手術について同じ質問を繰り返す場合，診察時や説明時に表情のこわばりを認める場合，不安や緊張のため夜も眠れないなどの訴えがある場合，逆に緊張のあまり手術日が近づくにつれ口数が少なくなってしまっている場合などが挙げられる。

不安の増強が合併症を悪化させる代表的な疾患に高血圧があり，しばしば手術室入室時に著明な収縮期血圧の上昇を認める。このような場合は，収縮期血圧の上昇に伴う2次的な合併症を予防するために局所麻酔を始める前に血圧を日常生活レベルまで下げる必要が生じ，薬物投与などの対処時間を必要とすることから，手術開始時間の遅れや手術室在室時間の延長が生じることになる。

また，狭心症や心筋梗塞などの虚血性心疾患では，緊張に伴う血圧上昇に加えて頻脈が生じることで酸素の需要・供給バランスを崩し，心筋虚血を悪化させることが想定される。

心理的な要因の負荷時にも喘息発作が誘発される可能性のある喘息患者の場合は，喘息治療薬の予防投与に加えて，丁寧な説明と積極的に薬物を併用することで，不安・緊張などのストレスから体を守る点に留意することが大切である。

おわりに

術前の患者が，麻酔，手術に対して不安感を抱くのはごく自然な反応である。不安については，漠然とした不安もあれば，患者が独自に収集した情報に基づいた不安，思い込みに基づいた不安など，実にさまざまな不安が混じりあっていることが想定される。

あらかじめ用意してある手術を受ける患者に対しての説明書を渡すだけではなく，どのような点に不安を抱いているかについて，時間をかけて丁寧に聴取することが患者の不安を軽減するための大切な糸口になる。個々の患者の不安を抱く原因を把握したうえで，麻酔・手術の流れを説明することが大切である。また同時にこれらの情報を提供する際，医療従事者には患者に安心感を与えるような説明の仕方が求められる。

丁寧な説明をしても，不安や緊張の軽減が得られず，ベンゾジアゼピン系の鎮静薬の前投薬が必要な場合にもしばしば遭遇する。しかし，ベンゾジアゼピン系の鎮静薬は，過量投与では呼吸・循環抑制が生じたり，患者に不快感を与えてしまう場合がある。このため，最終的に患者の全身状態を評価したうえで，リスクとベネフィットのバランスを常に意識して，前投薬の投与の有無，投与内容の決定をする必要があることを強調したい。

【文　献】

1) Egbert LD, Battit G, Turndorf H, et al. The value of the preoperative visit by an anesthetist. A study of doctor-patient rapport. JAMA 1963 ; 185 : 553-5.
2) Klafta JM, Roizen MF. Current understanding of patients' attitudes toward and preparation for anesthesia: a review. Anesth Analg 1996 ; 83 : 1314-21.
3) Wang SM, Kulkarni L, Dolev J, et al. Music and preoperative anxiety: a randomized, controlled study. Anesth Analg 2002 ; 94 : 1489-94.
4) 津崎晃一．前投薬にアトロピンは必要か？　稲田英一監．麻酔科研修の素朴な疑問に答えます．東京：メディカル・サイエンス・インターナショナル；2006. p.3-4.
5) Kain ZN, Sevarino F, Pincus S, et al. Attenuation of the preoperative stress response with midazolam: effects on postoperative outcomes. Anesthesiology 2000 ; 93 : 141-7.

6) Duggan M, Dowd N, O'Mara D, et al. Benzodiazepine premedication may attenuate the stress response in daycase anesthesia: a pilot study. Can J Anaesth 2002 ; 49 : 932-5.
7) Mui LM, Teoh AY, Ng EK, et al. Premedication with orally administered midazolam in adults undergoing diagnostic upper endoscopy: a double-blind placebo-controlled randomized trial. Gastrointest Endosc 2005 ; 61 : 195-200.

(加藤　実)

3 各種局所麻酔の実際

A. 表面麻酔

はじめに

　表面麻酔は，局所麻酔薬を体表に付着させてその拡散により麻酔効果を得る方法である。深達度が低いため，検査時などに多く使用される。同じ製剤でも皮膚と粘膜では局所麻酔薬の浸透効果は全く異なるため，安全な使用法も異なってくるので注意が必要である。最近では眼科手術，皮膚科手術，歯科麻酔などで表面麻酔が多用されている。

1 貼付法

　貼付法は，貼付材として調製された局所麻酔薬を必要とする皮膚に対して使用する方法である。長所としては，無痛で使用できるため小児など無痛処置が必要条件である場合に使用可能である。現在市販されている貼付薬としてペンレス®テープ，ユーパッチ®テープが挙げられる。

a. ペンレス®テープ

　ペンレス®テープは1994年12月に静脈留置針穿刺時の疼痛緩和を効能・効果として市販されたが，さらに2012年6月から伝染性軟属腫摘除時の疼痛緩和，2013年6月から皮膚レーザー照射療法時の疼痛緩和を追加の効能・効果として使用可能となった。

　ペンレス®テープは，1枚の大きさが30.5×50.0 mmで膏体の重量30 mgに対し薬効成分であるリドカインは18 mgとその濃度は60％であり，ほかの局所麻酔薬製剤に対して異常といっていいほど高濃度に調製されている（図1）。

　花岡ら[1]は0，10，30，60％のリドカインテープの局所麻酔効果，作用持続時間，安全性について健康成人において検討し，局所麻酔効果は濃度依存的でおよそ0％≦10％≦30％≦60％の順で，30％以上で有意な効果を認めた。また，30％および60％のリドカインテープを30分あるいは60分貼付した場合にほぼ同様効果であった。30％および60％リドカインテープを60分貼付した場合0％テープに比較して有意な作用時間の延長がみられ，局所反応，異常知覚はなかったと報告した。また，花岡ら[2]は，早期第Ⅱ相臨床試験の結果，疼痛度，有効性，有用性相対的満足度は30％リドカインテープより60％リドカインテープの方が有意に優れ，概括安全度，副作用に有意差がないことからの30～90分貼付が最も良いと報告した。

　追加効能である伝染性軟属腫摘除時の疼痛緩和に関連して，伝染性軟属腫は小児の疾患であり，小児にリドカインテープを貼付した時のリドカイン血中濃度についての報告がある。川島ら[3]は，6歳以上12歳未満の伝染性軟属腫の患者にリドカインテープをそのまま2枚貼付あるいはリドカインテープ1枚を8分割したものを16枚2時間貼付し，リドカイン血中濃度を貼付後1，2，4時間後に測定し，血中濃度は安全域にあったと報告した（図2）。さらに川島ら[4]は4歳以上

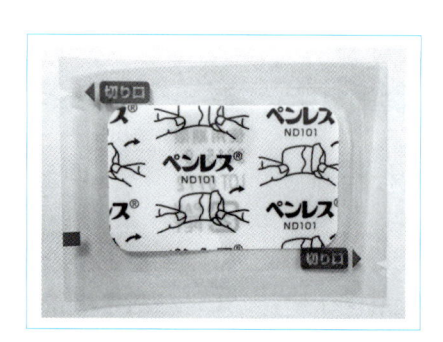

図1　ペンレス®テープ

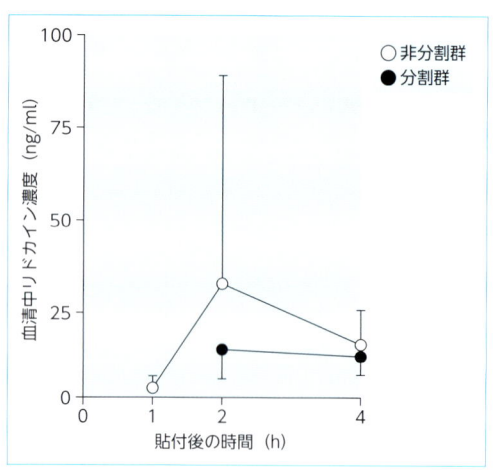

図2　伝染性軟属腫患者のリドカインテープ貼付後のリドカイン血中濃度の経時的変化
(川島　眞, 武士仁彦, 雲川忠雄ほか. 伝染性軟属腫患者におけるリドカインテープの薬物動態試験. 臨医薬 2012；28：481-7より引用)

16歳未満の小児を対象とした伝染性軟属腫摘除時の疼痛に対するリドカインテープの第Ⅲ相臨床試験において, リドカインテープの疼痛緩和効果と安全性を報告している.

　リドカインテープについてはさらに色素病変に対するレーザー照射治療時の疼痛緩和が適応となっている. これらの検討は, まず渡辺ら[5]が疼痛緩和効果, 安全性, 用量(貼付時間)について15歳以上の患者を対象とした第Ⅱ相臨床試験を行った結果, 1～3枚の貼付で安全であり貼付時間は60分が適切と結論した. 藤村ら[6]はリドカインテープ1枚および3枚貼付時のリドカイン血中濃度の時間的変化を検討しその安全性も合わせて評価した(図3). その結果リドカイン血中濃度は中毒域より低く, 安全性も問題はなかった. 渡辺ら[7]は15歳以上の患者を対象にペンレス®テープを最大6枚まで1時間貼付してその疼痛緩和効果, 安全性, リドカインの血中濃度などを検討し, その疼痛緩和効果と安全性を報告した. なお彼らの報告したペンレス®の貼付枚数とリドカイン血中濃度を表1として示した. 渡辺ら[8]は1歳以上の小児を対象に血管腫の治療時にリドカインテープを使用し, その疼痛緩和効果と安全性および貼付枚数とリドカイン血中濃度の関係を検討した. リドカインテープ貼付枚数は年齢により上限を設けた. その結果, 疼痛緩和効果と, 安全性およびリドカイン血中濃度が中毒域より十分低いことを認めた(表2).

b. ユーパッチ®テープ

　ユーパッチ®テープはペンレス®テープと同じ大きさの剤型でリドカインを18 mg含有し静脈留置針穿刺時の疼痛緩和に1回1枚約30分間貼付するという使用法が勧められている.

2　塗布法

　塗布法に使用する薬剤には, キシロカイン®液4％, エムラ®クリームがある.

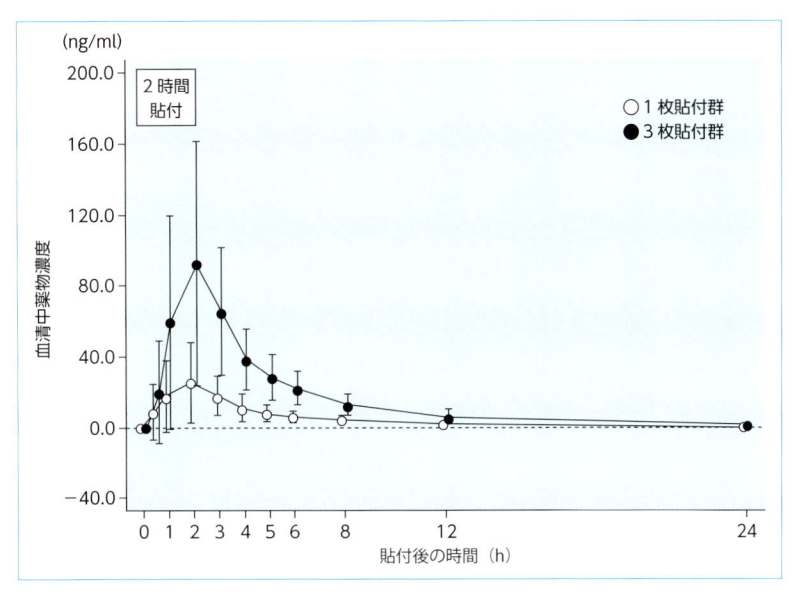

図3 リドカインテープ1枚および3枚貼付時のリドカイン血中濃度の時間的変化
(藤村昭夫,小寺宣生,雲川忠雄ほか.リドカインテープ(ペンレス®テープ18 mg)の母斑患者に対する臨床薬理試験.臨薬理 2013;29:561-9より引用)

表1 リドカインテープ貼付枚数とリドカイン血中濃度

貼付枚数	例数	試験薬除去直後	試験薬除去後2時間
1枚	15	10.89 ± 29.62 0.0 ~ 116.4 (1.29)	2.40 ± 2.47 0.0 ~ 8.7 (2.04)
2枚	8	38.40 ± 31.54 2.4 ~ 84.9 (35.34)	16.51 ± 9.04 4.5 ~ 29.5 (16.31)
3枚	11	28.70 ± 42.79 0.0 ~ 144.8 (11.52)	13.58 ± 16.11 0.0 ~ 54.9 (11.38)
4枚	6	28.72 ± 41.71 0.0 ~ 99.4 (6.29)	19.81 ± 24.05 0.6 ~ 55.4 (8.42)
5枚	5	25.88 ± 26.88 0.0 ~ 68.1 (24.35)	21.29 ± 14.29 4.6 ~ 39.5 (20.04)
6枚	13	34.49 ± 51.05 0.0 ~ 116.0 (3.81)	16.64 ± 17.17 1.6 ~ 44.5 (6.59)

平均±標準偏差
最小値~最大値(中央値)
(渡辺晋一,流 利孝,加藤るみこ.リドカインテープ(ペンレス®テープ18 mg)のレーザー照射療法時の疼痛に対する第Ⅲ相比較臨床試験:多施設共同プラセボ対照ランダム化二重盲検並行群間比較試験.臨医薬 2013;29:571-84 より引用)

表2 小児におけるリドカインテープ貼付枚数とリドカイン血中濃度の関係

貼付枚数	例数	試験薬貼付60分後
1枚	20	37.83 ± 57.61 0.0 ~ 215.0 (14.66)
2枚	9	52.72 ± 103.41 0.0 ~ 322.1 (13.07)
3枚	4	13.06 ± 10.51 0.0 ~ 23.2 (14.51)
4枚	4	82.99 ± 72.48 0.0 ~ 176.2 (77.88)
5枚	1	115.40 115.4 ~ 115.4 (115.40)
6枚	4	100.86 ± 91.77 0.0 ~ 206.7 (98.38)

平均±標準偏差
最小値~最大値(中央値)
(渡辺晋一,樋口剛史.リドカインテープ(ペンレス®テープ18 mg)の血管腫に対するレーザー照射療法時の疼痛に対する第Ⅲ相一般臨床試験.臨医薬 2013;29:585-97 より改変引用)

a. キシロカイン®液4%

キシロカイン®液4%は,1 ml中リドカイン40 mgとメチルパラベン,pH調整剤と黄色5号の色素を含んでいる。したがって薄い橙色をしておりpHは6.0~7.0に調整されている(図4)。使用法は,2~5 ml(80~200 mg)を鼻腔内,咽頭に塗布して使用する。5 ml(200 mg)が一

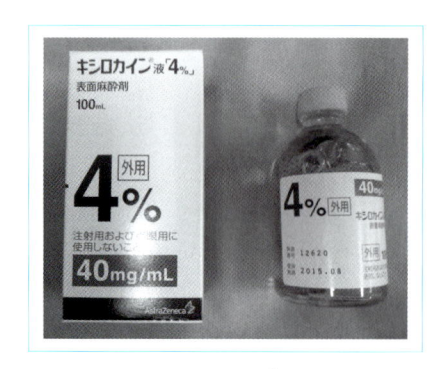

図4 キシロカイン®液「4%」

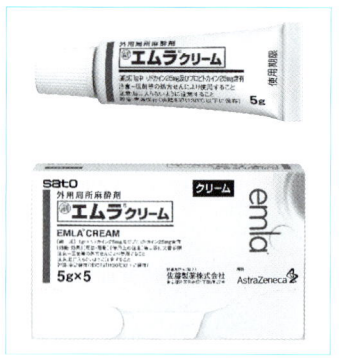

図5 エムラ®クリーム
（佐藤製薬ホームページより引用）

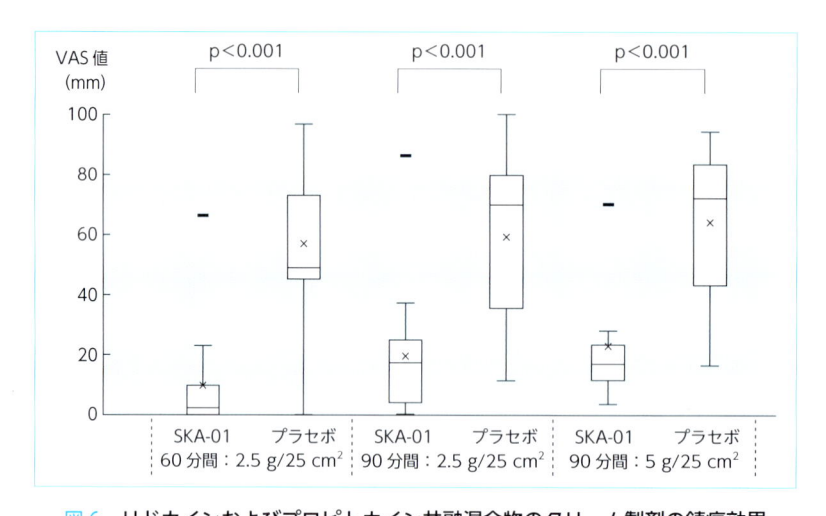

図6 リドカインおよびプロピトカイン共融混合物のクリーム製剤の鎮痛効果
（渡辺晋一，樋口剛史．リドカインテープ（ペンレス®テープ18 mg）の血管腫に対するレーザー照射療法時の疼痛に対する第Ⅲ相一般臨床試験．臨医薬 2013；29：585-97 より引用）

度に使用する上限とされているので注意が必要である。

b. エムラ®クリーム

　エムラ®クリームは，2012年5月に市販され，皮膚に密閉塗布して「皮膚レーザー照射療法時の疼痛緩和」のために使用する。この表面麻酔薬はリドカインとプロピトカインを等モル混合して液状の共融混合物としたものを5％含有している（図5）。

　花岡ら[9]はリドカインおよびプロピトカイン共融混合物のクリーム剤を用いた用法・用量試験を15歳以上65歳未満の太田母斑あるいは扁平母斑の患者を対象にランダム化多施設二重盲検試験を行った。用量2.5 g/25 cm² 塗布時間60分群，用量2.5 g/25 cm² 塗布時間90分群，用量5 g/25 cm² 塗布時間90分群の3群間での結果を図6に示した。用量2.5 g/25 cm² 塗布時間60分群で十分な鎮痛効果が得られ，副作用も軽度であり安全かつ有用であると結論された。さらに花岡ら[10]は，用量2.5 g/25 cm² 塗布時間60分で有意な鎮痛効果が得られるかについて母斑あるいは血管腫の15歳以上65歳未満の患者を対象に多施設間ランダム化二重盲検試験を施行し，

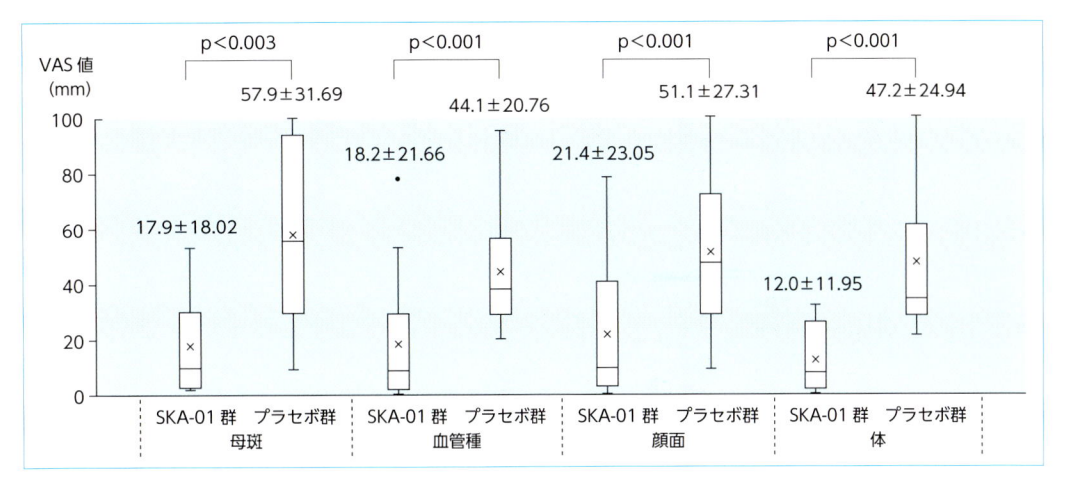

図7 母斑あるいは血管腫に対するリドカインおよびプロピトカイン共融混合物にクリーム剤の鎮痛効果
(花岡一雄,渡辺晋一.リドカインおよびプロピトカイン共融混合物のクリーム剤(SKA-01)を用いた皮膚レーザー治療患者に対する比較臨床試験：多施設共同プラセボ対照ランダム化二重盲検並行群間比較試験.臨医薬 2012；28：279-91より引用)

表3 リドカインおよびプロピトカイン共融混合物のクリーム剤の塗布量と場所

塗布群	SKA-01の用量	塗布面積	塗布部位
顔面低用量群	2.5 g/25 cm^2	25 cm^2 (5.0 × 5.0 cm)	顔面（片頬）
顔面中用量群	5 g/50 cm^2	50 cm^2 (7.1 × 7.1 cm)	顔面（片頬）
手背・前腕部群	5 g/50 cm^2	25 cm^2 (5.0 × 5.0 cm)	手背部
		25 cm^2 (5.0 × 5.0 cm)	前腕部
顔面高用量群	10 g/100cm^2	50 cm^2 (7.1 × 7.1 cm)	顔面（右頬）
		50 cm^2 (7.1 × 7.1 cm)	顔面（左頬）

(川島 眞.リドカインおよびプロピトカイン共融混合物のクリーム剤(SKA-01)の薬物動態試験.臨医薬 2012；28：253-64より引用)

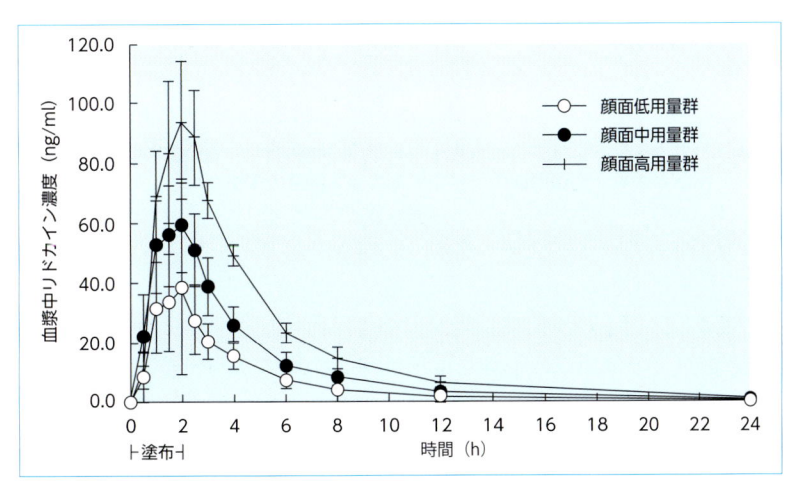

図8 リドカインおよびプロピトカイン共融混合物のクリーム剤顔面塗布時のリドカイン血中濃度の変化
(川島 眞.リドカインおよびプロピトカイン共融混合物のクリーム剤(SKA-01)の薬物動態試験.臨医薬 2012；28：253-64より引用)

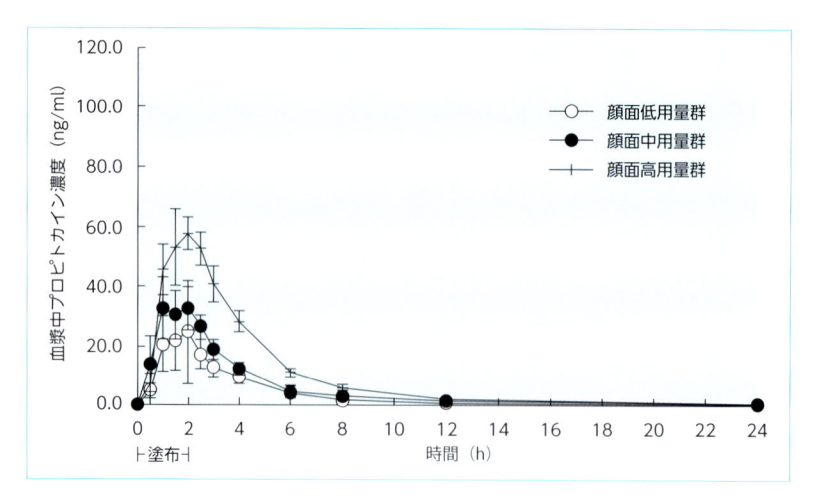

図9 リドカインおよびプロピトカイン共融混合物の顔面塗布時のプロピトカイン血中濃度の変化
(川島 眞. リドカインおよびプロピトカイン共融混合物のクリーム剤 (SKA-01) の薬物動態試験. 臨医薬 2012；28：253-64 より引用)

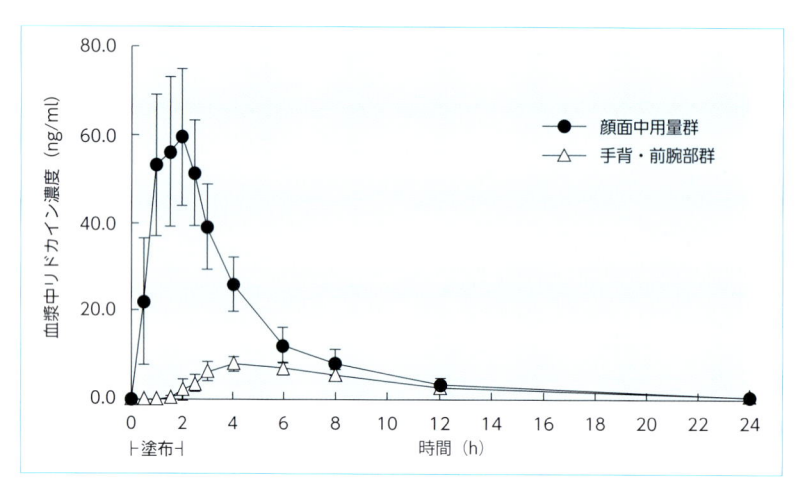

図10 リドカインおよびプロピトカイン共融混合物のクリーム剤塗布時の顔面中用量群と手背・前腕部群のリドカインの血中濃度の変化
(川島 眞. リドカインおよびプロピトカイン共融混合物のクリーム剤 (SKA-01) の薬物動態試験. 臨医薬 2012；28：253-64 より引用)

その鎮痛効果を確認した（図7）。川島は[11]リドカインおよびプロピトカインの薬物動態について，20歳以上40歳以下の健康成人男性を対象に表3のように用量を設定し，リドカインおよびプロピトカイン共融混合物のクリーム剤を2時間密閉塗布し，24時間にわたって血中濃度を測定した。顔面貼付グループのリドカイン血中濃度の時間的変化を図8にプロピトカインの血中濃度の変化を図9に示した。さらに手背・前腕部塗布群と顔面中用量塗布群のリドカイン血中濃度を図10に，プロピトカイン血中濃度を図11に示した。

エムラ®クリームは，成人で一度に使用できる最大量は10g（チューブ2本）までとされているので注意する必要がある。

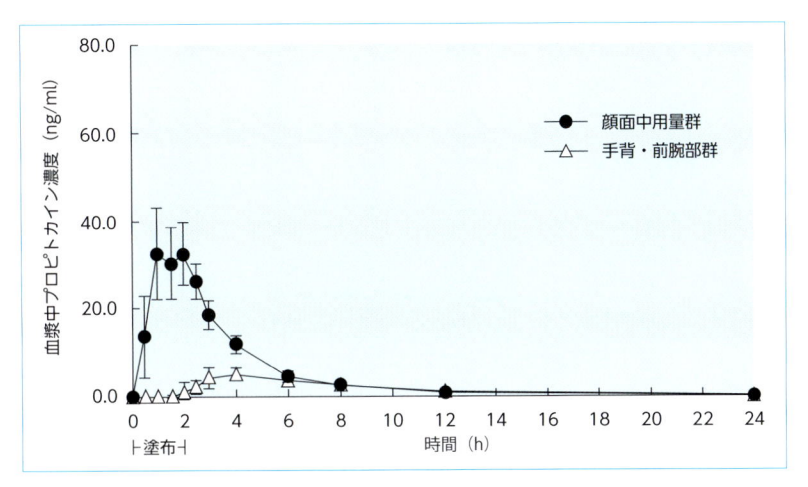

図11 リドカインおよびプロピトカイン共融混合物のクリーム剤塗布時の顔面中用量群と手背・前腕部群のプロピトカインの血中濃度の変化

(川島　眞．リドカインおよびプロピトカイン共融混合物のクリーム剤（SKA-01）の薬物動態試験．臨医薬 2012；28：253-64 より引用)

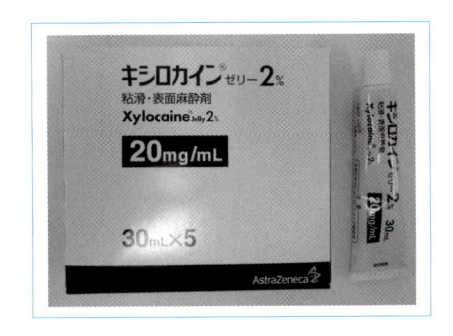

図12 キシロカイン®ゼリー

3　ゼリー法

キシロカイン®ゼリー（図12）は表面麻酔を効能とし，気管挿管には適当量使用するとなっている。

4　滴下法

滴下法では眼科の処置などのために眼球表面に局所麻酔薬を滴下して麻酔を行う。

a. キシロカイン®点眼液4%

キシロカイン®点眼液4％（図13）は，成人では1〜5滴を点眼する。保存剤であるクロロブタノールは加熱滅菌により分解して塩酸を放出し，刺激性を生じる危険があるので加熱再滅菌してはならない。

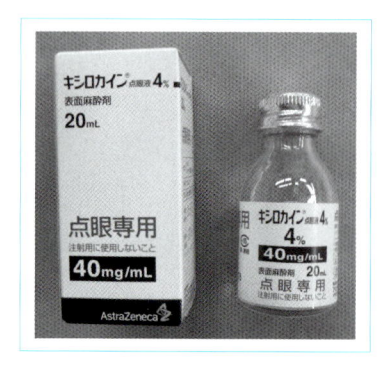

図13 キシロカイン®点眼液4% 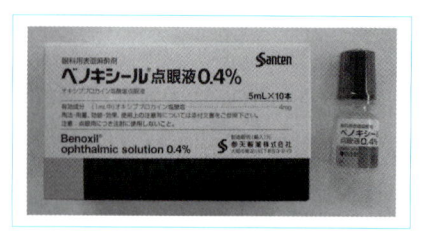　　図14 ベノキシール®点眼液0.4% 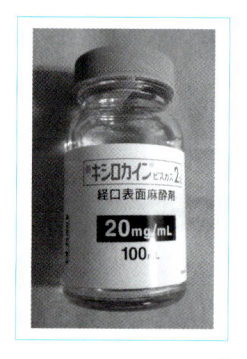　　図15 キシロカイン®ビスカス2%

b. ベノキシール®点眼液0.4%

ベノキシール®点眼液0.4%（図14）は，通常，成人では1〜4滴を点眼する。局所麻酔薬として0.4%オキシブプロカイン塩酸塩を含有する。岡村[12]は4%リドカインと0.4%オキシブプロカインを比較し，麻酔開始時間および持続時間は，4%リドカインが25秒と4分23秒，0.4%オキシブプロカインが20秒と9分23秒と報告し，角膜障害はリドカインの方がかなり強く生じると述べた。河合[13]は，リドカインの方が投与時の痛みが強いので，先にオキシブプロカインを使用してから，リドカインを使用する方がよいと述べている。

5　含嗽法

キシロカイン®ビスカス（図15）は通常成人では1回100〜300 mg〔添付の匙で1〜3杯（5〜15 ml）〕を1日1〜3回経口的に投与する。内視鏡検査等咽喉頭・食道部の麻酔で，小越ら[14]はまず，スプーン1匙飲み込ませある程度麻酔がかかったところで2匙目をゆっくり飲み込みこませると血中濃度の上昇を少なくすることができると述べている。

6　噴霧法

a. キシロカイン®液4%

キシロカイン®液についてはすでに塗布法のところで紹介した。噴霧法については，全身麻酔時の機関挿管時に気管スプレーチューブ（図16）を用いて倍量に希釈したキシロカイン®液適量（10 ml以内）を噴霧する。この時使用する気管スプレーチューブは以前には薬液の吸入がやりやすいようにシリンジ部分と先のスプレーチューブが分離するような構造であった。しかし，気管への噴霧時に接続が外れてチューブが気管に入ったという事故があり現在では分離できない一体型の構造になっている。

b. キシロカイン®ポンプスプレー

キシロカイン®ポンプスプレー（図17）は，過去ではフロンガスで内圧を高めたキシロカイ

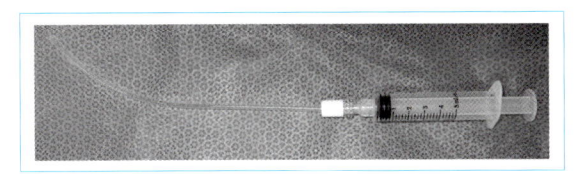

図16　気管内スプレーチューブ

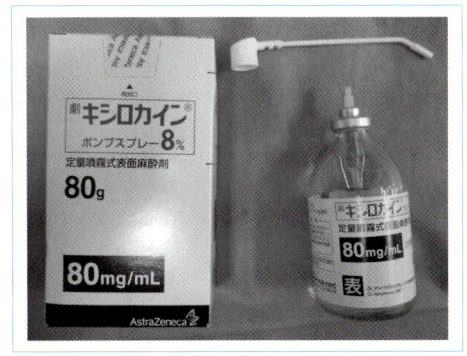

図17　キシロカイン®ポンプスプレー

ン®スプレーが使用されていたが，フロンガスが地球温暖化ガスとして使用中止になったために現在ではポンプスプレーの形で販売されている。ノズルを1回押すたびに0.1 ml（8 mg）噴霧されるようになっている。通常成人では回数を1～5回（8～40 mg）の範囲内で使用する。初回の使用時はノズルの中が薬液で満たされるように5回空噴霧した後，麻酔部位に使用する。霧状に噴霧されるようにノズルを強く押す必要がある。一度に25回（200 mg）以上の使用を控えるようにする。咽頭，気管内への投与は吸収が早く血中濃度が上昇しやすいので注意が必要である。ノズルを使用後放置すると薬液が結晶化して目詰まりを起こす可能性があるので消毒用エタノールなどに浸漬することと注意されている。また患者に使用したノズルはほかの患者に使用するときは消毒してから使用するように注意されている。エタノール，マクロゴール400が使用されているので炎に噴霧しない，火気に注意する，火の中に入れない，使い切ってから廃棄するなど使用上の注意が必要である。また同じ理由で気管挿管用チューブの特にカフに使用するとビニールが溶けて破れるので使用してはならない。

7　その他

1) 注入法

　泌尿器科領域ではキシロカイン®液を倍量に希釈し10 mlを尿道に注入し，男性では陰茎を箝搾子で挟み，女性では綿栓をして5～10分かけて麻酔を行う。キシロカイン®ゼリーも使用でき，男性では200～300 mg（10～15 ml），女性は60～100 mg（3～5 ml）を使用するとなっている。男性ではゆっくりと注入する。

2) 歯科用表面麻酔薬

　表面麻酔薬は，歯科用として販売されている製品も多い。

a. ネオザロカイン®パスタ

　ネオザロカイン®パスタは，25％アミノ安息香酸エチルと5％塩酸パラブチルアミノ安息香酸ジエチルアミノエチルを有効成分とする黄色半透明のパスタ（粘稠性ペースト）である。用法・

表4 ネオザロカイン®パスタの臨床成績

適用	例数	成績 極良	良好	不完全
刺入点	134	132	2	0
クランプ装着	65	62	3	0
歯石除去	61	45	16	0
歯齦嚢掻爬手術	14	10	4	0
歯齦切除手術	7	4	2	1
歯齦包填剤交換	3	1	2	0
膿瘍切除	3	1	2	0
計	287	255	31	1

(関根永滋,森本 優,駒橋 武ほか.局所塗布麻酔薬"Zalocain Paste"の臨床成績.歯科学報 1958；58：28-32より引用)

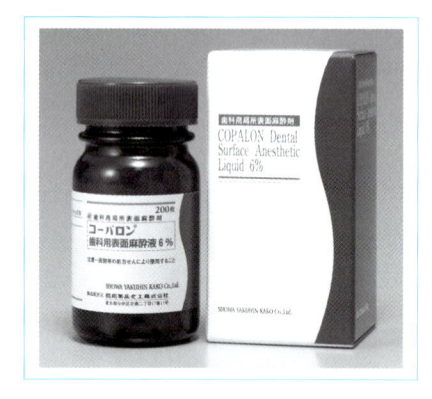

図18 コーパロン®歯科用表面麻酔液6％
(昭和薬品化工より提供)

図19 薬液に浸漬されたビニールスポンジ
(昭和薬品化工より提供)

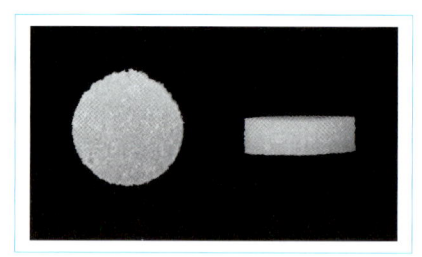

用量は0.1〜0.3gを塗布して使用する。清潔な綿棒に薬をとって局所に塗布し3〜5分待った後でふき取り,目的達成後は十分うがいをさせる。関根ら[15)]は,この薬の臨床成績について処置別に表4のように報告している。

b. コーパロン®歯科用表面麻酔液6％

コーパロン®歯科用表面麻酔液6％(図18)については,有効成分は6％テトラカインである。この液に直径7mm,厚さ2mmのビニールスポンジ(図19)が浸漬されている。通常はこのスポンジ1枚を局所に塗布する。長尾ら[16)]は麻酔効果について塗布後1分ほどで麻酔効果が発現し,5〜10分ほどで最高値に達し,25分ほどで消失し,ヨードチンキの局方4倍希釈と比較して同じように即効的に十分な制菌作用を示したと報告した。

c. ビーゾカイン歯科用ゼリー20％™

ビーゾカイン歯科用ゼリー20％™は,有効成分は20％アミノ安息香酸エチルである。花村ら[17)]は動物実験では20％が最も採用時間が長く,臨床的には95％で3分以内に麻酔効果が生じ,約80％で有効であったと報告した。

d. ハリケインリキッド™, ハリケインゲル™

ハリケインリキッド™, ハリケインゲル™は, どちらも基本的に有効成分として20％アミノ安息香酸エチルであり, 剤型が液状であるか半固型の軟膏であるかの違いである。塩入ら[18]は歯石除去時の疼痛に対し約55％, 局所麻酔注射針刺入点の鎮痛効果は85％以上の鎮痛効果があったと報告した。

e. プロネスパスタアロマ™

プロネスパスタアロマ™の有効成分は10％アミノ安息香酸エチル, 1％テトラカイン塩酸塩と1％ジブカイン塩酸塩で局所に適量を塗布する。有効時間は約10分とされている。

8 イオントフォレーシス

イオントフォレーシスは皮膚にステロイドと局所麻酔薬などを含有する電極に電流を流して単なる拡散による表面麻酔より強い麻酔効果を得ようとする方法であるが, 体表から局所麻酔薬を非侵襲的に作用させる点, また表面麻酔とイオントフォレーシスの鎮痛効果について比較した論文もあり[19)20)]広義での表面麻酔に含めてよいと考えた。

桐山ら[19]は, 透析患者のシャント穿刺時の鎮痛効果についてペンレス®とリドカインのイオントフォレーシスを比較して鎮痛効果・使用感は同等だが, 有害事象・利便性はイオントフォレーシスの方が有意によいという結果を報告している。瀧ら[20]は注射針穿刺時痛に対し表面麻酔ではなくイオントフォレーシスでの鎮痛効果を検討し, 有意な鎮痛効果と患者の約半数が次回も同方法を希望すると報告した。

イオントフォレーシスの方法[21)22)]麻酔法としてのイオントフォレーシスは主に帯状疱疹後神経痛の治療法などとして普及している。小澤[21]の治療法は, 治療を2段階に分けている (図20)。第1段階では治療側の陽電極に薬液としてアドレナリン0.5 mg/0.5 mlと2％リドカイン5 mlの混和液を浸透する。対極部位 (陰電極) には1％硝酸ナトリウム溶液 (もしくは生理的食塩水) 5 mlを浸透する。第2段階では治療部位 (陰極側) にメチルプレドニゾロン40 mg/5 ml溶液, 対極部位 (陽極側) に1％硝酸ナトリウム (もしくは生理食塩水) 5 mlで電極面積100 cm^{2}では1 mA 10分とし開始後は1日1回で2日続けて行い, 必要に応じ1日1回原則として計5回までの治療とする。ほかのブロック同様の基本的注意は守る必要がある。電極は密着させないと熱傷が生じる可能性があるので十分な注意を払う必要がある。通電量 (mA・分) は電流 (mA) × 通電時間 (分) で表す。安全通電量は, 電流の強さ=2 mA以下, 単位面積当たりの通電量2〜4 mA/cm^{2}以下, 総通電量20〜30 mA・分であり電極パッドの面積が小さくなるときは通電条件を調整する必要がある。そのほか稲森[22]は, ミクロショックでは1.0 mAの1/10の100 μAで心室細動を起こすので電流の流れる位置が心臓を避けるよう電極を貼付する必要があると述べている。また, ペースメーカー装着者, 治療部位付近に通電性インプラントを植え込んでいるもの, 電極を密着できない, 傷口・びらん・潰瘍などがある場合も禁忌としている。また, 稲森[22]はイオントフォレーシスに使用する機械を紹介している。具体的に使用する薬液濃度などは小澤と基本的に変わらないが, 通電器としてイオントフォレーサー (型式UI-2060,㈱ビーエスメディカル) が紹介されている。インターネットで確認したところ, IONTOPHORESIS IP-30 (東京医

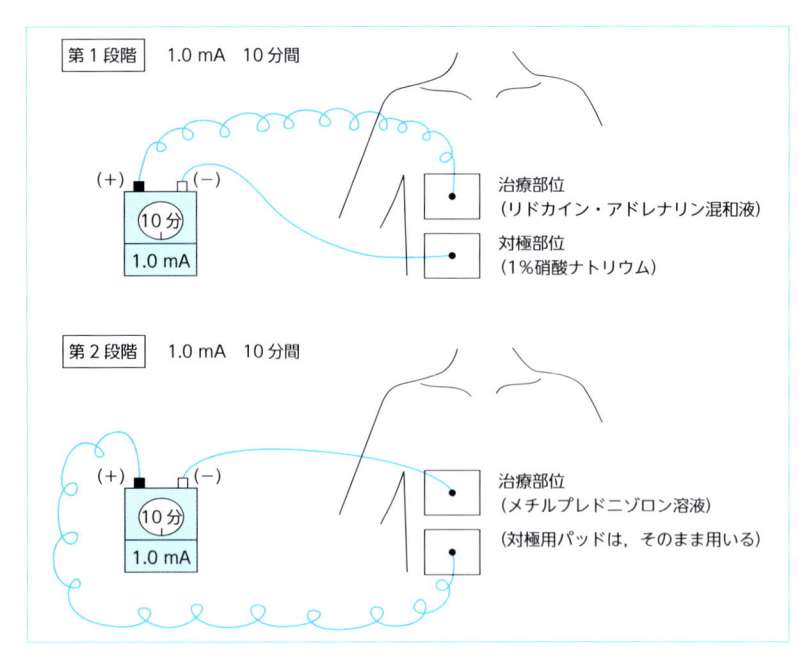

図20 イオントフォレーシスの電極の配置
(瀧 健治,佐々木純,松谷裕之ほか.注射針穿刺時痛に対するイオントフォレーシス麻酔の効果.麻酔 1991；40：293-6 より引用)

コラム

　日本の慢性疼痛の治療は世界の神経障害性疼痛のガイドラインから見ると異色である。日本では慢性疼痛（例えば帯状疱疹後神経痛）の治療は麻酔科医が主導してきた経緯から局所麻酔薬による治療は侵襲的な神経ブロックが主体であり，皮膚科医も表面麻酔より能動的な治療であるイオントフォレーシスを行ってきた。

　しかし，世界中における神経障害性疼痛のガイドラインには神経ブロックは含まれていない。その代わりにリドカインによる表面麻酔が推奨されている。De Leon-Casasola[24]によれば，Neuropathic Pain Special Interest Group Guidelinesでは，リドカインの表面麻酔は，限局した末梢性神経障害性疼痛への第一選択とされている。一方，Canadian Pain Society Guidelinesでは，リドカインの表面麻酔は，限局した末梢性神経障害性疼痛への第二選択とされている。European Federation of Neurological Societies Guidelinesでは疼痛/アロディニアの範囲の小さい帯状疱疹後神経痛の治療の第一選択となっている。神経障害性疼痛患者の第一選択および第二選択の治療を含むランダム化臨床試験の結果ではアロディニアを伴う帯状疱疹後神経痛と疼痛性多発性神経炎についてのみ5％リドカインパッチの有用性が認められている。2時間の貼付でペンレス®テープでは50％以上の適用部位の発赤が報告され[19]，エムラ®クリームも95％の発赤が報告され[11]，副作用なしに長時間貼付には5％リドカインが適切ではないかと考察される。

研）という機種も販売されている。

　基本的にイオントフォレーシスは直流電流を使用して薬の透過性を高めるが一部では交流電流によるイオントフォレーシスも報告されている。山崎ら[23]は，三叉神経帯状疱疹後神経痛の治療に交流を用いたイオントフォレーシスを用いて有効な鎮痛効果を得た症例を報告している。両方の電極に4％リドカイン3 ml ずつを浸透し，電源として，低周波通電治療用の Lasper™（三共電子工業社製）を用い 50 Hz で 1 時間の通電で電圧は患者が苦痛でない範囲での最高電圧とした。治療の結果自発痛は消失し日常生活には支障がなくなったと報告している。

9　副作用について

　局所麻酔薬の一般的な副作用のほかに，表面麻酔に特有の皮膚症状が副作用として存在する。リドカインテープの副作用についての報告は以下のとおりである。川島ら[4]は局所の副作用は60〜90分貼付時に適用部位皮膚炎（1.6％）と適用部位掻痒感（1.6％）がみられどちらも軽傷であり処置を必要とはしなかったと述べた。渡辺ら[7]はリドカインテープによる局所の副作用は軽度で適用部位紅斑が5.2％，蕁麻疹1.7％と報告した。桐山ら[19]は，リドカインテープ 2 時間の貼付により健常人で皮膚の発赤57.1％，皮膚のしわ50.0％，掻痒感53.5％で，透析患者では皮膚の発赤50.0％，皮膚のしわ35.7％，掻痒感42.9％と高い副作用を報告している。

　花岡ら[9]はリドカインおよびプロピトカイン共融混合物のクリーム剤の用法・用量試験で発現頻度の高い有害事象は適用部位紅斑で 60 分間・2.5 g/25 cm² 群 20.0％，90 分間・2.5 g/25 cm² 群 18.8％，90 分間・5 g/25 cm² 群 21.4％と報告した。川島[11]は，リドカインおよびプロピトカイン共融混合物のクリーム剤 2 時間貼付の時の副作用として投与部位紅斑95.8％投与部位蒼白33.3％だが症状は軽度で24時間以内に消失したと報告した。

　リドカインおよびプロピトカイン共融混合物のクリーム剤は血管平滑筋に作用し低濃度で血管収縮，高濃度で血管拡張をもたらす[10]。したがって表面麻酔薬使用部の蒼白あるいは紅斑の出現がみられることが多いが，これまでの報告では薬を落として放置すれば自然に消滅している。桐山[19]らは，リドカインテープの長時間貼付による皮膚障害に対してはステロイド剤を投与すると報告している。

【文　献】

1) 花岡一雄，角田俊信，阿部幸枝．リドカインテープ（L-740）の皮膚局所麻酔効果の検討：健康成人におけるピンプリック法での至適リドカイン濃度の検討．基礎と臨 1992；26：4077-83．
2) 花岡一雄，角田俊信，長田　理ほか．リドカインテープ（L-740）の手術予定患者における静脈留置針穿刺時痛に対する臨床的有用性の検討：早期第Ⅱ相臨床試験．基礎と臨 1992；26：4085-100．
3) 川島　眞，武士仁彦，雲川忠雄ほか．伝染性軟属腫患者におけるリドカインテープの薬物動態試験．臨医薬 2012；28：481-7．
4) 川島　眞，松山友彦，北原比呂人ほか．伝染性軟属腫摘除時の疼痛に対するリドカインテープの第Ⅲ相臨床試験：プラセボを対照とした無作為化二重盲検個体内比較試験．臨医薬 2012；28：489-504．
5) 渡辺晋一，流　利孝，土井正治．リドカインテープ（ペンレス®18 mg）のレーザー照射療法時の疼痛に対するプラセボ対照ランダム化二重盲検並行群間比較試験（第Ⅱ相）：疼痛緩和効果，安全

性，用法（貼付時間）の探索的検討．臨医薬 2013；29：547-60．
6) 藤村昭夫，小寺宣生，雲川忠雄ほか．リドカインテープ（ペンレス®テープ 18 mg）の母斑患者に対する臨床薬理試験．臨薬理 2013；29：561-9．
7) 渡辺晋一，流 利孝，加藤るみこ．リドカインテープ（ペンレス®テープ 18 mg）のレーザー照射療法時の疼痛に対する第Ⅲ相比較臨床試験：多施設共同プラセボ対照ランダム化二重盲検並行群間比較試験．臨医薬 2013；29：571-84．
8) 渡辺晋一，樋口剛史．リドカインテープ（ペンレス®テープ 18 mg）の血管腫に対するレーザー照射療法時の疼痛に対する第Ⅲ相一般臨床試験．臨医薬 2013；29：585-97．
9) 花岡一雄，渡辺晋一．リドカインおよびプロピトカイン共融混合物のクリーム剤（SKA-01）を用いた皮膚レーザー治療患者に対する用法・用量検討試験：多施設共同ランダム化二重盲検並行群間比較試験．臨医薬 2012；28：265-77．
10) 花岡一雄，渡辺晋一．リドカインおよびプロピトカイン共融混合物のクリーム剤（SKA-01）を用いた皮膚レーザー治療患者に対する比較臨床試験：多施設共同プラセボ対照ランダム化二重盲検並行群間比較試験．臨医薬 2012；28：279-91．
11) 川島　眞．リドカインおよびプロピトカイン共融混合物のクリーム剤（SKA-01）の薬物動態試験．臨医薬 2012；28：253-64．
12) 岡村治彦．新しい点眼麻酔薬 Novesine の効果について．日眼会誌 1962；66：557-62．
13) 河合正孝．ひとまず覚えたい検査用点眼薬．眼ケア 2007；9：602-7．
14) 小越和栄，多田正大，矢作直久．消化器内視鏡リスクマネージメント．日本消化器内視鏡学会監．消化器内視鏡ガイドライン（第3版）．東京：医学書院；2006．p.1-8．
15) 関根永滋，森本　優，駒橋　武ほか．局所塗布麻酔薬 "Zalocain Paste" の臨床成績．歯科学報 1958；58：28-32．
16) 長尾喜景，藤波　潔，栗原　実ほか．局所表面麻酔剤コーパロン（昭和）の麻酔および殺菌効果と臨床応用について．歯科学報 1964；64：939-46．
17) 花村裕之，戸来　徹，渡辺嘉一ほか．歯周領域における表面麻酔剤 BZC ゼリーの使用成績について：基礎実験成績および臨床成績．歯界展望 1983；61：1027-33．
18) 塩入隆行，有澤　康，宮川英祐ほか．表面麻酔剤アミノ安息香酸エチル（Hurricaine Gel および Liquid）の局所塗布に関する効果について．日歯周誌 1983；25：882-7．
19) 桐山典子，山村恵子，矢野亨治ほか．透析患者のシャント穿刺の痛みに対する局所麻酔法としてのリドカインの iontophoresis 投与の有用性の検討．Jpn Pharm Health Care Sci 2006；32：591-8．
20) 瀧　健治，佐々木純，松谷裕之ほか．注射針穿刺時痛に対するイオントフォレーシス麻酔の効果．麻酔 1991；40：293-6．
21) 小澤　明．帯状疱疹後神経痛に対するイオントフォレーシス療法．医事新報 1997；3841：27-30．
22) 稲森耕平．TENS, SSP 療法，イオントフォレシスに用いる機器．医器学 2005；75：88-94．
23) 山崎陽子，芝地貴夫，高橋知子ほか．帯状疱疹後神経痛に対する 4% リドカイン AC イオントフォレーシスの効果．慢性疼痛 2007；26：137-40．
24) De Leon-Casasola O. New developments in the treatment algorithm for peripheral neuropathic pain. Pain Med 2011；12：S100-8.

（井手　康雄）

B. 浸潤麻酔

はじめに

　局所浸潤麻酔は，意識を保ったまま外科的処置に伴う痛みを取ることを目的とした日常臨床で頻用されている麻酔法であり，術野に直接局所麻酔薬を浸潤させて無痛を得るので全身に対する影響が少ない。外来での小腫瘍切除，創縫合，膿瘍切開，瘭疽などの小手術に頻用される麻酔法である。日帰り手術（day surgery）が普及していくとともに，適応や使用頻度が増えてくることが予想される。また病棟においても，気管切開，中心静脈ルート確保時や胸腔ドレーン挿入時などにも用いられている。この章では浸潤麻酔の基礎知識や実際について解説する。

1　局所浸潤麻酔

　局所浸潤麻酔は，局所麻酔薬を処置部位の皮下や皮下組織に直接注入して同部に入っている知覚神経の脱分極を抑えることで無痛域を得る方法である（図1）。

1）局所浸潤麻酔をするにあたって

a．局所浸潤麻酔の適応か

　局所浸潤麻酔は多少痛みを伴う処置であることを説明する。処置に協力してもらえるかどうかは施行前に判断する。麻酔範囲は局所麻酔薬の浸潤領域に限定され持続時間も制限されるので，外科的処置に要する麻酔範囲と時間を考慮する。一般的に2時間以内の手術で，10×10 cmの広さで筋層までの深さの手術が浸潤麻酔の適応となる。局所の炎症が強いと局所麻酔薬の効果が不安定になり，局所麻酔薬の使用量が増え，鎮痛薬や鎮静薬が必要になることがある。
　外来あるいは病棟で行える範囲の処置であるかの判断をしなければならない。手術室で行えば，スタッフに加え機材やモニターなどが揃うので安全に処置を行いやすい。手術室以外での処置であっても，酸素飽和度計や心電図モニター，自動血圧計が使用できると処置中の安全性は向上する。

b．施行前に確かめること

　局所麻酔薬に対するアレルギーの有無や同様の処置で遭遇した合併症の有無について確認する。もしトラブルの既往があれば詳しく問診する。薬物や食物へのアレルギーのある患者には点滴路の確保が必要である。患者が局所麻酔下の抜歯などの処置時に生じた気分不良をアレルギーと混同して答えることがある。不安や痛みのために針が刺されただけで反射性に生じる神経原性ショックでは，血圧低下，徐脈または頻脈，顔面蒼白や冷や汗を生じる。

c．アドレナリンの使用について

　手術野からの出血を少なくするために局所麻酔薬にアドレナリンを添加することがある。アドレナリンを添加した局所麻酔薬を使用すると，処置部の血管が収縮して出血量が減少するととも

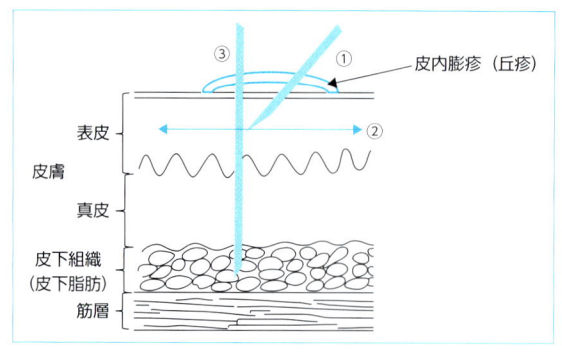

図1 皮膚・皮下組織と浸潤麻酔時の針先の位置関係
①皮膚内に針を刺し，ベベルを下向きにして皮内膨疹（丘疹）を作る
②切開方向に針先をすすめ，水平方向に連続した皮内膨疹を作る
③皮下組織に局所麻酔薬を浸潤させる

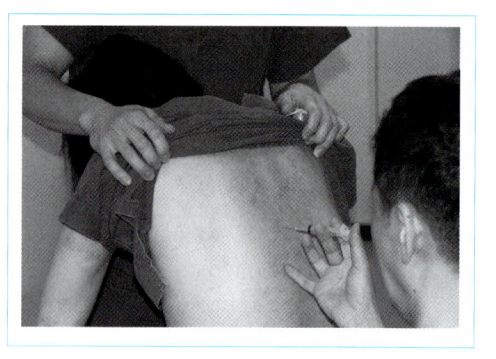

図2 座位で行う局所浸潤麻酔
助手は患者の前に立ち，両手で患者の両肩を支える。患者の表情を観察する。

> **ミニ知識①　アドレナリン添加局所麻酔薬の作り方**
>
> 　市販のアドレナリン添加局所麻酔薬のリドカイン塩酸塩・アドレナリン注射液であるキシロカイン®注射液「1%」エピレナミン含有（通称1%キシロカインE）には，10万倍アドレナリンが，2%キシロカインEには8万倍アドレナリンが添加されている。局所麻酔薬10 mlに1000倍アドレナリン液（ボスミン®）0.1 ml（3滴）を混じると10万倍アドレナリン希釈液を作ることができる[1]。

に局所麻酔薬の血管への移行が遅くなり効果時間も延びる。局所麻酔薬の血中濃度の上昇も緩徐になるために局所麻酔薬中毒の予防も期待できる。特に処置部が小さいときや形成外科のように繊細な処置が必要な場合には，圧迫による止血が容易になるので有用である。

　一方，アドレナリンが血管に入ると，予想外のへ血圧上昇や頻脈を呈することがある。虚血性心疾患，不整脈，高血圧，甲状腺機能亢進症の患者には避けるべきである。四肢末端，陰茎や耳介は支配動脈が終動脈になっておりバイパスがないような部位にアドレナリン添加の局所麻酔薬を用いると，阻血を生じ組織が壊死に陥る恐れがある（「V．局所麻酔薬へのアドレナリン添加の意義」参照）。

　外傷患者の四肢や指趾の処置の際には外傷部より末梢側の知覚や運動障害の有無を確認し，知覚・運動神経に異常がないか確認する。処置前からあった障害か処置によって生じた障害か，後で問題になることがある。

d．臥位で処置を行い，処置中の患者観察を怠らない

　前述の神経原性ショックが生じる可能性を考慮すると，処置はできるだけ臥位で行うべきである。また処置中は話しかけながら患者の反応や表情を観察する。時間を要する処置や，患者にストレスをかけるような処置の場合には，酸素飽和度や心電図モニター，血圧測定（自動血圧計）で監視する。やむを得ず座位を取る場合には，患者の前方に支えを置くか助手に肩を支えてもらうとよい（図2）。

MEMO ❶　皮内膨疹

　目的とする深部の皮膚を覆っている皮膚を麻酔するのに，局所麻酔薬で皮内膨疹（intradermal wheal）を作る。27～23 G の 2.5 cm 針を用いて，皮下層に達しないようにベベル（斜端）を下向きにして皮膚にできるだけ水平に穿刺する。この際，穿刺部を指で摘み上げたり押さえたりすると，穿刺部がずれることなく容易に皮内膨疹を作ることができる。できるだけ少量の局所麻酔薬を注入するが，アドレナリン添加または無添加の 1％ キシロカインやプロイン 0.5 ml 程度が使用されることが多い。注入後は速やかに同部が無痛になる。そこを起点に浸潤麻酔の領域を広げる。皮膚組織に局所麻酔薬が入り広がり皮膚は膨隆するので丘疹ともいう。皮内膨疹（丘疹）は毛根が浮き上がり金柑の皮のように見える。

e. 異常発生時の対応

　アナフィラキシーショックや局所麻酔薬中毒が局所浸潤麻酔の大きな合併症である。必要な対応や揃えるべき薬品や点滴，蘇生用器具については本書の「Ⅱ. 局所麻酔の実際　1. 局所麻酔の準備」，「Ⅲ. 局所麻酔の偶発症とその対処法」，「Ⅳ. 局所麻酔薬中毒」を参照して準備する。あらかじめ点滴路を確保しておくと不測の事態にすぐに対応できる。また前述した酸素飽和度計，心電図モニターや自動血圧計があると，患者の状態観察に役立つ。

2）基本手技

　皮膚の消毒の後，局所麻酔薬を吸った注射器に 27～23 G の針を付け，皮内膨疹を作る。ここから針を進めながら必要な範囲に膨疹を広げる。組織が硬いと圧力が針内腔にかかり針と注射器が外れることがあるので，注射器はロック式のものを使用する。吸引して血液の逆流がないことを確かめながら局所麻酔薬を皮下に浸潤させていく。外傷などの縫合処置で創部から局所麻酔薬を浸潤させると汚染部位を拡大するので，創面からの局所麻酔薬の注入は避ける。創面に局所麻酔薬が入ると，縫合時に創面同士が合わなくなることがある。麻酔範囲が広い場合にはカテラン針を用いる。

3）局所浸潤麻酔の実際

　切開部位を中心に必要な範囲に皮内膨疹（丘疹）を図 1 のように広げる。必要に応じて皮下組織や筋膜，筋肉内にも局所麻酔薬を注入する。
① 滅菌手袋を着装し，処置部を中心に広い範囲を消毒する。手術野以外を清潔敷布で覆う。18 G 針をつけた 10 ml シリンジに介助者の持つ局所麻酔薬のバイアルから液を吸引する。すでに局所麻酔薬をシリンジに詰めてあるものも市販されている。
② 針を 27～23 G 針に付け替え，皮内膨疹を作成する。皮内膨疹から処置範囲に向かって針を進め皮下組織に局所麻酔薬を注入する。注入された部位は皮膚が浮き上がる。処置範囲が広ければ，23 G または 21 G のカテラン針に替えて必要範囲の浸潤麻酔を行う。

MEMO ❷ シリンジと針の各名称[2]

　注射器（シリンジ）は外筒と内筒に分かれる。内筒を外筒に入れ，針の装着部位に針を装着する。外筒の針装着部と反対側にある幅広の部分をフランジ（flange）という。内筒の一端を押して薬剤を注入するので，内筒の押す部分を押し子ともいう。薬液中に針先端を入れて内筒を引いて吸引すると内筒と外筒に囲まれた空間に薬液が入る。針の先端の切り口は斜端（ベベル）という。局所浸潤麻酔の際には，通常ベベルを下向きにする（図3）。

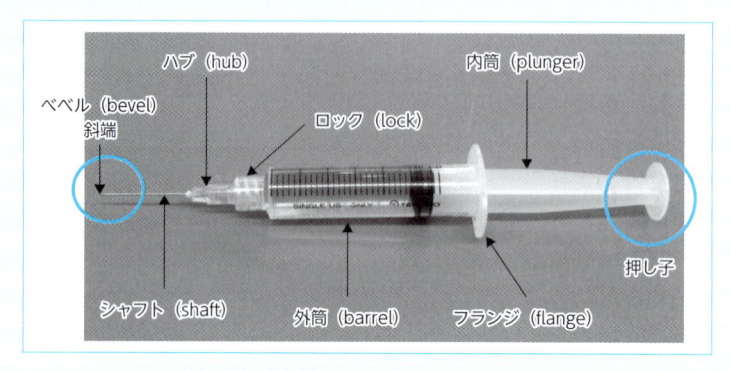

図3　シリンジと針の各名称

ミニ知識②　注射器の持ち方

　基本的にはペンを握るように利き手の第1～3指で外筒の針に近い部分を持ち，第4, 5指を患者の皮膚に当てて注射針が不意に入りすぎたり抜けたりするのを防ぐ。この状態で皮内膨疹を作成する（図4-a）。

　局所麻酔の浸潤を広げる際には，利き手の第1, 2指で外筒のフランジに近い部分を挟み第1指で内筒を押す。他方の指で針装着部または針装着部に近い外筒を支える（図4-b）。

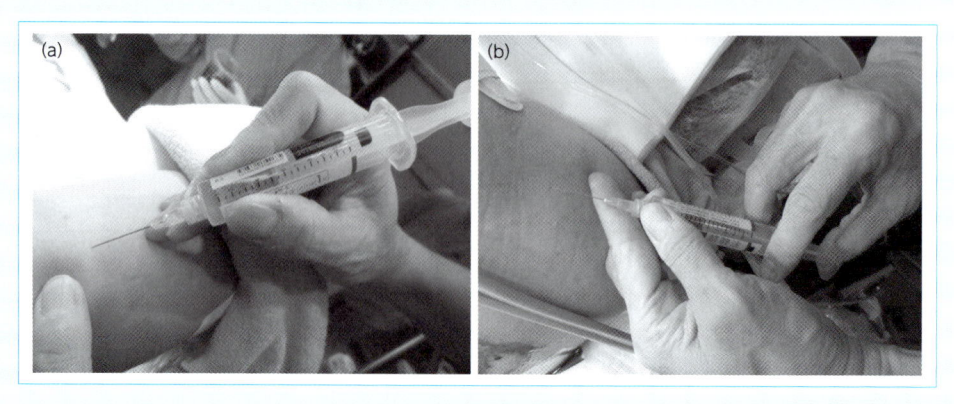

図4　注射器の持ち方

> **コラム　歯科・口腔外科領域での注射器と針**
>
> 　歯科・口腔外科領域の局所浸潤麻酔では，33～30 G 針を用いることが多い。針の内腔が小さいので押し子を押すと針とシリンジの接続部にかなりの圧力加わり，ロック式の注射器でないと針が外れて局所麻酔薬が顔面や口腔内に飛び出す。歯科用注射器は図5のように第2，3指で支えるフランジがカーブを呈したり丸穴になって指を差し込むようになっており，保持しやすくなっている。

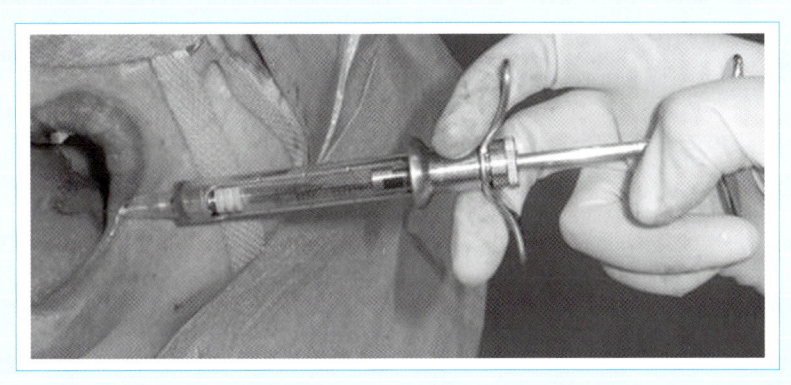

図5　歯科用カートリッジ注射器による浸潤麻酔

③皮膚切開線：あらかじめ皮膚切開線が分かるように印を付け，皮膚膚切開線上に皮膚膨疹を作成する。同部より針を刺入しながら局所麻酔薬を注入する。皮膚切開線が長い場合には，カテラン針を使用すると針の長さ（6 cm）を皮下側に凸にカーブを付けるか針の根元で45度曲げて使用すると，一カ所の刺入点から広い範囲に皮下に局所麻酔薬を注入できるし針先が深く入りすぎない。

④局所麻酔薬の注入：真皮層への注入時には，真皮層は硬いので痛みを伴う。また注入する局所麻酔薬で組織を急に押し広げないようにする。

⑤手術の前に：痛みは取れても触覚が残ることを説明する。手術中に痛みが出たら局所麻酔薬を追加することを告げ，患者の不安を取り除く。

2　周囲浸潤麻酔

　周囲浸潤麻酔とは，病巣部を取り囲むように逆ピラミッド形に局所麻酔薬を皮下に扇状に浸潤麻酔する方法である。腫瘍摘出のような組織の手術や受傷創部の処置時に用いられる。病変をはさむ2点に皮内膨疹を作成し，そこから扇状に局所麻酔薬を浸潤する。針の方向を変える時には，針を刺入点の下まで抜いてから向きを変えて浸潤しながら針を進める。2点間の皮内浸潤も忘れない。腫瘍を引っ張り出す場合には腫瘍の底の部分に，創が深い場合には筋膜にも局所麻酔薬を浸潤させる必要がある。腹水穿刺や胸水穿刺の際には，痛み刺激に敏感な腹膜や胸膜にも局所麻酔薬が浸潤する。

　出血を減らす目的で局所麻酔薬にアドレナリンを添加することがある。処置範囲が広範になると，使用局所麻酔薬の量が増えるので局所麻酔薬中毒に注意が必要である。薬液を注入する際に

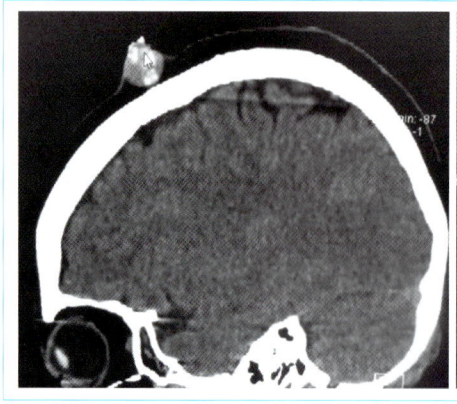

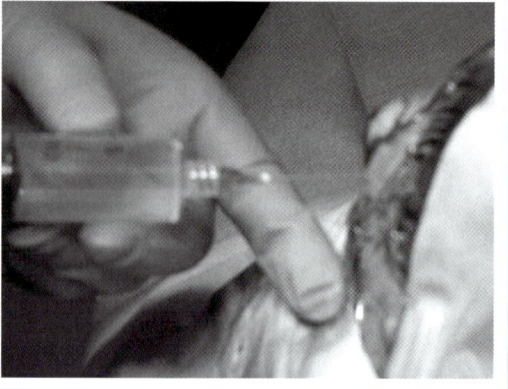

図6　頭部腫瘍に対する周囲浸潤麻酔
頭皮のように固い組織への周囲浸潤麻酔ではロック付注射器で左手の第2指で皮膚との距離を確保し第1，3指で注射器を保持する。右手の第2，3指をフランジにかけ第1指で押し子を押す。

ミニ知識③　TLA麻酔

　TLA麻酔（tumescent local anesthesia）は，希釈した低濃度の局所麻酔薬とアドレナリンを皮下組織，主に脂肪層に大量に注入し浸潤麻酔を得る方法である。脂肪吸引手術，下肢静脈瘤ストリッピング手術や鼠径ヘルニア手術に用いられている。Tumescentとは膨潤したという意味である。アドレナリン添加で局所血管を収縮させて出血量を減らす。加圧注入することで組織内圧を上昇させ，止血効果や組織剥離効果を得る。その結果結合組織間が膨化して組織の剥離が容易になるという。生食で希釈した0.1％以下の濃度のリドカイン（希釈リドカイン）および希釈リドカイン1lあたり1mgのアドレナリンを添加する。脂肪吸引手術などでは使用量が多くなりリドカインの極量を超えるので，厳重な監視下に施行しなければならない。肝機能低下症例では局所麻酔薬中毒の危険性がある。また注入時には超音波ガイド下に針先の位置と局所麻酔薬の広がりを目視する。詳細は文献を参照されたい[3,4]。

pit fall　大泉門に注意

　大泉門はおおよそ1歳6カ月で閉鎖される。閉鎖される前の大泉門に針を刺入すると容易に脳を損傷する可能性がある。

pit fall　後頭部処置時の注意点

　転倒などの頭部外傷で後頭部を縫合処置することは比較的多い。深夜の救急外来では酩酊などで患者の意識が混濁している場合もある。一般に後頭部を浸潤麻酔する場合はうつ伏せになる。時に顔が掛布で隠れ，呼吸状態や患者の表情などが観察しにくいので著者は必ず酸素飽和度モニターを装着している。

は，吸引テストを施行し血液の逆流がないことを確かめる。病巣部が汚染されていると，穿刺や注入の操作時に汚染を拡大することがあるので汚染部位の外側から注入する（図6）。

3 各論

1）頭部

開頭手術後の患者では頭蓋骨が入っていない場合（開頭術後骨欠損），バーホールがあいている場合などがある。浸潤麻酔時に針が骨欠損部を通り抜け，脳損傷を起こす可能性があるので注意が必要である。

a. 頭頂部

頭部を全周性に帯状に浸潤麻酔し，神経ブロックを併用することで，頭頂部全体を麻酔することができる。Awake craniotomy麻酔管理ガイドラインでは，長時間作用性の局所麻酔薬とアドレナリン添加リドカインの併用が記載されている[5]。

b. 側頭部

側頭部には外頸動脈の分岐の浅側頭動脈がある。耳珠前の皮膚の浅いところを走っているので注意が必要である。

c. 後頭部

後頭部は大・小後頭神経やそれに伴走する後頭動脈がある。後頭部は，第1頸椎と隣接しているが，その間が触れにくいことがある。ここでカテラン針のような長い針を使用すると，後頭部と第1頸椎の間から針先がくも膜下腔に到達する可能性がある。

2）顔面

顔面には眼球や三叉神経，顔面神経などがあり，不用意な浸潤麻酔は眼球や神経損傷を生じるので注意が必要である。

a. 前額部

前額部には眼窩上神経と滑車上神経が走行している（図7）。神経ブロックで対処することも可能であるが，実際は眉毛の上にもう一つ眉毛を描く様に浸潤麻酔を行うことも多い。前額部の眼窩上縁付近では，眼球穿刺予防が大切である（図8-a）。また痛みなどで眉間にしわを寄せると皮膚は意外に大きく動き，針先の方向が眼球方向に変わることがあるので注意する。浸潤麻酔を目の付近の前額部に行うと，眼瞼に局所麻酔薬が流れ込み，眼瞼が腫れてしまうことがある。患者に人差し指で眼窩を押えてもらい，局所麻酔薬や血液が皮下を伝って眼瞼に行かないようにするとよい（図8-b）。眼球以外に注意する箇所としては前頭筋がある。前頭筋は眉毛を挙上させるため，浸潤麻酔時の前頭筋の損傷や顔面神経枝の麻痺で軽い眼瞼下垂と眉毛の挙上困難が起こる。

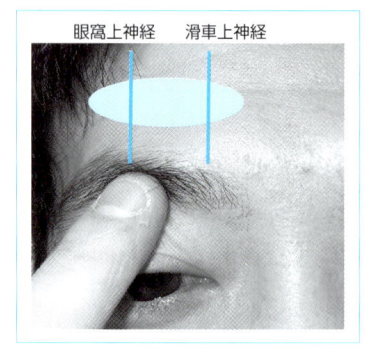

図7 前額部での眼窩上神経と滑車上神経の走行
前額部の広い範囲を両神経が支配している。皮膚から前額部の頭蓋骨までの距離は短いので，浸潤麻酔が結果的に神経ブロックになる。

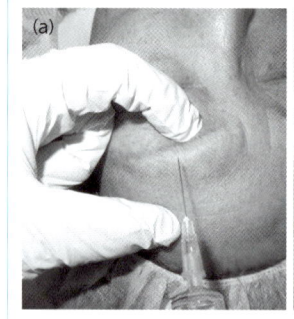

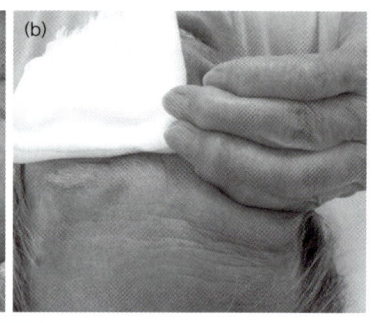

図8 眼球穿刺予防と眼瞼の腫れ防止の工夫
a. 著者はペインクリニックで眼窩上神経の近傍に浸潤麻酔を行う際に，第2指で．眼球保護をしている。浸潤麻酔でも同様に指を眼窩上に添えると眼球穿刺を防ぐことができる。
b. 眼瞼が腫れない工夫：前額部の眼瞼近くの浸潤麻酔後では，患者に第2指で眉毛を持ち挙げるように押えてもらうと，眼瞼が腫れにくい。

> **pit fall** 眉毛付近の局所浸潤麻酔の注意点
> 　転倒などの外傷で眉毛付近を縫合する際には眼球の位置に注意する。眉毛付近には眼窩上神経の入口部があり（眼窩上孔），皮下の浅いところにあるため，容易に針先が神経に刺さる。眼窩上神経は三叉神経の一部で，不用意に刺すと患者は強い痛みのために眉間にしわを寄せることが多い。このとき針先は眼球側に向くことがある。

b．眼瞼

　眼瞼の皮膚は薄く，皮膚，眼輪筋，瞼板，結膜から成る。支配神経は上眼瞼は眼窩上神経，滑車上神経，下眼瞼は眼窩下神経から走行しているので，浸潤麻酔するうえでも参考になる。微細な手術となる眼瞼では，眼球の保護とともに内出血や浸潤麻酔による過度の腫脹を防止する。

①眼球の保護

　上眼瞼での浸潤麻酔は，皮膚や眼瞼結膜に直接注射針を刺入する。眼瞼結膜の場合は前もって点眼などで表面麻酔を行うと刺入痛を低減できる。刺入する際には眼球保護のために薄い金属の板（角板）を使用するとよい[6]（図9）。

　適当な道具がない場合は，眼瞼をつまむことで皮膚が伸び，比較的安全に注射ができる。結膜の麻酔では眼瞼を十分に展開ししっかりと保持する。保持がはずれると，眼瞼が戻る際に針が眼球に触れてしまう。眼周囲を浸潤麻酔する場合は眼球への薬液の流入に注意する。

②眼瞼の内出血，腫脹の予防

　上眼瞼の結膜では眼瞼動脈弓の走行に注意する。皮膚側では皮下にある眼輪筋が出血しやすい。34〜30G針を使うとより腫れが少ないが，出血した場合は用手的に圧迫止血しアイスパックなどで冷却する。

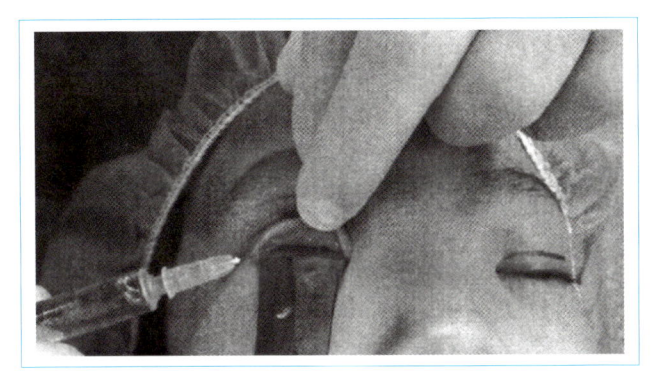

図9 角板を使った眼球保護
(村上正洋,中村 敏.眼瞼の形成外科手術における局所麻酔のコツ.PEPARS 2012;72:1-8より引用)

ミニ知識④　眼球に局所麻酔薬が入ったら

　偶発症として眼球にリドカインが入ってしまった場合は,ただちに洗眼し必要があれば専門医の診察を受ける。キシロカイン®1%,0.5%の添付文書では,表面麻酔の適応があり,キシロカイン®点眼液4%という製品もある。一方,眼球周囲麻酔施行時に持続性の眼筋運動障害が発現する恐れがあると添付文書に書かれている。

ミニ知識⑤　眼球を刺してしまったら[7)8)]

　針の刺創による眼外傷は,受傷直後は視力が比較的良くても後になって低下する例も少なくない。刺創では二次的な障害が発生することがあるため,受傷後早期の治療が予後に影響することがある。穿孔性眼外傷では感染も起こりやすいので,感染予防にも万全を期する必要がある。たとえ傷口が小さく,受傷時に視力がよくても,早急に専門医を訪れるべきである。そのさい不用意に眼球を圧迫しないことが大切である。鋭的外力が外から内に直達して起こる裂傷はさらに穿孔,眼内異物,後方へつらぬく二重穿孔を生じる。穿孔創が結膜,角膜,強膜のどこにあるか,虹彩,毛様体,水晶体,硝子体,網膜,脈絡膜のどの部位まで損傷されているかを診断する必要がある。その程度によってさまざまな治療が必要になる。不適切に治療された場合には,まれだが交感性眼炎を発症することもある。これは,外傷または手術後に健側眼に発症するぶどう膜の炎症である。健側の視力が低下し,放置すると失明する危険もある。交感性眼炎は,外傷後2～12週ごろに発症することが多い。

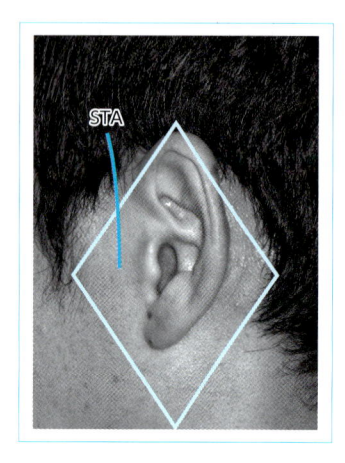

図10 耳介の浸潤麻酔法
菱形に囲って浸潤麻酔する方法。浅側頭動脈（superficial temporal artery：STA）の走行に注意する。

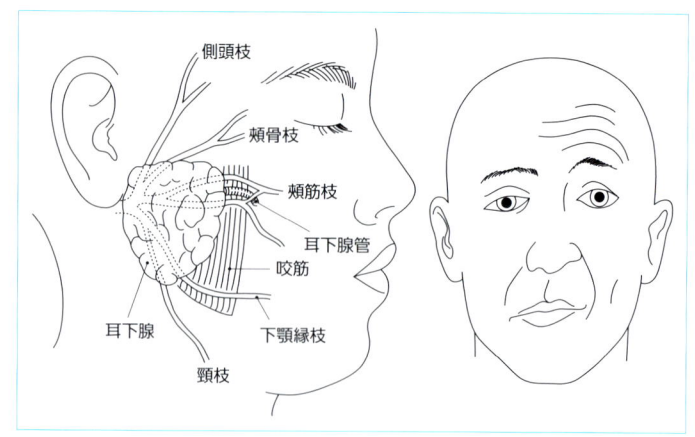

図11 顔面神経の走行と右顔面神経麻痺時の顔貌
（上田和毅．第7章再建外科顔面神経麻痺．平林慎一，鈴木茂彦編集．標準形成外科学（第6版）．東京：医学書院；2011. p.214-7, 4.7 脳神経：顔面神経（CN Ⅶ），核と分布．坂井建雄，河田光博監訳．プロメテウス解剖学アトラス　頭部/神経解剖．東京：医学書院；2011. p.78-9より引用）

c. 耳介

耳介は浸潤麻酔の頻度が高い。耳介の後面は小後頭神経と大耳介神経，耳介の前面は耳介側頭筋神経と迷走神経耳介枝によって支配される。耳介の後面の浸潤麻酔は容易であるが，前面は皮膚の直下に耳介軟骨があり，浸潤時の注入圧が高くなりがちである。一方皮膚と軟骨の液性剥離をすることができる[9]。

耳介の血流は豊富とされるが，アドレナリン添加の局所麻酔薬を使用するときは十分な注意が必要である。切断された耳介や動脈硬化性病変など血流障害の明らか患者では使用しない方が無難である。耳介全体を麻酔したいときは，耳介を菱形に囲んで浸潤麻酔をする方法がある（図10）[10]。この場合，浅側頭動脈が近傍を走るので注意が必要である。

耳介部の尾側には耳下腺があり，耳下腺の浅葉と深葉の間に顔面神経が通る（耳下腺神経叢）[11]。顔面神経は顔面の運動を支配し，局所麻酔薬が浸潤すると顔面の麻痺を起こす[12]。可逆性であるが，患者は心配するので注意が必要である（図11）。

d. 鼻

鼻の手術では左右方向に偏位のないことが必要となるので，浸潤麻酔も最小限にし，皮下出血にも注意する。鼻の神経支配は主に三叉神経第1枝であるが，頬は第2枝である[13]。そこで鼻全体の処置や一部頬も含む浸潤麻酔では，神経の走行に留意して，神経ブロックを併用して鼻を取り囲むように行う（図12）。鼻腔内は表面麻酔が有効であるが，鼻中隔に浸潤麻酔を行う場合でも，表面麻酔を行ってから行う方が刺入痛を感じにくい。鼻は血流が多いが，耳同様にアドレナリン添加局所麻酔薬の使用は慎重に行う。

e. 口唇

口唇は浸潤麻酔が安全で有効である。頬部との境界面などでは美容上の観点から浸潤麻酔を使わずに眼窩下神経ブロックを行うこともあるが，針が深く入りすぎると眼球に達する。

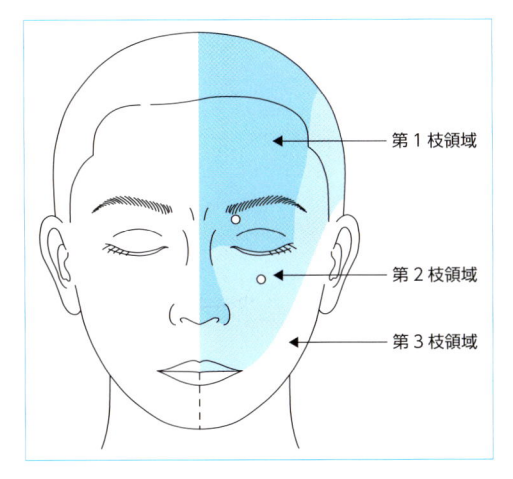

図 12 鼻と周囲の神経支配
(松井瑞子, 大竹尚之. 鼻の局所麻酔. PEPARS 2012 ; 72 : 13-9 より引用)

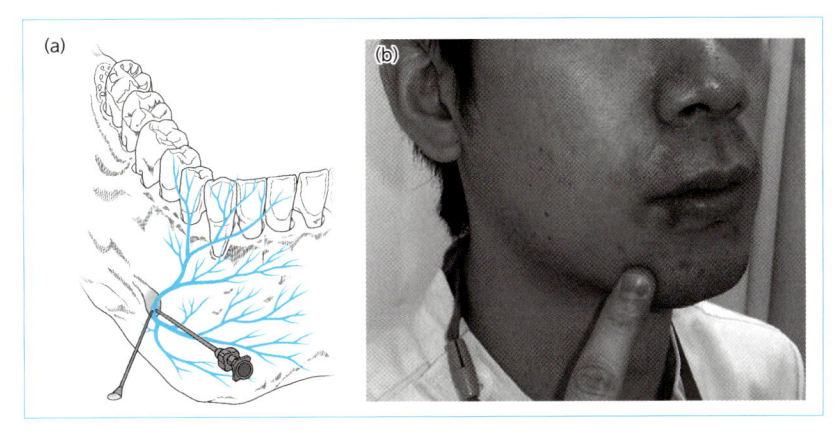

図 13 オトガイ神経の走行とオトガイ孔
(a：Åke Wåhlin. 24下顎神経の枝のブロック. Ejnar Eriksoon 編, 吉矢生人監訳. 図解局所麻酔ハンドブック. 東京：南江堂；1982. p.74 より改変引用)

f. 下顎

　下顎にはオトガイ孔よりオトガイ神経が出ている. オトガイ神経は主に下顎前部に分布する. オトガイ孔は触診と下顎への放散痛で解るので, 刺入を避けることは比較的容易である. オトガイ孔より薬液が下顎骨内に注入されると下歯槽神経が麻酔される (図 13)[14]。

3) 頸部

a. 前頸部

　前頸部には血管, 神経, 気道など重要な臓器があるため, 浸潤麻酔を施行する際も注意が必要である.

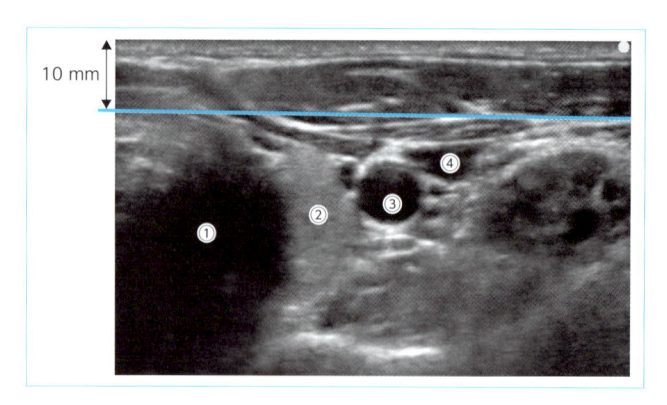

図14 頸部のエコー所見から観た皮膚と動脈の距離
①気管，②甲状腺，③頸動脈，④内頸静脈
おおよそ皮膚より10〜20 mmのところに重要な臓器や血管がある。短い針でも容易にこれらに達することが解る。

pit fall　星状神経節ブロックでの動脈穿刺

　星状神経節ブロック（stellate ganglion block：SGB）は頸部の頸長筋に局所麻酔薬を注入する神経ブロックである。過去の苦い経験だが，SGBをするために1％リドカインを5 mlガラスシリンジに詰めて頸部に刺入したところ，刺入した瞬間患者の目が右に共同偏視した。あわててシリンジを抜いたが，全身痙攣が起きた。気道確保をする間もなく，痙攣は数秒後に治まった。幸い患者は特に問題なく，また記憶がないため，きょとんとしていた。痙攣の原因は針先が椎骨動脈に入り，ガラス製内筒の重みでごく少量のリドカインが椎骨動脈に入ったためと思われた。このように局所麻酔はごく少量でも脳内濃度が上れば痙攣が起こる。

pit fall　血腫による気道圧迫

　気管周囲の出血は気道閉塞の危険性がある（図15）。特に抗凝固薬や血小板凝集抑制薬などを内服している症例では思わぬ出血に注意が必要である。出血による気道閉塞は数時間後に起こることもあるので，遅発性気道閉塞を説明し理解してもらうことは必要である[15]。

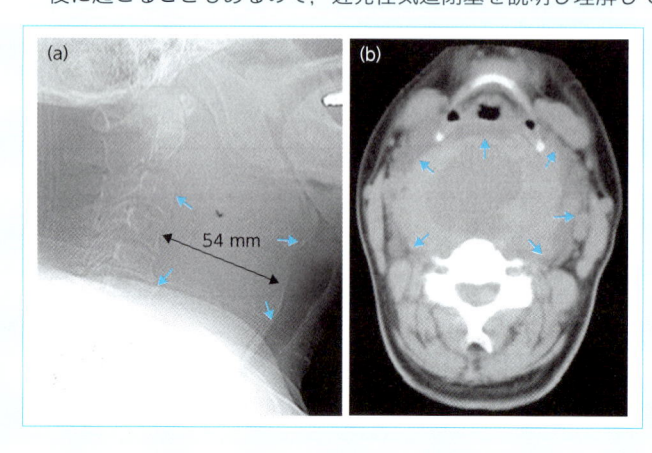

図15　血腫による気道の圧迫
　a, b. 血腫を青矢印で示す。気管が血腫で圧迫されていることが解る。
　ブロック施行2時間30分後に血腫による気道の圧迫が確認された1例である。頸部では浸潤麻酔でも同様のことが起こり得る。
（間宮敬子，寺尾　基，岡田華子ほか．星状神経節ブロック後に出現した再出血を伴った後咽頭血腫の1例．日臨麻会誌 2012；32：513-18 より引用）

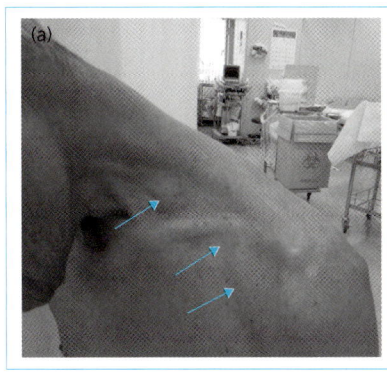

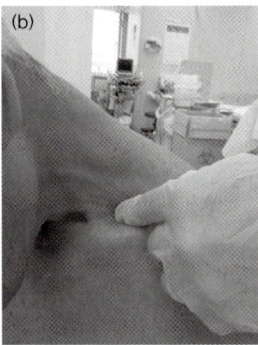

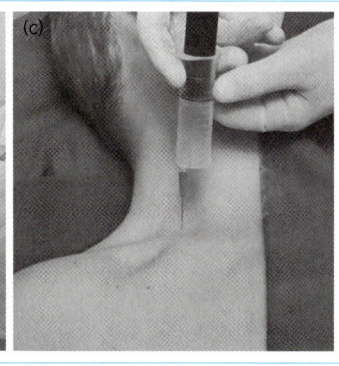

図16　鎖骨上の腕神経叢

a. 矢印は腕神経叢の走行を示す
b. 圧迫すると上肢への放散痛が生じる（Morley test）
c. 特にこのようなアプローチでは腕神経叢を穿刺しやすいので注意が必要
(Löfström B. 25 頸神経ブロック. Ejnar Eriksson 編, 吉矢生人監訳. 図解局所麻酔ハンドブック. 東京：南江堂；1982. p.77 より引用)

①血管誤穿刺

　頸部の浸潤麻酔時には，血管誤穿刺による動脈内注入と出血に注意が必要である．最も注意する動脈は，頸動脈と椎骨動脈である．頸動脈は比較的表層を走るので，針を皮膚に垂直方向に刺入すると，容易に動脈に達し頸動脈に達する（図14）．一方椎骨動脈は比較的深い位置になるため，頸動脈より刺入することはまれと考えられるが，穿刺された場合は，重大な合併症を引き起こすこともある．椎骨動脈は脳に直接流入するので，少量の局所麻酔薬流入でも脳内濃度が急激に上がり，前触れもなく痙攣が生じることもある．また動脈硬化が強い場合，動脈穿刺でプラークを遊離させる可能性もある．また細動脈や静脈の血管穿刺に気付かず，後出血による気道閉塞を起こす可能性がある[15]．

②神経障害

　頸部の神経には，体幹，上肢の運動や感覚を支配するものが多い．頸部には腕神経叢が走行しており，特に鎖骨の頭側で比較的表面を走る．痩せている症例では鎖骨上窩で上肢に放散する圧痛点がある．ここは腕神経叢が走行しているので，浸潤麻酔をする時は，一時的な麻痺や神経障害に注意が必要である（図16）．

③その他：喉頭，気管，甲状腺での合併症

　喉頭部では輪状甲状靱帯は薄いため，容易に針が気管に達するので注意が必要である[17]（図17）．甲状腺の腫大した症例では，甲状腺を穿刺しないようする．

b. 側頸部

　側頸部も腕神経叢，動静脈などが浅いところを通過している．特にC3領域を中心に分かれて走る浅頸神経叢の走行に注意する[16]（図18）．

c. 後頸部

①脊髄穿刺，くも膜下腔局所麻酔薬注入

　後頸部には血管や末梢神経で重要なものは少ないが，頸椎には皮下数 cm で達し，針が棘突起

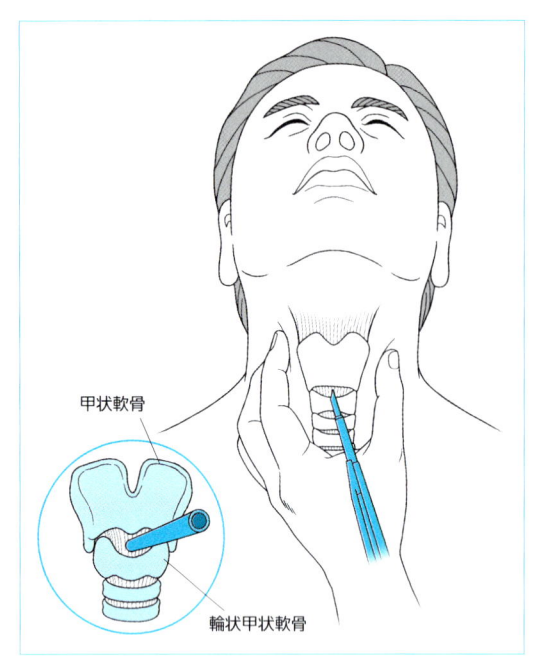

図17 緊急気管切開時の浸潤麻酔

緊急気管切開では輪状甲状間膜の切開を行うことが多い。この際浸潤麻酔を行うが非常に簡単に気管内に針が達する。そこでこの付近の浸潤麻酔をする場合は，シリンジを吸引しながら針を進めていく。気管に達すれば空気が引ける。気管内に薬物を注入してしまった場合，意識があれば咳き込む。局所麻酔薬による誤嚥に注意する。
〔緊急輪状甲状軟骨間膜切開術．気道確保と管理．The Merck Manuals online medical library (http://merckmanual.jp/mmpej/sec06/ch064/ch064c.html) より引用〕

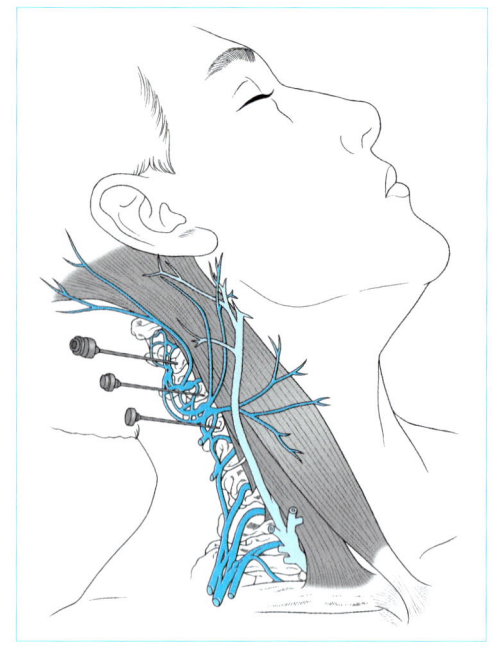

図18 浅頸神経叢

浅頸神経叢は特にC3域を中心に分布する非常に浅い部位を走行する神経である。胸鎖乳突筋と頸静脈の交差から1.5 cm頭側にある。浸潤麻酔が浅頸神経叢ブロックになると，頸部の感覚が低下する。
(坂井建雄，松村讓兒監訳．1.15 肩峰下包と三角筋下包．プロメテウス解剖学アトラス解剖学総論／運動器系．東京：医学書院；2011. p.264-5 より改変引用)

間から硬膜外腔やくも膜下腔に達する可能性がある（図19）。頸椎レベルでの脊髄損傷やくも膜下腔への局所麻酔薬誤注入など重篤な合併症を起こす。したがって後頸部を浸潤麻酔する場合はカテラン針のような長い針の使用は控えたほうがよい。特に前屈位で刺入した場合は棘突起間が開くので針が硬膜外腔やくも膜下に達しやすい。注入量は少量でも合併症を起こすことが有り得るので，吸引で脳脊髄液が吸引されないことを確認して局所麻酔薬は注入するべきである。

②一般な注意

後頸部を浸潤麻酔する場合はうつ伏せになり時に顔に掛布がかかるので，呼吸状態や患者の表情などが観察しにくいことに留意する。

4) 上肢

上肢では関節，腱板や腱，神経などが複雑に機能している。針や局所麻酔薬の圧入による，神経のわずかな損傷でも上肢の機能低下を起こすことがある。特に末梢神経の損傷は複合性局所疼痛症候群（complex regional pain syndrome：CRPS）を生じることがあり注意が必要である。医事紛争となったという報告もある[18]ので，上肢の浸潤麻酔は他の箇所より，より低濃度の局所麻酔薬を，細い針を使って圧をかけずに時間をかけて，少量ずつ注入することが望まれる。また刺入中も適宜患者に麻痺や痺れがないか聞く必要がある。

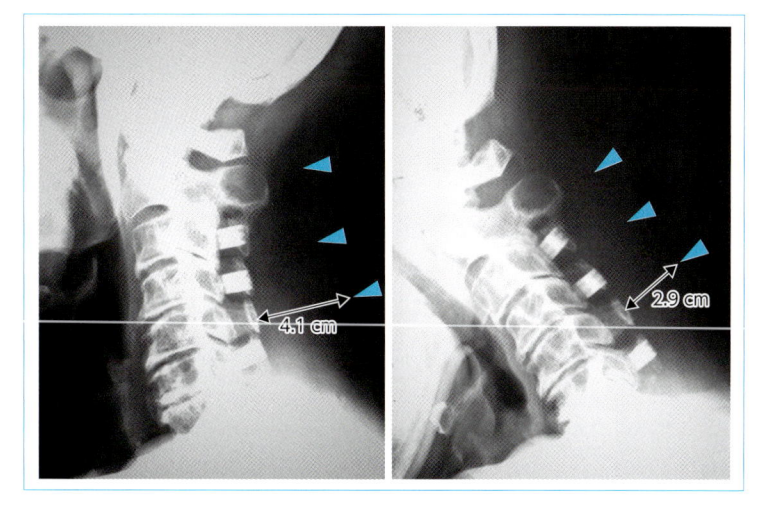

図 19 皮膚から頸椎（棘突起）までの距離
前屈すると正中位より皮膚から頸椎までの距離は短くなる。

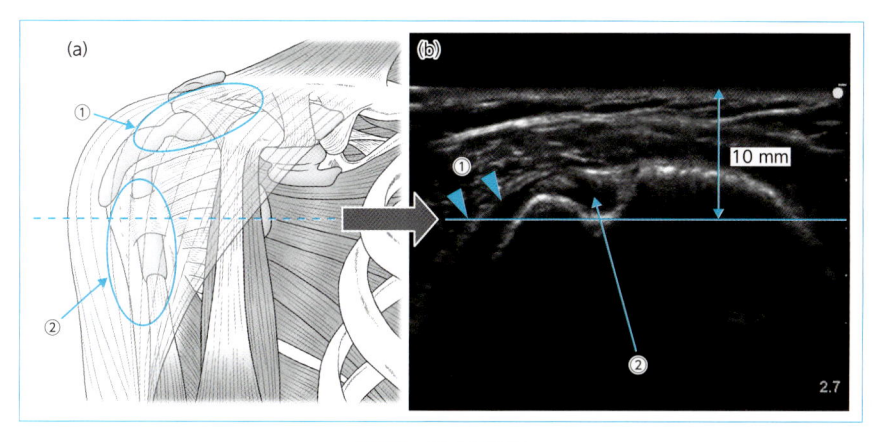

図 20 肩の滑液包

a. 解剖：①肩峰下滑液包，②上腕二頭筋長頭筋腱周囲の滑液胞
（坂井建雄，松村讓兒監訳．1.15 肩峰下包と三角筋下包．プロメテウス解剖学アトラス解剖学総論／運動器系．東京：医学書院；2011. p.264-5 より一部改変引用）
b. 点線部でのエコー像（短軸）：①肩峰下滑液包（正常ではほとんど見えない），②上腕二頭筋長頭筋腱。皮膚からの深さが 10 mm 内で届くことがわかる。

a. 肩

肩関節には皮膚に近い位置に滑液包がある。肩の滑液包は関節に交通している[19]。感染に弱いため，穿刺しないように注意する（図 20）。

b. 上腕

肘部では尺骨神経が，上腕骨にある尺骨神経溝という比較的浅い場所を走行している（図 21）。局所麻酔されると第 5 指側と第 4 指側，手のひらの第 5 指側（尺側）の感覚低下や運動麻痺が起こる。また正中や橈骨神経の走行にも注意が必要である。

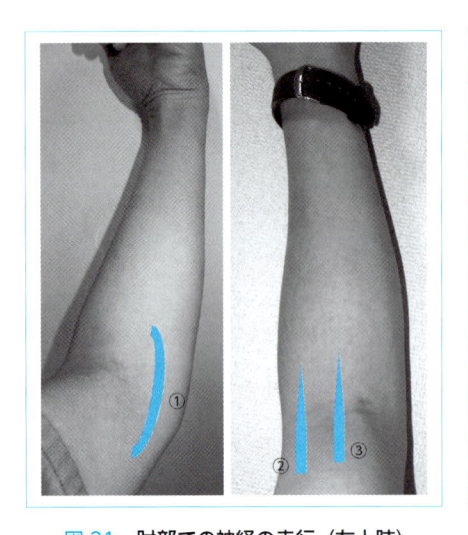

図21 肘部での神経の走行（左上肢）
①尺骨神経，②橈骨神経，③正中神経
指で圧迫すると前腕に鈍い放散痛を認める。

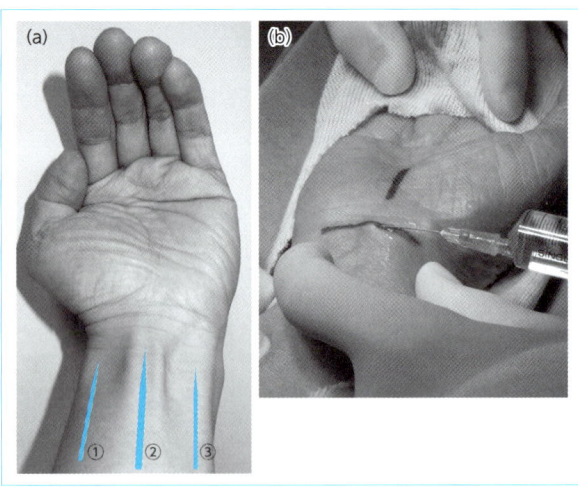

図22 手関節付近での神経の走行と浸潤麻酔
a. 神経の走行：①橈骨神経，②正中神経，③尺骨神経。患者に指を握らせると，図の様に見つけやすい。
b. 浸潤麻酔時はなるべく針は寝かせて行う。不用意に皮膚に垂直に刺すと神経や動脈に容易に当たる。

> **pit fall　静脈注射・採血時に生じる神経損傷**
> 　点滴や採血時に起こる神経損傷の多くが，手関節橈側や肘関節尺側部である。当然浸潤麻酔の際も起こりうる。不幸にして神経の損傷が起きた場合は早急に専門医の受診が必要である。また起こりやすい箇所を注射する場合，あらかじめ神経損傷の可能性について説明しておく必要がある。

c. 前腕

　手関節部では正中，尺骨，橈骨神経が皮膚の浅いところを走行している。尺骨神経と橈骨神経はそれぞれ尺骨，橈骨動脈に伴走して皮下の浅いところを走る。正中神経も腱に伴走して皮下の浅いところを走る（図22）。浸潤麻酔が必要な場合は，最小限量を細い針で皮下を這わすように行う方が安全である。

d. 手

　手は浸潤麻酔が有用である。腱は細いので注意が必要である。時に腱鞘内麻酔を併用することもある。

e. 指

　指はOberst法（神経ブロック）で行うことが多いが，指の一部分だけであれば浸潤麻酔も有用である。血流を考慮すると，広範囲，特に指を全周性に浸潤させるべきではない。

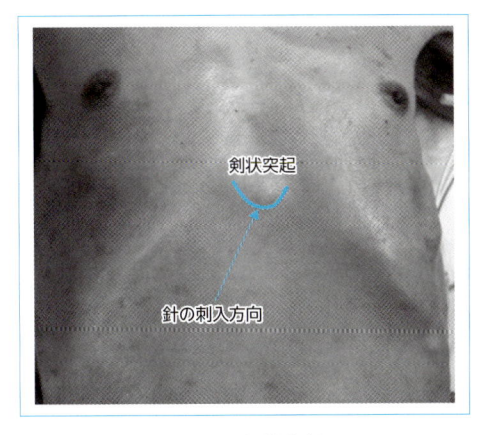

図 23　心嚢穿刺
胸骨裏面に接するように針を進め，浸潤麻酔と同時に心嚢穿刺を施行する。

5) 胸部

胸部の局所浸潤麻酔で特に問題となる胸腔ドレーン挿入時と心嚢穿刺時の局所浸潤麻酔を取り上げる。

a. 胸腔ドレーン挿入術時の局所麻酔

胸部での浸潤麻酔を必要とする主な外科的手技として胸腔ドレーン挿入術がある。肋間神経損傷および肋間動静脈への局所麻酔薬誤注入に対して十分に注意を払うことが大切である。

①適応

気胸：内胸動脈を避け第2，3肋間中鎖骨線上での穿刺が一般的である。なお胸部外傷時には気胸に血胸を合併していることがあるので注意する必要がある。

胸水・血胸：第6，7肋間中腋窩線上での穿刺が一般的である。

②実際の手技

穿刺針はカテラン針では肺実質を穿刺する危険があり不可とする。25 G の 2.5 cm 針が一般的であるが，痩せ型の体型で使用すると気胸を起こしてしまう可能性もある十分に注意が必要である。

体位は仰臥位として上肢を拳上させる。肋骨上縁の皮下および皮内に十分な局所浸潤麻酔を施行する。皮膚，胸壁，そして壁側胸膜に至るまで局所麻酔を施行しながら針先を胸腔内へ進めると，胸膜を貫通した感覚が得られる。この時に吸引すれば空気が引けるため針先が胸腔内に到達したことが分かる。なお肋骨下縁には肋間動静脈および肋間神経が走行するので，肋骨下縁からの穿刺は禁忌である。

③合併症

局所麻酔薬中毒を来しやすい。局所麻酔薬が吸収されやすいのは，この部位が血流に富んでおり，注入された局所麻酔薬が肋間溝に沿って左右に拡散し吸収面積が増加するためである。

血胸は穿刺時の肋間動脈・内胸動脈，縦隔血管損傷による。予防法として肋骨上縁を常に確かめ針を刺入し，胸腔内へ針先を進めないことである。

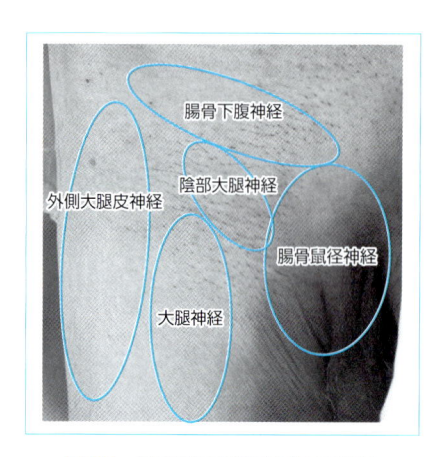

図24 鼠径部の知覚領域支配神経
外側大腿皮神経：大腿部前面から外側
大腿神経：大腿前面
腸骨鼠径神経：大腿上内側部，陰嚢上部，恥丘
腸骨下腹神経：臀部，下腹部
陰部大腿神経：大腿三角上部（大腿枝），陰嚢皮膚や恥丘など（陰部枝）

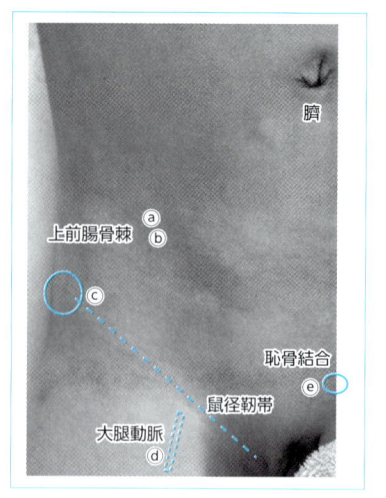

図25 鼠径ヘルニアの手術の際の局所浸潤麻酔

④併用する神経ブロック

　併用する神経ブロックとして肋間神経ブロックがある。適応となる外科手技は上腹部の短時間小手術である胃瘻・腸瘻造設，胸腔ドレーン挿入，腹壁の手術などである。

b. 心囊穿刺の浸潤麻酔

　心窩部に針を穿刺しカテラン針で局所麻酔を施行する。体位は仰臥位とし，超音波にて心嚢液貯留の程度や，皮膚からの心膜腔までの距離を確認するとよい。方向の目安は超音波での距離を参考にして，剣状突起・起始部左縁より針先を左方約30度傾けた方向で皮膚から注射器を約45度挙上した方向で穿刺し，針先を進め浸潤麻酔を行う。この時同時に胸骨裏面に接するように針を進めて，吸引を繰り返す[20]（図23）。
合併症：心室壁穿刺や冠動脈損傷などがある。

6) 腹部

　腹部の局所浸潤麻酔の中で，特に鼠径ヘルニア手術の局所浸潤麻酔，腹腔穿刺と膀胱穿刺時の局所浸潤麻酔，帝王切開時の局所浸潤麻酔について取り上げる。

a. 鼠径ヘルニア手術の局所浸潤麻酔

①解剖

　鼠径部には鼠径管，精索が存在し第11，12胸神経と第1，2腰神経からの神経支配を受けている。第11，12胸神経は内腹斜筋と腹横筋との間を走り，腹直筋鞘を貫通して腹直筋，内外腹斜筋，腹横筋，錐体筋へ分布している。腸骨鼠径神経，腸骨下腹神経は第12胸神経と第1腰神

経の分枝により構成される。腸骨鼠径神経は腸骨下腹神経の下をこれと並行して走り，腹横筋を貫通し，内鼠径輪に近づくと腸骨下腹神経とともに内腹斜筋の間を走り，鼠径管や精索前面にも分布している。陰部大腿神経は第1, 2腰神経からなり内鼠径輪を通過し，鼠径管に入ったのち精索後面に分布している。陰部大腿神経の大腿枝は大腿部の皮膚へ分布する[21]（図24）。

②適応

片側および還納性ヘルニアで，痩せ型の症例が条件となる。

一般的には全身麻酔，硬膜外麻酔，脊椎麻酔で施行すべき手術であるが，それらが患者側の要因のため不可能な場合や，脊椎麻酔施行時にその効果が切れてきた時にレスキューとして用いる。

③禁忌

両側ヘルニア手術，滑脱ヘルニア，大腿ヘルニア，陰嚢ヘルニア，再発ヘルニア，陥頓ヘルニア，肥満患者，など。

④合併症

局所麻酔薬中毒，針の折損事故。

⑤実際の実施（図25）

ⓐ患者を仰臥位とし，上前腸骨棘と臍とを結んだ直線上で，上前腸骨棘から約2 cm離れた点をとると，ここに腸骨鼠径，腸骨下腹神経がある。ⓐ，ⓑの点に丘疹を作り，カテラン針を外側下方へ進め腸骨内面に当てる。ここで5〜10 mlの局所麻酔薬を浸潤させる。その後，針を皮下まで抜き内方へ傾けて針先を進め，腹横筋膜を貫いた場所で局所麻酔薬を注入する。この浸潤麻酔により腸骨鼠径神経と腸骨下腹神経がブロックされる。

ⓑⓐと同じ点からカテラン針を刺入し臍に向けて皮内，皮下，筋層内へと浸潤させる。この浸潤麻酔で第11, 12胸神経がブロックされる。

ⓒ腸骨鼠径靱帯の下を上前腸骨棘ⓒから陰嚢外側縁まで鼠径靱帯と平行な直線上で皮下，皮内を浸潤麻酔する。これにより外側大腿皮枝神経と陰部大腿神経がブロックされる。

ⓓ大腿動脈を触知しⓓ，腸骨鼠径靱帯の下約2 cm，大腿動脈のすぐ外側の皮膚上へ丘疹を作り，その後皮下へ局所麻酔薬を浸潤させる。これにより大腿神経がブロックされる。

ⓔ恥骨結合から頭側約2 cmの皮下に局所麻酔をしⓔ，そこからカテラン針で恥骨後面と膀胱前面との間で深さ約6 cmの部位に局所麻酔を注入する。この時，静脈叢があるため注意しなければならない。この浸潤麻酔により仙骨神経叢絡末枝がブロックされる。

なお，皮膚切開部に浸潤麻酔を施行し，さらに内鼠径輪にある腹膜や陰部大腿神経，そして外鼠径輪にある精索交感神経は直視下にブロックおよび浸潤麻酔を施行した方が安全といえる。

b. 腹腔穿刺

①適応

貯留した腹水の排液や，腹腔内の出血性あるいは穿孔性損傷を疑うが確定できない場合の診断的腹水吸引など。

②実際の実施

穿刺部位は臍と上前腸骨棘を結ぶ線上の外側1/3を穿刺部位とし，皮膚および皮下より腹膜に至る浸潤麻酔を行う。この部位は腹直筋鞘内の上下腹壁動静脈を損傷しないため推奨される。局所麻酔薬注入時は一度吸引をかけ安全を確保しながら施行するとよい。

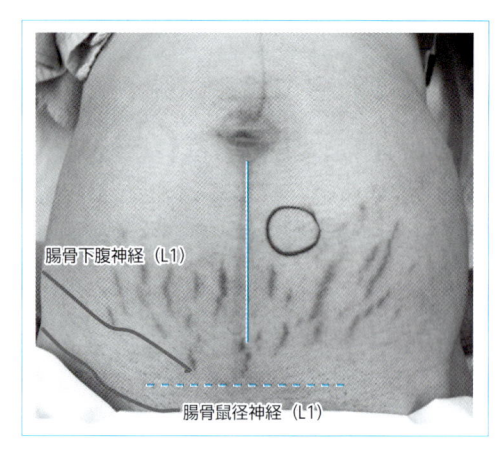

図26 帝王切開時の浸潤麻酔
横切開の場合（青点線），縦切開の場合（青実線）．
妊婦の腹壁は薄くなっているため，針を深く穿刺する危険性がある．このため，皮膚をつまんで針先を刺入することが大切である．

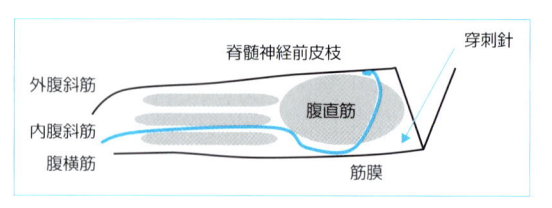

図27 皮膚切開後の浸潤麻酔
筋膜と約10度程度の角度で針を刺し，数cm進入し，腹直筋筋膜外側部に当て，やや引き抜いた後，局所麻酔薬を注入し前皮枝を浸潤麻酔する．
腹直筋浸潤麻酔：筋膜外側部に局所麻酔薬を注入して後に薬を入れながら針を抜くと効果が増強する．

③合併症

腸管穿刺，肝，腹壁動脈穿刺など．

c. 膀胱穿刺

恥骨上縁の正中部位または一横指頭側の位置で垂直に穿刺し，皮下に浸潤麻酔を施行する．浸潤麻酔と同時に針先を進めると膀胱壁を貫通し，抵抗消失感が得られ，膀胱内に到達したことがわかる．腸管穿刺の危険性があるので浸潤麻酔にも注意が必要である．超音波エコー下で行うと解剖が分かり安全に施行できる．

d. 帝王切開術に対する浸潤麻酔

帝王切開施行時には胎児への影響や，母体側の希望により脊髄くも膜下麻酔が選択されることが一般的である．しかし手術時間の予期せぬ延長や，脊髄くも膜下麻酔の効果不足により，術野からの浸潤麻酔を施行せざるを得ない場合がある．

①解剖

腹部への支配神経は主にT7～12が分布し，腹直筋筋鞘へ入る．下腹部はL1，T12からの腸骨下部神経や，腸骨鼠径神経によって支配される（図26）．上腹部は肋間神経からの末梢枝である筋皮枝が腹部に来ており，腹直筋や内腹斜筋を貫通し腹直筋上に至る（図27）．

②手技

皮内浸潤麻酔は細い針（25G）で施行することが望ましい．ベベルを皮膚に向けて刺入し，薬液を注入し丘疹を作り，針をできる限り抜かずに薬を注入しながら恥丘の方へ進める．皮膚を押さえ破らないようにする．

皮下浸潤麻酔は23Gなどの針で施行することが多い．妊婦の腹壁は薄くなっているため，針を深く穿刺する危険性がある．このため，皮膚をつまんで針先を刺入することが大切である．また，緩徐かつ連続的に針を進めると，血管内注入のリスクを軽減させることができる．

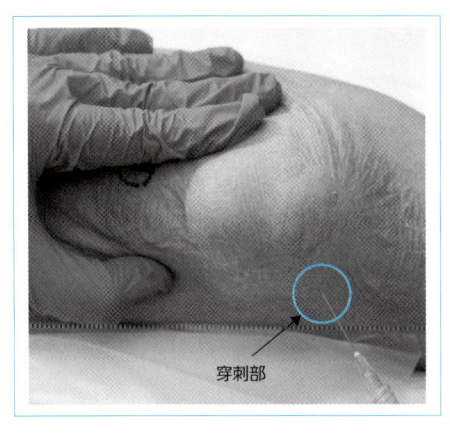

図 28　膝関節穿刺時の浸潤麻酔

穿刺部周囲を入念に消毒した後，穿刺部の反対側の膝蓋骨を押し付け，穿刺場所を確保する。浸潤麻酔を施行しつつ関節穿刺を同時に行う。

図 29　静脈切開時の浸潤麻酔

縦切開の場合，皮下切開後に腹直筋筋膜を露出し，腹直筋部分の片側数か所を決める。それらの箇所で，筋膜と約 10 度程度の角度で針を刺し，数 cm 進入し直筋筋膜外側部に当て，やや引き抜いた後局所麻酔薬を注入し前皮枝をブロックする（図 27）。筋膜外側部に局所麻酔薬を注入して後に薬を入れながら針を抜くと効果が増強する[21]。この麻酔が確実に施行されれば，数分後に腹直筋を軟化し壁側腹膜も麻酔される。

③合併症

局所麻酔薬中毒の可能性が高い。児への穿刺の可能性は少ないが十分な注意が必要である。

7）下肢

下肢の浸潤麻酔により施行する外科的手技には関節穿刺や，静脈切開がある。この手技の浸潤麻酔について述べる。下肢外傷での縫合術では大腿部，膝窩部，足背などに動脈や神経などが集中している。それらの損傷を避けるように浸潤麻酔を施行することが大切である。

a．膝関節穿刺

穿刺部の周囲に消毒を入念にした後，穿刺部の反対側の膝蓋骨を押し付け，穿刺場所を確保する（図 28）。穿刺針は浸潤麻酔と同時に，その針を関節腔へも刺入させるため，23 G 針が使用されることが多い。

適応：関節内損傷，化膿性関節炎，変形性関節症やその他の関節炎などである。

b．静脈切開

第一選択として安全で最も容易な脛骨内果部の大伏在静脈が使用される。大伏在静脈を脛骨内果部で触知し，位置を確認する。切開部は脛骨内果前縁の約 1 cm 中枢側でありこの部位を約 2 cm 程横に浸潤麻酔を施行する（図 29）。

8) 脊髄くも膜下および硬膜外麻酔施行時の浸潤麻酔

脊髄くも膜下麻酔や硬膜外麻酔施行時に刺入部に十分な局所麻酔を行う。この浸潤麻酔により本穿刺時の痛み回避し，患者にしっかりした体位を維持させることが可能となるため，十分効かせることが大切である。

a. 手技・手順

ⓐ 皮内膨疹を作り，その後針先を皮下および筋層内へ進め，本穿刺すると思われる場所よりやや広範囲に局所麻酔薬を注入する。

ⓑ 浸潤麻酔後に同部位を局所麻酔薬が十分に浸透するように指で圧迫する。硬膜外麻酔施行時には穿刺針を通して局所麻酔薬を注入すれば，深い個所の浸潤麻酔が可能となる。

ⓒ 使用する針については27 Gあるいは25 Gがあるが，27 Gは屈曲しやすく，時には折損する危険もある。特に局所麻酔薬を浸潤させている時に針が曲がりやすく，この時に折損した場合，折れた針先が皮下へ遺残する危険がある。このようなリスクを伴うことを考慮すると25 G針を用いた方が無難である。カテラン針を始めから使用すると，不意の体動時に脊髄や神経根に達する危険性が高い。最初の皮内膨疹作成や皮下浸潤麻酔は必ず短い針で行う。

おわりに

小外科で用いられる局所浸潤麻酔について概説した。局所浸潤麻酔とはいえ，重篤な合併症を生じる可能性があることを念頭に入れ，十分な患者観察を行いながら施行することが肝要である。またエコーガイド下に局所浸潤麻酔を行えば，針先の位置と神経や血管の走行を観察することができる。安全性を向上させる工夫が必要である。

【文　献】

1) 力久直昭．PART II 局所麻酔．落合武徳監．確実に身に付く！　縫合・局所麻酔．東京：羊土社；2012. p.123-36.
2) 兵頭正義．18章局所麻酔(法)総論．小麻酔科書(第7版)．京都：金芳堂；1987. p.247-59.
3) 広川雅之，栗原伸久，井上芳徳ほか．局麻下ストリッピング手術：TLA法の実際と手術成績．静脈学 2002；13：357-62.
4) de Jong RH. "Tumescent anesthesia" for office-based liposuction[letter]. Anesth Analg 2005；100：299-300.
5) 日本Awake Surgery研究会覚醒下脳手術ガイドライン作成委員会．Awake craniotomy麻酔管理のガイドライン．麻酔 2012；61：329-38.
6) 村上正洋，中村　敏．眼瞼の形成外科手術における局所麻酔のコツ．PEPARS 2012；72：1-8.
7) 清水　潔．穿孔性眼外傷．眼科 2005；47：1291-8.
8) 太黒　浩．第24章眼科疾患眼外傷．今日の治療指針オンライン版．2012, http://top.islib.jp/bcs/ct/k_shinryoj/index.php?do=check (参照 2013.9.25)
9) 齋藤　有，四ツ柳高敏．耳介の形成外科における局所麻酔のコツ．PEPARS 2012；72：9-12.
10) Jourdy DN, Kacker A. Regional anesthesia for office-based procedures in otorhinolaryngology. Anesthesiol Clin. 2010；28：457-68.
11) 上田和毅．第7章再建外科　顔面神経麻痺．平林慎一，鈴木茂彦編．標準形成外科学(第6版)．東京：医学書院；2011. p.214-7.
12) 坂井建雄，河田光博監訳．4.7脳神経：顔面神経(CN VII)，核と分布．プロメテウス解剖学アトラ

ス　頭部／神経解剖．東京：医学書院；2011．p.78-9.
13) 松井瑞子, 大竹尚之. 鼻の局所麻酔. PEPARS 2012；72：13-9.
14) Åke Wåhlin. 24 下顎神経の枝のブロック. Ejnar Eriksoon 編, 吉矢生人監訳. 図解局所麻酔ハンドブック. 東京：南江堂；1982. p.74.
15) 間宮敬子, 寺尾　基, 岡田華子ほか. 星状神経節ブロック後に出現した再出血を伴った後咽頭血腫の1例. 日臨麻会誌 2012；32：513-18.
16) Löfström B. 25 頸神経ブロック. Ejnar Eriksson 編, 吉矢生人監訳. 図解局所麻酔ハンドブック. 東京：南江堂；1982. p.77.
17) 緊急輪状甲状軟骨間膜切開術. 気道確保と管理 The Merck Manuals online medical library http://merckmanual.jp/mmpej/sec06/ch064/ch064c.html（参照 2013.9.29）
18) 浅井宣樹, 谷口泰徳, 下江隆司ほか. 末梢神経針刺し損傷例の検討. 日手会誌 2012；28：430-2.
19) 坂井建雄, 松村讓兒監訳. 1.15 肩峰下包と三角筋下包. プロメテウス解剖学アトラス　解剖学総論／運動器系. 東京：医学書院；2011. p.264-5.
20) 本間正人. 心嚢穿刺. 日本救急医学会監. 救急研修標準テキスト. 東京：医学書院；2005. p.130-1.
21) 紫藤明美. 腹横筋膜面ブロック. 佐倉伸一編. 周術期超音波ガイド下神経ブロック. 東京：真興交易医書出版部；2011. p.452-71.

　　　　　　　　　　　　　　　　　　　　　　　（田上　正, 西山　隆久, 岩瀬　直人）

C. 伝達麻酔

1 眼窩下神経ブロック

　眼窩下神経ブロックは主として三叉神経痛の2枝領域の鎮痛目的で行われることが多い。眼窩下神経は下眼瞼，前頬部，鼻翼，上口唇に分布しており，この領域の手術時にも施行される。

a. 解剖

　三叉神経から分枝した上顎神経は，蝶形骨大翼の正円孔を通って翼口蓋で頬骨神経と翼口蓋神経を分枝した後，眼窩下神経となる（図1）[1]。さらに，下眼窩裂を経て眼窩下孔（図2）を出た後に上記の領域に分布する[2]。

b. 必要器具および薬物

① 2 ml ディスポーザブル注射器
② 25 G ディスポーザブル注射針 1＋1/4 インチ針
③ 局所麻酔薬：手術の時間にもよるが，60分以内で終わる場合は2％メピバカイン，長くなる場合は0.375％ロピバカインなどを用いる。
④ 消毒セット

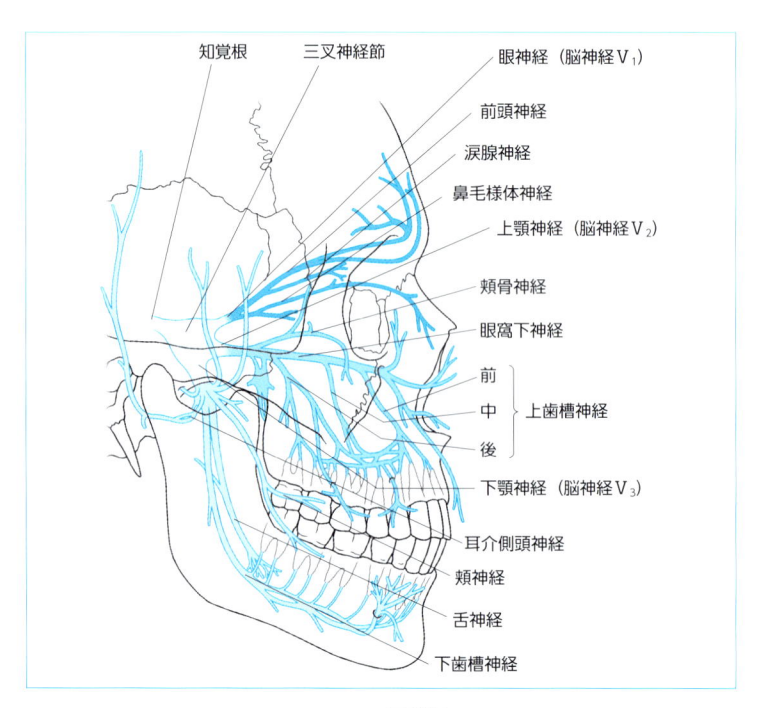

図1　三叉神経

(Moore KL, Daiiey AF. 三叉神経. 佐藤達夫, 坂井建雄監訳. 臨床のための解剖学. 東京:メディカルサイエンスインターナショナル；2008. p.1112-27 より改変引用)

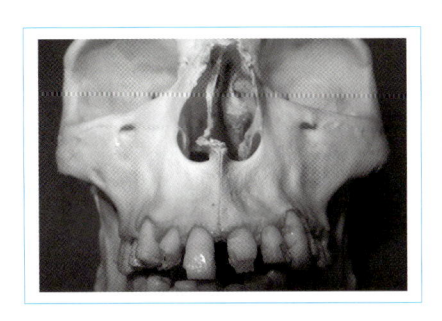

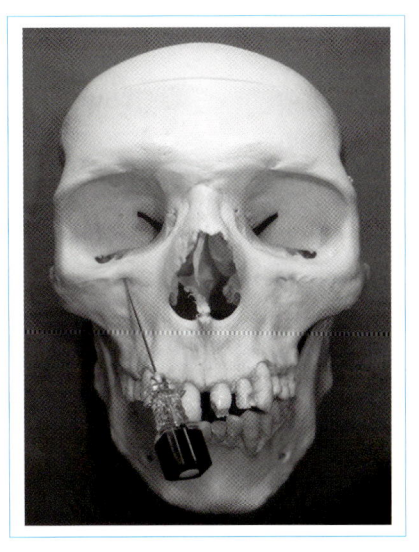

図2　眼窩下孔　　　　　　　　図3　眼窩下神経ブロック

c. 体位および手技

　患者は仰臥位とし，右利きの術者は患者の右側に位置する．刺入点は，鼻翼の外側5 mmを目標として，皮膚を消毒する．局所麻酔薬を充填した2 ml注射器に25 G注射針をつけ，皮膚の局所麻酔をした後，刺入点からやや外側，頭側にある眼窩下孔に向かって刺入する．刺入方向は，患者に開眼してもらって，正面を向いた同側の瞳の中心を目標とすると方向が分かりやすい．この時に注意することは，眼窩下縁を超えて針が進まないように，眼窩下孔の上部の眼窩縁を示指でしっかり押さえて防ぐことが肝要である．

　針の刺入は，ベベルの向きを下にして上顎骨表面を滑らせるように少しずつ進めていき，針先端が眼窩下孔へ進入すると，患者は鼻翼や上口唇への放散痛を訴えるので2～3 mmくらい刺入して固定し，局所麻酔薬を1 ml注入する（図3）．注入時には，やや抵抗があるので注射器と針の接続がしっかりしていることを必ず確認する．針先が眼窩下孔に刺入されていれば，直後より眼窩下神経領域の頬部，鼻翼などが知覚鈍麻となり，1～2分後にガーゼなどで無感覚であることを確認した後，ブロックは終了となる．

d. 合併症

①出血

　ほとんどの場合は軽度の出血しか起こらないが，まれに眼窩下神経に伴走する眼窩下動脈を損傷することがあり，その場合は眼周囲の出血斑を生じる（図4）．出血が確認されたら，眼窩下孔周囲の冷却と圧迫を行うことで大事に至ることは少ない．

②外眼筋麻痺

　眼窩下孔から眼窩下管へと局所麻酔薬が浸潤すると外眼筋麻痺となり，持続的な複視を生じることがあるので，局所麻酔薬の注入後は必ず目の動きを確認する．

③上顎洞穿刺

　上顎骨は比較的薄い骨組織であり，注射針のような鋭い針で角度をつけて上顎骨に強く押しつ

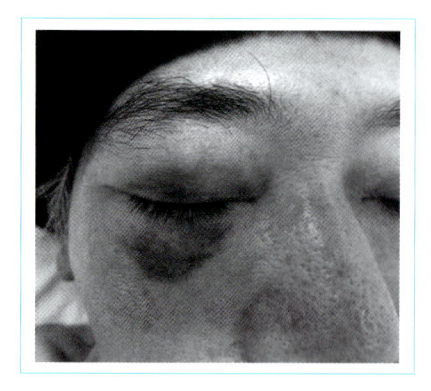

図4 眼窩下神経ブロック後の眼窩周囲の出血

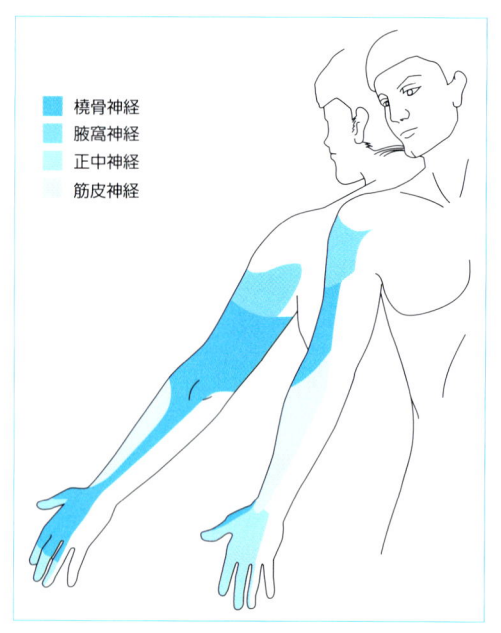

図5 斜角筋間ブロックで典型的にブロックされる領域

(Boezaart AP. 近位腕神経叢：応用解剖学. 山下正夫, 大久保直光訳. 末梢神経ブロックカラーアトラス. 東京：エルゼビア・ジャパン；2009 より改変引用)

けると上顎骨を穿破し上顎洞を穿刺することがある．この場合は，吸引テストで抵抗はなく，空気が引けるので穿刺が分かる．

2　腕神経叢ブロック

　腕神経叢ブロックは，1884 年に Halsted が局所麻酔下に頸部神経根を露出して初めて行った．1911 年には Kulenkampff[3] が経皮的に鎖骨上窩法を，1959 年には Burunham[4] が腋窩法を，1970 年には Winnie[5] が斜角筋法を報告し，呼吸や循環の抑制が少なく，上肢の体性神経と自律神経がブロックできる手術時の麻酔法として用いられてきた．腕神経叢ブロックは，椎間孔から上腕までの神経血管鞘のどの部分でブロックを行うかで，いくつかの方法が行われている．

　従来，腕神経叢ブロックは盲目的に行ったことが多かったが，さまざまな合併症も多く，X 線透視下や近年機器のめざましい進歩を遂げた超音波ガイド下のブロックを積極的に行うべきであり，正確で安全な，そして施行時間の短いブロックを目指して修練する必要がある．

1）斜角筋間ブロック

　肩と上腕の手術に用いられるが，C8 と T1 領域（尺骨神経，内側上腕皮神経，内側前腕皮神経）はブロックされにくいので，主として肩，鎖骨遠位，上腕骨近位の手術が適応となる．斜角筋間ブロックで手術可能な領域は（図5）[6]に示した．

　しかし，後述するが，斜角筋間ブロックは神経根がその対象であるために重篤な合併症の報

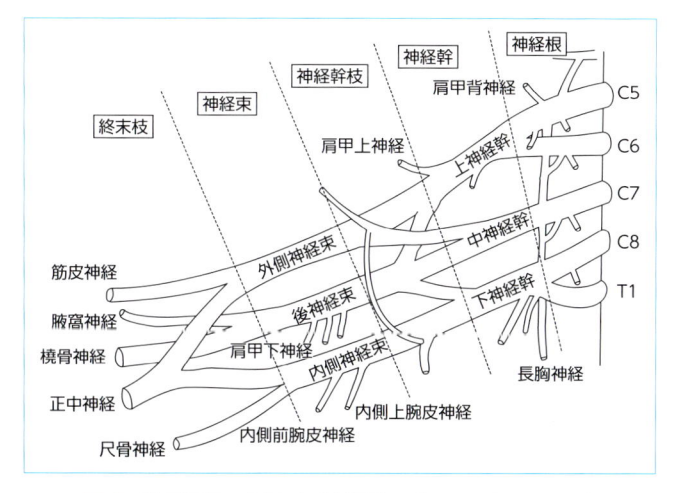

図6　腕神経叢の走行（下神経幹はブロックされにくい）
（原かおる，豊田浩作．腕神経叢ブロック・斜角筋間アプローチ．佐倉伸一編．周術期超音波ガイド下神経ブロック．東京：真興交易医書出版部；2011. p.185-210 より改変引用）

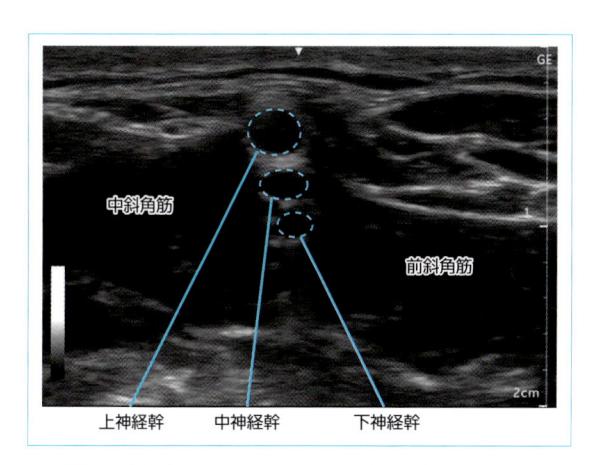

図7　斜角筋間では，上，中，下神経幹に分かれる

告[7)8)]があり，そのアプローチには超音波ガイド下での施行の必要性も重要視されていることを念頭に置くべきである。

a. 解剖

　腕神経叢は，第5～8頸神経および第1胸神経の前枝が結合することにより構成され，しばしば第4頸神経，第2胸神経とも交通枝で結合しており椎横突起から第1肋骨へと下りていくが，第1肋骨上では垂直方向に，前斜角筋と中斜角筋の筋膜による斜角筋間腔を走行する。腕神経叢は頸長くなって，上，中，下の3本の神経幹となって重なっている（図6）[9)]（図7）。斜角筋間アプローチでは，主として第5～6頸神経（C5～6）領域の上神経幹と第7頸神経の中神経幹（C7）がブロックされるが，下神経幹の第8頸神経（C8）と第1胸神経（T1）はブロック効果が不十分なことがあり，尺側神経領域の麻酔が不十分なことがある。

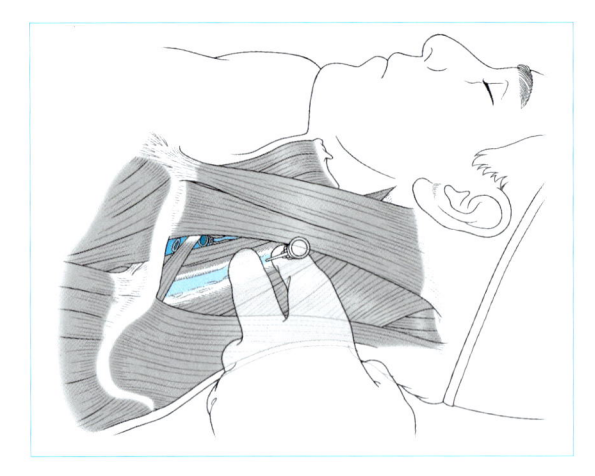

図8　斜角筋間アプローチ
(Winnie AP. 腕神経叢ブロックの斜角筋間血管周囲法. 川島康夫，佐藤信博訳. 腕神経叢ブロック. 東京：真興交易医書出版部；1988. p.167-88 より改変引用)

b. 必要器具および薬物

① 10 ml，20 ml ディスポーザブルシリンジ
② 25 G　1インチ　ディスポーザブル注射針
③ 1％メピバカイン
④ 0.75％ロピバカイン
⑤ 生理食塩水 20 ml アンプル
⑥ 消毒セット

c. 体位および手技

①患者は仰臥位をとり，肩甲骨の下に枕や二つ折りのタオルなどを入れ，やや挙上する．患者の頭部は健側へ軽く傾けるとともに，同側の上腕は体側に沿わせておく．

②輪状軟骨または第6頸椎の横突起の位置を確認の後，胸鎖乳突筋の鎖骨枝の走行を確認しておく．第6頸椎の横突起の高さで示指，中指で前斜角筋を触知し，その外側の斜角筋間溝を確認し刺入点とする（図8）[10]．触れにくい場合は，患者に頭を挙上してもらうことで，胸鎖乳突筋の裏に前斜角筋を触れることができる．

③針の刺入方法は，前斜角筋と中斜角筋との間の溝に向かって，外頸静脈を避けながら皮膚に垂直に，やや背側に向けて進める．針先が血管内に入ることがあるので，吸引テストを行いながら慎重に進めていく．針先が腕神経叢に届くと，肩から上腕にかけて放散痛が得られる．

④薬液の注入は，血液の逆流がないことを確認してから，まず局所麻酔薬 1 ml を注入後，患者のバイタルに変化のないことを確認した後，著者は1％カルボカイン 20〜40 ml または手術時間によっては，0.375％ロピバカインを 20〜40 ml 使用している．

d. 合併症

　斜角筋間アプローチはほかの神経ブロックと比較すると合併症が多い。斜角筋間アプローチは神経根レベルでのブロックであり，神経内注入された局所麻酔薬が脊髄レベルまで逆行して脊髄くも膜下麻酔となったり，脊髄損傷を来す危険性など，時に重篤な合併症も起こり得る。近年，超音波ガイド下神経ブロックが盛んになり，神経内注入をある程度防ぐことができるようになってきた。

①横隔神経麻痺

　横隔神経は前斜角筋の前面を下降しており，斜角筋間溝に注入された局所麻酔薬が横隔神経に達することにより麻痺が生じる。横隔神経麻痺によって，呼吸機能の低下が見られることから，低肺機能患者の場合，特に非ブロック側の肺に障害がある患者では，相対的な禁忌となり得る。

② Horner 徴候

　Horner 徴候（眼瞼下垂，瞳孔縮小，眼裂狭小）とともに，同側の発汗停止，皮膚温上昇，鼻閉，結膜充血などの交感神経ブロック症状が出現する。

③嗄声

　反回神経がブロックされた時に起こり，片側の声帯麻痺によって発症する。

④硬膜外腔，くも膜下腔への局所麻酔薬の注入

　くも膜下腔へ局所麻酔薬が達すると，意識消失とともに急激な血圧低下を来し，ショック状態に陥る危険性がある。静脈の確保や呼吸管理など局所麻酔薬の効果が消失するまで全身管理が必要となることがあるので，ブロック後の患者の観察は十分に行うべきである。

⑤血腫形成

　頸部には多くの血管があり，またその走行も異常を呈することがある。椎骨動脈は第6頸椎の椎間から外側に出てくることもあるので，針の刺入時の吸引など刺入は慎重に行うべきである。また，近年，抗凝固薬を投与されている患者も多く，既往歴には注意が必要である。

⑥神経損傷

　腕神経叢を直接穿刺した場合は，ブロック後にニューロパチーの発生する危険がある。放散痛が所持他場合には，ステロイド薬を加えた薬液を注入することが肝要である。

⑦アレルギー

　アナフィラキシーショック（喘息様発作，掻痒感，血圧低下など）に気をつけ，対処方法については，常に念頭に置いておく。

e. 適応

　①肩から上肢にかけての痛み
　②肩の手術
　③上肢の手術
　④末梢血行障害（ASO，乳がん手術後の上肢の浮腫など）
　⑤凍結肩や上肢の手術後のマニプレーション

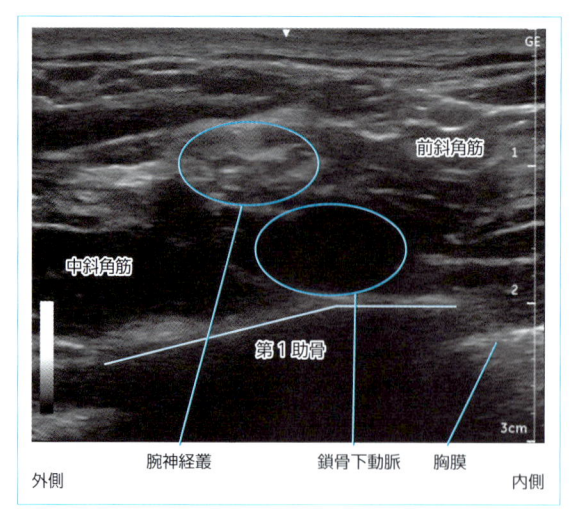

図9 超音波ガイド下における鎖骨上陰影

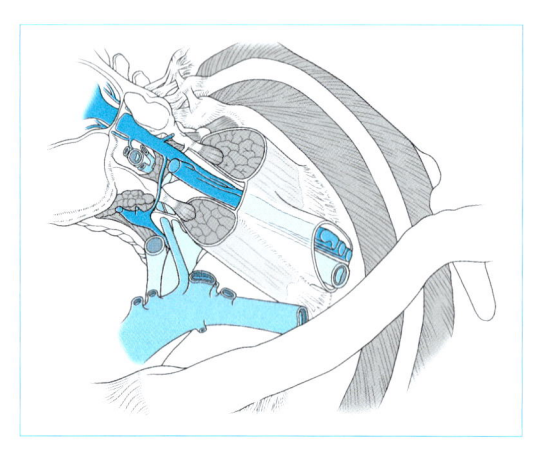

図10 鎖骨上アプローチにおける腕神経叢および血管走行
(Winnie AP. 腕神経叢と周囲組織との関係. 川島康夫, 佐藤信博訳. 腕神経叢ブロック. 東京：真興交易医書出版部；1988. p.47-65より改変引用)

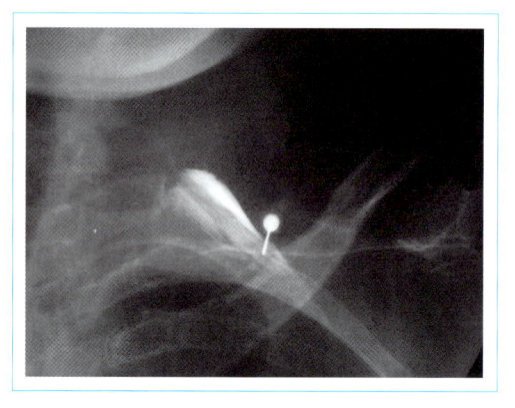

図11 鎖骨上アプローチでの造影で血管内への誤注入を防ぐ

2) 鎖骨上ブロック(X線透視下)

　鎖骨上ブロックは，解剖学的な腕神経叢の走行，構築を十分理解しておく必要がある。鎖骨上ブロックは，前斜角筋ブロックと同様の合併症の危険性はあるが，加えて気胸を起こす可能性があり，湯田[11)12)]は，透視下に第1肋骨に向けて針を刺入，第1肋骨上で針先を固定し，腕神経叢に薬液を浸潤させる方法を考案した。X線透視下による鎖骨上アプローチは手技が簡単であり，薬物の血管内誤注の危険性が少ない。X線透視下以外にも，超音波によるアプローチ(図9)も必要と考えられる。

a. 解剖

腕神経叢は，鎖骨上部で第1肋骨の前斜角筋結節に付着する前斜角筋と，鎖骨下動脈の後方に付着する中斜角筋および第1肋骨によって作られるコンパートメント内に存在することをよく理解しておく（図10）[13]。また，腕神経叢の後内側に鎖骨下動脈があり，第1肋骨のすぐ下に胸膜が存在していることを認識する必要がある。

b. 必要器具および薬物

斜角筋間ブロックに準じるとともに，
①デキサメタゾン3.3 mgなどのステロイド
②造影剤

c. 体位および手技

患者をX線透視台に仰臥位とし，斜角筋間ブロックと同様に，頭を軽く患側に傾ける。消毒後，透視下に鎖骨上窩に第1肋骨中央部を確認する。皮膚の局所麻酔後，針を刺入し第1肋骨中央部よりもやや上方を目指して針先を進める。第1肋骨に当たったところで，局所麻酔薬7 ml，造影剤2 ml，デカドロン（3.3 mg）1 mlの計10 mlの混合液を透視下に注入し，血管内に入っていないことを確認する（図11）。また，第1肋骨に達する前に肩や上肢への放散痛があった場合は，そこで針先を止め，それより深くは進めないで薬液を注入する。血管内に入っていないことを確認の後，局所麻酔薬を20〜30 ml注入する。湯田[11,12]の方法は，コンパートメント外のブロックではあるが，腕神経叢には確実に効果をもたらす[14]。
・高齢者は局所麻酔薬中毒を起こしやすいので注入する薬液の量には十分な注意が必要である。

d. 適応

上腕における，橈骨神経，正中神経，尺骨神経領域の手術に用いられる。

e. 合併症

①気胸：第1肋骨の奥にはすぐに胸膜があり，針先を深く刺入すると気胸になる危険性があるので十分注意する。
②気胸以外の横隔膜神経麻痺，血管穿刺などは，斜角筋間ブロックに準じる。

3）腋窩ブロック

腕神経叢ブロックは，上肢の手術の麻酔法の第一選択とすべき麻酔であり，その中でも腋窩ブロックは安全性，簡便性を考えても最も使用頻度の高いブロックと考えられる。腋窩アプローチは，神経叢が比較的表在に位置しており，腋窩動脈の拍動を体表から直接触知することによってブロックを行うことができ（ランドマーク法），合併症も少なく，肘関節以下の手術に広く施行されてきた。しかし，より安全で，より正確なブロックを行うためには，超音波ガイド下のブロックや神経刺激装置を用いることが推奨されている。

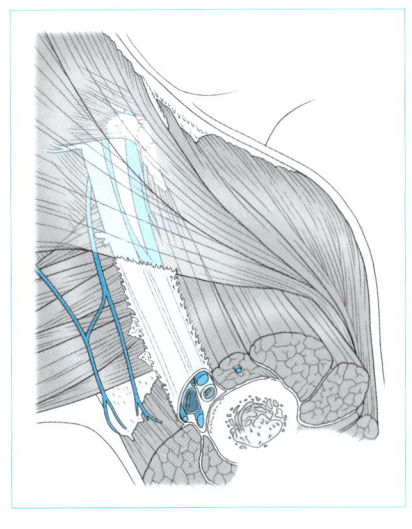

図12 腕神経叢，腋窩部
(Winnie AP. 腕神経叢と周囲組織との関係. 川島康夫，佐藤信博訳. 腕神経叢ブロック. 東京：真興交易医書出版部；1988. p.47-65 より改変引用)

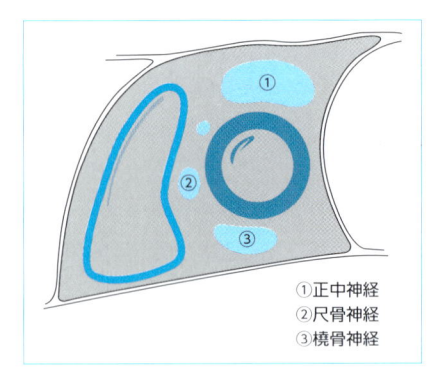

図13 正中神経，尺骨神経，橈骨神経と血管の位置関係
①正中神経
②尺骨神経
③橈骨神経
(Winnie AP. 腕神経叢と周囲組織との関係. 川島康夫，佐藤信博訳. 腕神経叢ブロック. 東京：真興交易医書出版部；1988. p.47-65 より改変引用)

a. 解剖

　腕神経叢は，鎖骨上で鎖骨下動脈と神経血管鞘に包まれながら，前斜角筋と中斜角筋の間を通り抜け腋窩に向かう．腋窩では，神経血管鞘内に鎖骨下動静脈からの腋窩動静脈が走行しており，その周囲に橈骨神経，正中神経，尺側神経が併走する．腋窩動脈と3本の神経の位置関係は個体差が大きく，また筋皮神経と腋窩神経は鞘外に走行するので手術部位によっては注意を要する（図12，13）[13]．

b. 必要器具および薬物

① 25 G　1インチ　ディスポーザブル注射針
② 10〜20 ml ディスポーザブル注射器
③ 1％メピバカイン
④ 0.375％ロピバカイン 20 ml（0.75％ロピバカイン 10 ml と生理食塩水 10 ml）
⑤ 消毒セット

c. 体位および手技

　患者は仰臥位とし，頭部を軽度に健側に傾け，上腕を90度外転，前腕を外旋させる（図14）．大胸筋外縁に沿った腋窩部のできるだけ中枢側で腋窩動脈の拍動を触知する．近年，局所麻酔薬投与量の見直しがされており，さまざまな報告がある[15)16)]．超音波ガイド下（図15）では，手技の確実さや血管穿刺の危険性が少なくなるので，その手技を体得することが必要となろう．

　腋窩動脈の上縁を触れながら，皮膚に垂直に針を刺入し，頻回に吸引を行いつつ血液の逆流のないことを確認して動脈の後縁に向けて針先を進め，母指・示指への放散痛が得られたところで

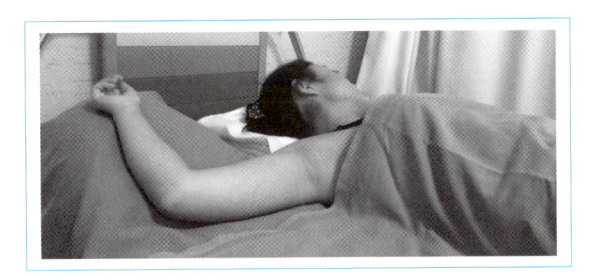

図14　体位

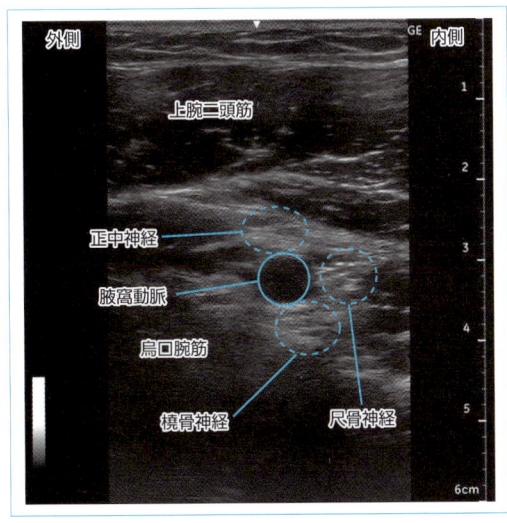

図15　超音波ガイド下の腋窩における神経描写

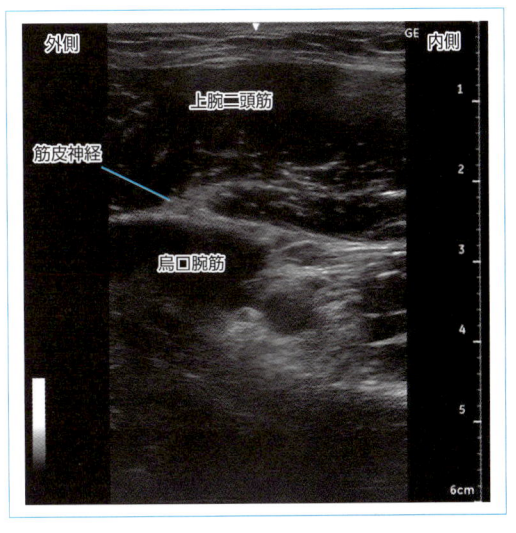

図16　筋皮神経の位置関係

局所麻酔薬をゆっくりと5～10 ml注入する。放散痛がない場合でも，神経血管鞘を貫いた感触が得られれば良いが，注射内の圧抵抗がなくなる（loss of resistance法）感覚も習得するべきである。

　局所麻酔薬の注入後，同様に腋窩動脈の拍動を触知しながら，今度は動脈の下縁で刺入し，環指，小指への放散痛が得られたところで同様に局所麻酔薬をゆっくりと5～10 ml注入する。最後に動脈の上縁から後縁に向けて針を刺入し，正中神経のブロックを行う。正中神経は腋窩部で腋窩動脈に近接している。手背への放散痛が得られれば，局所麻酔薬5～10 mlを緩徐に注入する。

　前腕の手関節から手前の橈骨神経側の手術の場合は，筋皮神経のブロックが必要となる。筋皮神経は，他の神経よりも外側（橈側）に位置していることが多く，腋窩レベルでは約80％が上腕二頭筋と烏口腕筋の筋膜間に存在する[17)18)]（図16）。

d．適応

　上腕の主として，正中神経，尺骨神経領域の手術に用いられる。橈骨神経は，腋窩動脈の背側にあるため，時に効きにくいことがある。その場合は，末梢神経ブロックを併用する必要がある。

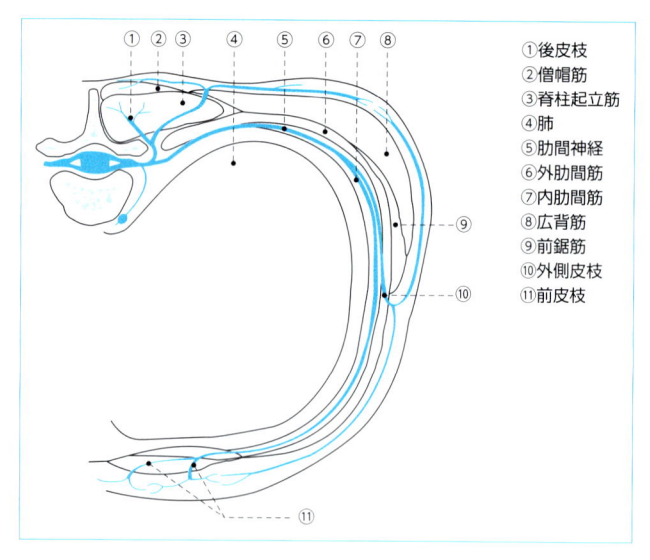

図17　肋間神経

①後皮枝
②僧帽筋
③脊柱起立筋
④肺
⑤肋間神経
⑥外肋間筋
⑦内肋間筋
⑧広背筋
⑨前鋸筋
⑩外側皮枝
⑪前皮枝

e. 合併症

①血管穿刺（血腫）：血管内に局所麻酔薬が入ると，舌のしびれ感とともに，多弁，血圧の上昇，頻拍，時に興奮，気分不快感，意識消失などの症状を呈するので，ただちに注入を中止，抜針して中毒に備える。
②神経損傷：神経に直接針を刺入し，局所麻酔薬を注入することはできるだけ避ける。
③局所麻酔薬中毒
④アナフィラキシーショック

3　肋間神経ブロック

　肋間神経ブロックは，一般に肋骨骨折や上腹部の小手術，開胸術後の遷延痛などの鎮痛目的に用いられている。ブロックの手技自体は，肋骨が触知できる場合は比較的容易だが，体格によって触知が困難な場合やその効果が十分に得られなかった場合は，X線透視下や超音波ガイド下にブロックを施行することが推奨されている。

a. 解剖

　胸神経は12対あり，椎間孔から出た神経根はまず交感神経幹へ灰白交通枝を出し，次に後枝を分枝する。各後枝はまた内側枝と外側枝に分かれる（図17）[19]。上位11対は肋間に位置するため肋間神経と名付けられ，12番目は最下肋骨の下に位置するので，肋下神経と呼ばれている。肋間神経はその走行の違いから，上群と下群に分けられている。上群の神経（Th1～6）は胸骨まで達しており，肋間筋，上・下後鋸筋および胸横筋を支配しており，胸郭の皮膚に知覚枝を出している。下群の神経（Th7～12）は，その神経の走る肋間腔は胸骨に終わらず肋軟骨を超えて白線に達している。これらの神経は次第に下方に向かい，腹横筋や内・外腹斜筋，腹直筋および錐体筋を支配している[20]。

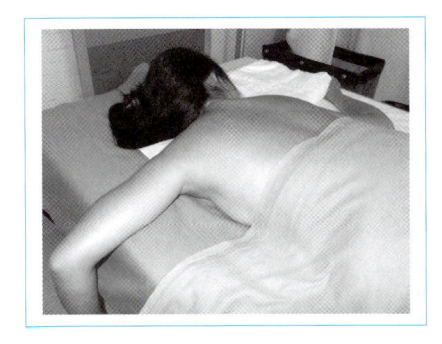

図18　肋間神経ブロック時の体位

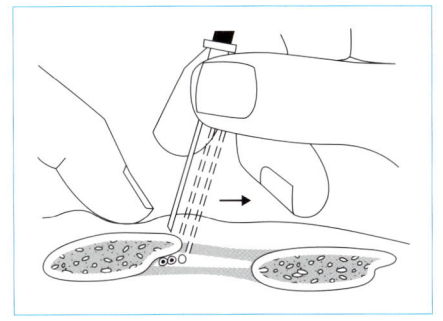

図19　Walking
ブロック針を肋骨下縁に向けてWalkingさせ，肋骨との接触が消失する部位を探す。
（岡田　弘．肋間神経ブロック．ペインクリニック 2006 ; 27: S449-56 より引用）

肋間神経は，肋骨溝と内・外肋間膜で囲まれた肋間腔（triangle space）を肋間動・静脈とともに走行しており，肋間神経ブロックは一種のコンパートメントブロックといえる。

b. 必要器具および薬物

① 23 G　1インチ　ディスポーザブル注射針
② 5〜10 ml ディスポーザブル注射器
③ 1〜2％メピバカイン
④ 0.25〜0.5％ブピバカイン
⑤ 0.75％ロピバカイン
⑥ 消毒セット

c. 体位および手技

体位は基本的には腹臥位とする。腹臥位で，胸腹部の下にバスタオルをたたんだものか薄い枕を入れ，患側の手をベッドから横に垂らすようにすると肩甲間部が開き肋骨角が触れやすくなる（図18）。腹臥位で痛みが強いときは側臥位とする。

刺入点は，肋骨角を触知し，肋骨下縁を目標とする。肋骨角付近は皮膚から肋骨までの距離が短く，肋骨までの針の刺入が容易となる。針を肋骨に当てた時に，皮膚から約5 mmの部分に中指をあて，肋骨下縁に徐々にwalking（図19）[21]させ，中指までの深さに針が刺入されたところ（triangle space）でしっかり固定し，吸引動作を行って血流の逆流がないことを確認，局所麻酔薬を2 ml 注入する。針は，肋骨下縁から5 mm以上は決して進めてはならない。

肋間神経ブロックを安全に確実に行うためには，X線透視下（図20）か超音波ガイド下（図21）のブロックが有効であり，造影剤を併用することにより血管への誤注入や薬液の拡がりを確認でき，安全性はさらに高まる。

d. 適応

① 肋骨骨折
② 上腹部手術（腹腔内操作を伴わない，胃瘻や腹腔ドレナージ，腹壁手術など）
③ 開胸術後の胸部痛

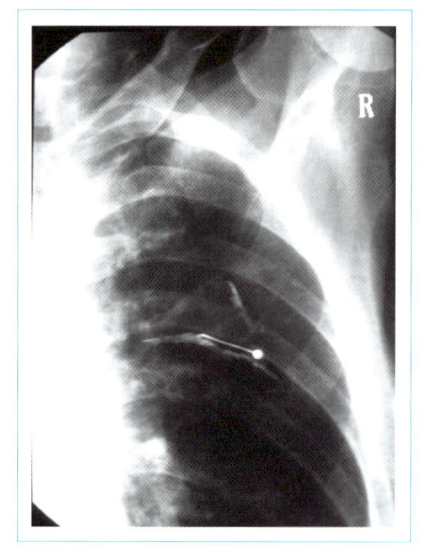

図20　X線透視下肋間神経ブロック 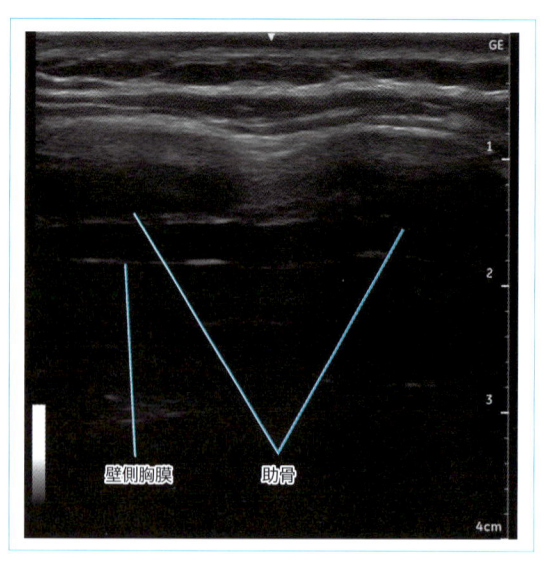　　　　　図21　超音波ガイド下の肋骨間の描写

e. 合併症

①気胸

　発生率は，文献によって異なるが約1％前後である。実際に，肋骨下縁より5mm以上針先を進めないことと，局所麻酔薬の注入時に注射器をしっかり固定することで，ほとんどの気胸を防ぐことができる。X線透視下や超音波ガイド下で行えば，胸膜の確認ができるのでより安全であろう。

②局所麻酔薬中毒

　肋間神経ブロックは，神経血管鞘に局所麻酔薬を注入するので血中濃度が高くなりやすいといわれている。しかし，局所麻酔薬の量が少ないため，ほとんど問題になることはない。

③血管穿刺

　薬液を注入する際に，吸引をよく確かめることで防ぐことができる。

④胸部交感神経ブロック

　肋骨角付近で局所麻酔薬の注入量が多いと，血管に沿って肋骨の前面に拡がることがあり，多肋間でのブロックを行う場合は注意が必要である。

⑤硬膜外ブロック

　局所麻酔薬の注入量が多いと硬膜外腔への浸潤が考えられるが，一般の注入量ではあまり問題ではないと考えられる。

4　橈骨神経，正中神経，尺骨神経ブロック

　橈骨神経，正中神経，尺骨神経のブロックは，いずれも上肢から手の領域への効果を求めて行われる末梢神経ブロックである。これらは，腕神経叢のC5〜T1脊髄神経根の末梢枝から構成されている。これらの神経ブロックは，硬膜外ブロックや神経根ブロックを行うのに比べて，よ

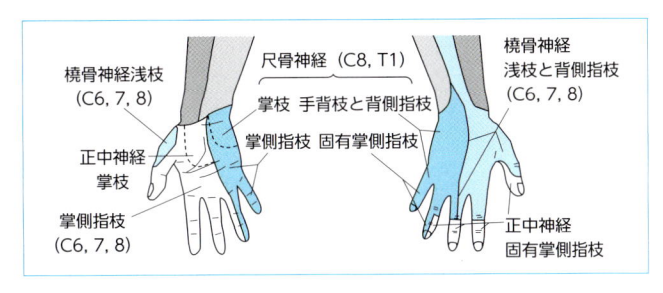

図 22　上肢の皮膚神経支配
(橋本　篤．末梢神経ブロック・上肢．小松　徹，佐藤　裕，白神豪太郎ほか編．新・超音波ガイド下区域麻酔法．東京：克誠堂出版；2012. p.210-3 より引用)

り簡単に上肢から手の領域のブロックが行え，加えて合併症の危険性が少ないのが特徴である[22]。

a．解剖

①橈骨神経

　腕神経叢のC5〜T1の成分由来の神経線維を含み，上腕骨の背側から上腕骨の外側を橈骨の外側を下行し母指側に分布し，手首から母指，環指までの手背側面を支配している（図22）[23]。

②正中神経

　正中神経の末梢枝は，C5〜T1の成分由来の神経線維を含み，内側および外側神経束が合わさって上腕動静脈とともに上腕内側を下行し，肘部以下では筋枝を分枝しつつ下行し，手掌側に分布する（図22）。

③尺骨神経

　尺骨神経はほかの2つの神経と同様に，腕神経叢の成分由来の神経線維を含み，内側神経束から分枝し，正中神経や上腕動静脈とともに下行し，手掌と背面の尺側（環指の尺側半分と小指）を支配している[24]。

b．必要器具および薬物

　①25Gまたは27Gディスポーザブル注射針
　②5mlまたは10mlのディスポーザブル注射器
　③1％キシロカイン，1％メピバカイン，0.25％ブピバカイン（神経1本あたり3〜5ml）
　④消毒セット

c．体位と手技

体位は，座位か仰臥位とする。

手技については，それぞれの神経別に記載する[23]。

①橈骨神経

上腕部と肘部，手関節部で行う方法がある。

・上腕部でのブロック

　　上腕部では，上腕骨外側上顆から8〜10cm頭側で，圧痛点付近で母指手背部に放散痛を得る部位に刺入，ブロックを行う。

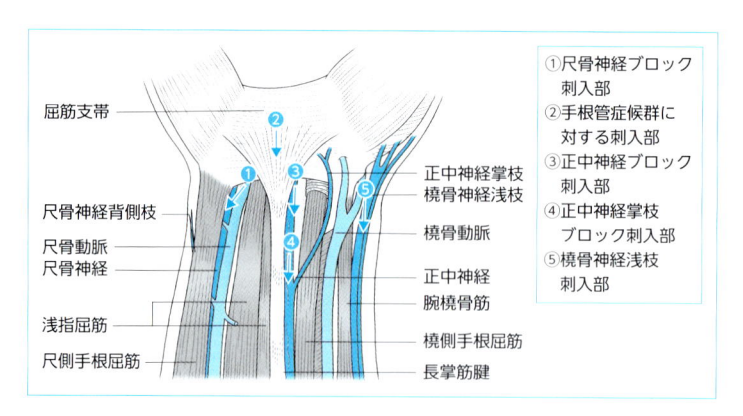

図23 正中・尺骨神経周辺の解剖

(綾部敬生, 伊藤恵康. 手関節での正中・橈骨・尺骨神経ブロック. 龍順之助編. 整形外科医のための局所麻酔法・ブロック療法ABC. 東京：メジカルビュー社；2011. p.57-63 より引用)

- 肘部でのブロック

　肘関節部でブロックを行う場合, 上腕二頭筋腱の約一横指半外側の圧痛点の部位を刺入点とし, 皮膚に垂直に約2cmの深さで注入する。

- 手根部でのブロック

　手関節部でのブロックは, 長母指伸筋腱と短母指伸筋腱の間に浸潤させる。橈骨神経は, 橈骨動脈と伴走しているから, 血管穿刺や血管内誤注入には十分注意が必要である（図23）[25]。

②正中神経ブロック

- 上腕部でのブロック

　上腕内側の腋窩と肘の中程で上腕動脈の拍動を触れ, 動脈の後方（背側）に向けて針を刺入, 浸潤させる。

- 肘部でのブロック

　前腕を屈曲させ, 肘頭と上腕骨内側上顆の間の尺骨神経溝を確認し, 針を刺入し浸潤させる。

- 手根部でのブロック

　手関節をやや屈曲させ尺側手根屈筋腱を確認し, その橈側に触れる尺骨動脈の間で浸潤させる（図23）。

③尺骨神経ブロック

- 上腕部でのブロック

　上腕内側の腋窩と肘の中程で上腕動脈の拍動を触れ, 動脈の後方に向けて刺入し浸潤させる。

- 肘部でのブロック

　前腕を屈曲させ, 肘頭と上腕骨内側上顆の間の尺骨神経溝を確認し, この位置で刺入し浸潤させる。

- 手関節でのブロック

　手関節をやや屈曲させ尺側手根屈筋腱を確認し, その橈側に触れる尺骨動脈の間で刺入し, 浸潤させる（図23）。

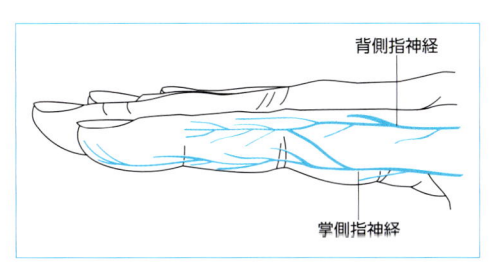

図24 指の神経
(長岡正弘. 手指神経ブロック. 龍順之助編. 整形外科医のための局所麻酔法・ブロック療法ABC. 東京：メジカルビュー社；2011. p.76-81 より引用)

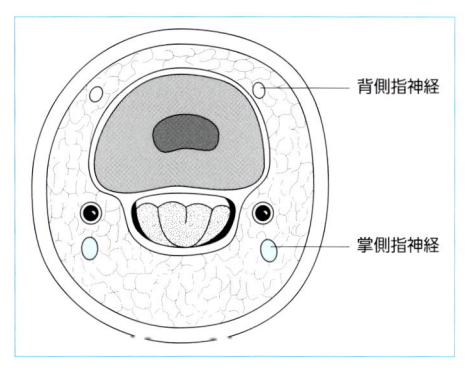

図25 指の断面で見る指神経
(長岡正弘. 手指神経ブロック. 龍順之助編. 整形外科医のための局所麻酔法・ブロック療法ABC. 東京：メジカルビュー社；2011. p.76-81 より引用)

d. 適応

①腕神経叢ブロック時の各神経の鎮痛補助として
②橈骨遠位端骨折など，それぞれの神経領域における損傷に対して
③手根管症候群に対して：手関節部における手根骨と横手根靱帯で正中神経がさまざまな原因で圧迫されて，手の痛みやしびれなどの症状が出現する。
④肘部管症候群，Guyon 管症候群に対して：肘関節部には肘部管，手関節には Guyon 管という神経が通るトンネル状の組織があり，骨棘や靱帯の肥厚により尺骨神経が圧迫されて，小指の痛みやしびれなどの症状を呈する。

e. 合併症

①神経障害：神経を直接穿刺することによって生じる。注射針を刺入時に直接神経に当てないで神経の近傍に局所麻酔薬を注入，浸潤させるが望ましい。
②出血・血腫形成
③血管内注入：吸引を行いながら，慎重に針を進める。

5 指神経ブロック

手指，足趾の外傷や化膿性疾患の処置に用いられる。しかし，周囲の結合織が少ないため，浮腫の増強や血流障害に陥る可能性が指摘されており，ブロック後の観察が必要である。

a. 解剖

手指の知覚は，掌側指神経と背側指神経で支配されている（図24, 25）[26]。PIP 関節より中枢背側は背側指神経で支配されているため，掌側指神経をブロックしても知覚は保たれる。さらに，指の麻酔には，橈側ならびに尺側の指神経の麻酔が必要である[26]。

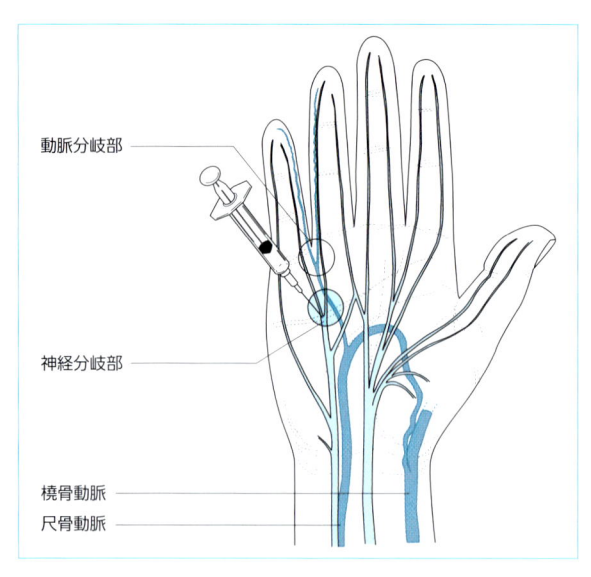

図26 総指神経ブロックの刺入点

隣接指の指動脈吻合より中枢での麻酔であるため循環障害の心配がない。
(長岡正弘. 手指神経ブロック. 龍順之助編. 整形外科医のための局所麻酔法・ブロック療法ABC. 東京：メジカルビュー社；2011. p.76-81 より引用)

b. 必要器具および薬物

① 25Gあるいは27Gディスポーザブル注射針
② 5 ml あるいは 10 ml ディスポーザブル注射器
③ 1％メピバカインまたは1％キシロカイン1〜2 ml（アドレナリン添加の局所麻酔薬は循環障害を生じる危険性があるので禁忌である）
④ 消毒セット

c. 体位および手技

仰臥位または坐位でブロックを行う。針の刺入時に痛みを伴い，腕を動かすことがあるので腕の固定には注意を要する。針先が動くと，神経損傷の危険性がある。

Oberst麻酔法（指間背側からのブロック）と総指神経ブロック（手掌側を走行する指神経をブロックする）がある。

① Oberst麻酔（図26）

片側の指間背側より背側指神経部に局所麻酔薬を注入し，その後針を掌側に進めて掌側指神経をブロックする。循環障害を防ぐために，両側のブロックは禁忌である。

② 総指神経ブロック（図26）

掌側を走行する指神経を掌側からブロックする。循環障害の心配が少なく，より確実な効果が得られる。

d. 適応

①指や爪の損傷の処置
②指の化膿性疾患の処置
③DIP関節，PIP関節損傷の処置

e. 合併症

①指の循環障害：指の両側のブロックを行わないこと。アドレナリン添加の局所麻酔薬を用いない。
②化膿性疾患では，感染部位の拡大に注意する。

【文　献】

1) Moore KL, Daiiey AF．三叉神経．佐藤達夫，坂井建雄監訳．臨床のための解剖学．東京：メディカルサイエンスインターナショナル；2008. p.1112-27.
2) 宮崎東洋．三叉神経末梢枝ブロック．ペインクリニック 2011；32：S50-2.
3) Kulenkampff D. Die anaesthesierung des plexus brachialis. Zentralblatt Chir 1911；38：1337-46.
4) Buruham PJ. Simple regional nerve block for surgery of the hand and forearm. J Am Med Assoc 1959；169：941-7.
5) Winnie AP. Interscalene brachial plexus block. Anesth Analg(Cleve) 1970；49：455-66.
6) Boezaart AP．近位腕神経叢：応用解剖学．山下正夫，大久保直光訳．末梢神経ブロックカラーアトラス．東京：エルゼビア・ジャパン；2009.
7) Benumof JL. Permanent loss of cervical cord function associated with interscalene block performed under general anesthesia. Anesthesilogy 2000；93：1541-4.
8) 小林康夫，吉川修身．全身麻酔下に神経刺激法で行った斜角筋間ブロック後に生じた頸髄損傷．日臨麻会誌 2009；29：294-9.
9) 原かおる，豊田浩作．腕神経叢ブロック・斜角筋間アプローチ．佐倉伸一編．周術期超音波ガイド下神経ブロック．東京：真興交易医書出版部；2011. p.185-210.
10) Winnie AP．腕神経叢ブロックの斜角筋間血管周囲法．川島康夫，佐藤信博訳．腕神経叢ブロック．東京：真興交易医書出版部；1988. p.167-88.
11) 湯田康正．透視下腕神経叢ブロック，椎間関節ブロック．カレントテラピー 1992；10：2317-23.
12) 湯田康正．整形外科医のための神経ブロック療法．日整会誌 1994；68：62-71.
13) Winnie AP．腕神経叢と周囲組織との関係．川島康夫，佐藤信博訳．腕神経叢ブロック．東京：真興交易医書出版部；1988. p.47-65.
14) 多久島匡登，長沼芳和，塩谷正弘．透視下腕神経叢ブロック．塩谷正弘編．図説ペインクリニック．東京：真興交易医書出版部；2000. p.167-71.
15) O'Donnell BD, Iohom G. An estimation of the minimum effective anesthetic volume of 2% lidocaine in ultrasound-guided axillary brachial plexus block. Anesthesiology 2009；111：25-9.
16) O'Donnell B, Riordom J, Ahmad I, et al. Brief reports：a clinical evaluation of block characteristics using one milliliter 2% lidocaine in ultrasound-guided axillary brachial plexus block. Anesth Analg 2010；111：808-10.
17) Spence BC, Site BD, Beach ML. Ultrasond-guided musculocutaneous nerve block：a description of a novel technique. Reg Anesth Pain Med 2005；30：198-201.

18) Remerand F, Laulan J, Couvret, et al. Is the musculocutaneous nerve really in the coracobrachialis muscle when performing an axillary block? An ultrasound study. Anesth Analg 2010 ; 110 : 1729-34.
19) 大瀬戸清茂．肋間神経ブロック．若杉文吉監．ペインクリニック―神経ブロック法（第2版）．東京：医学書院；2000. p.92-5.
20) 井関明生，塩谷正弘．肋間神経ブロック．塩谷正弘編．図説ペインクリニック．東京：真興交易医書出版部；2000. p.172-8.
21) 岡田　弘．肋間神経ブロック．ペインクリニック 2006；27: S449-56.
22) 川井康嗣，原田英宣．橈骨神経，正中神経，尺骨神経ブロック．ペインクリニック 2011；32：S335-41.
23) 橋本　篤．末梢神経ブロック・上肢．小松　徹，佐藤　裕，白神豪太郎ほか編．新・超音波ガイド下区域麻酔法．東京：克誠堂出版；2012. p.210-3.
24) 小林芳幸，塩谷正弘．四肢末梢神経ブロック．塩谷正弘編．図説ペインクリニック．東京：真興交易医書出版部；2006. p.189-204.
25) 綾部敬生，伊藤恵康．手関節での正中・橈骨・尺骨神経ブロック．龍順之助編．整形外科医のための局所麻酔法・ブロック療法 ABC．東京：メジカルビュー社；2011. p.57-63.
26) 長岡正宏．手指神経ブロック．龍順之助編．整形外科医のための局所麻酔法・ブロック療法 ABC．東京：メジカルビュー社；2011. p.76-81.

（世良田　和幸）

CHAPTER III

局所麻酔の偶発症とその対処法

はじめに

　手術や処置施行時には局所麻酔を必要とする．その際，心血管，中枢神経，呼吸器，消化器，皮膚にショック，意識障害，振戦，痙攣などの臨床症状（表1，2）を呈する偶発症を来すことがある．ひとたび局所麻酔中に偶発症を来した場合，手術時間，手術成績，ひいては患者の生命予後にも影響を及ぼしかねない．
　局所麻酔における偶発症の発生機序は，①局所麻酔薬自体の毒性，②局所麻酔薬による過敏反応，③局所麻酔薬自体が原因でないものの3型に分類される．①局所麻酔薬自体の毒性は，局所麻酔薬中毒と呼ばれ，用量依存性に中枢神経，心血管などに影響を及ぼす．②局所麻酔薬による過敏反応は，局所麻酔薬に感受性のある特定症例で用量非依存性に認められる反応で，局所麻酔

表1　局所麻酔の偶発症による臓器別臨床症状

臓器	臨床症状
皮膚	蕁麻疹等の皮膚症状，顔面紅潮，掻痒，浮腫
消化器	悪心・嘔吐，腹痛，下痢，
呼吸器	嗄声，咳嗽，喘鳴，呼気延長，呼吸困難
中枢神経	眠気，不安，興奮，霧視，眩暈
心血管	血圧低下，動悸，息切れ

表2　局所麻酔の偶発症による臨床症状

	臨床症状
ショック	血圧低下，頻脈，悪心，冷汗，顔面蒼白，チアノーゼ，冷感，手足のしびれ，耳鳴り，動悸，呼吸困難，胸内苦悶，息切れ，胸苦しさ
意識障害	悪心・嘔吐，食欲不振，倦怠感，眠気，不安，ぼんやりする，よろめく，霧視，眩暈，興奮，怒りっぽい，眼の前が暗くなり意識が薄れる，意識レベルの低下，失神，意識消失
振戦	舌のしびれ，ふらつき，頭痛，手足の震え，耳鳴り
痙攣	下肢コントロール不能，筋肉の付随現象

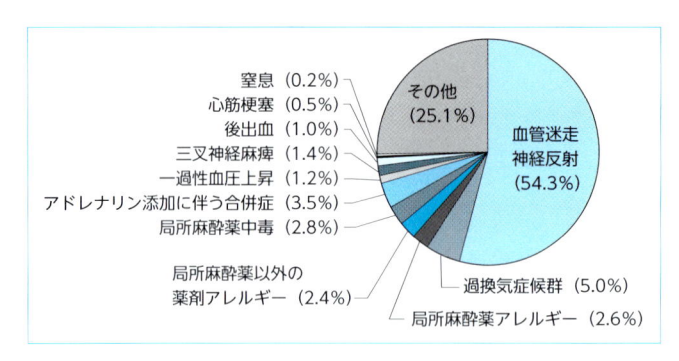

図1 局所麻酔による偶発症の割合

（澁谷 徹．歯科治療時に生じる全身偶発症の防止対策．松本歯学 2007；33：1-9 より引用）

薬アレルギーと呼ばれる。③局所麻酔薬自体が原因でないものには，血管迷走神経反射，過換気症候群，内因性交感神経刺激による症状などの心因性反応，機械的神経損傷による知覚神経障害，血管障害による出血などの麻酔手技の医療行為自体によるものが含まれる。

しかし，局所麻酔における偶発症の原因を臨床の現場で明確に鑑別することは困難である。そのため，局所麻酔薬による異常反応の既往歴が問診で確認された場合には，安易に局所麻酔を選択施行すべきではない。

本章では，局所麻酔における偶発症のうち，頻度の高い血管迷走神経反射，過換気症候群，局所麻酔薬アレルギー（図1）に焦点を絞り，それらの臨床症状，原因，対処法，予防などについて記載した。なお，局所麻酔薬中毒，アドレナリン添加に伴う偶発症については，続章を参照していただきたい。

1　局所麻酔薬アレルギー

a．Ⅰ型アレルギー

GellとCoombs分類のⅠ型（即時型）アレルギーは，抗原が，肥満細胞や好塩基細胞に付着している特異的免疫グロブリンE（immunoglobulin E：IgE）抗体分子と結合し，ヒスタミン，ロイコトリエン，トロンボキサン，キニン，プロスタグランディン，血小板活性化因子などの化学伝達物質（ケミカルメディエーター）が放出され，種々の反応を生じる。肺では気管支痙攣，上気道浮腫，粘液分泌，好酸球増多，心臓では冠血管拡張，陰性の心筋変力作用，末梢血管では血管拡張，浮腫，透過性の亢進を引き起こす。Ⅰ型アレルギーには，局所麻酔薬[1]〜[22]，抗生物質，鎮痛薬，消毒液などによるさまざまな薬物アレルギーのほか気管支喘息（アトピー型），アレルギー性鼻炎，蕁麻疹，食物アレルギー，ラテックスアレルギー[23]〜[26]などがある。

b．発生頻度

局所麻酔薬によるアレルギー反応の発現頻度は数万から数千万分の1とされ，発現頻度が数万分の1とされる静脈麻酔薬，血管造影剤に比較して低い[27][28]。

局所麻酔薬による偶発症の大部分は，歯科領域で報告されている[4]〜[7]。しかし，局所麻酔中の

偶発症のほとんどは，血管迷走神経反射，過換気症候群，心因性反応，局所麻酔薬中毒であり，局所麻酔薬アレルギーが原因となるのはわずかである（図1）。

c. アナフィラキシー

アナフィラキシー（anaphylaxis）[1)2)]は，I型アレルギー反応の一つで，ヒトや哺乳類において，抗原の摂取，皮膚への接触，注射，吸入により惹起される急性の呼吸困難，ショックなどの全身性かつ重篤な病態である。ギリシャ語で，ana（反抗して）とphylaxis（防御）を語源とする。

d. 局所麻酔薬によるアナフィラキシー

プロカイン（ノボカイン®，オムニカイン®），テトラカイン（テトカイン®），コカイン（コカイン®）などのエステル型局所麻酔薬のアナフィラキシーの発症頻度は，アミド型局所麻酔薬による発症頻度に比較して高い。エステル型局所麻酔薬は，血漿中のコリンエステラーゼで加水分解され，腎から排泄される。その分解産物の1つであるパラアミノ安息香酸（para-aminobenzonic acid：PABA）が，高い抗原性を持ち，抗体産生やTリンパ球の感作を促すため，アレルギー反応を起こしやすい。

リドカイン（キシロカイン®），ブピバカイン（マーカイン®），メピバカイン（カルボカイン®），ジブカイン（ネオペルカミン®）などのアミド型局所麻酔薬は，肝で分解されて，腎から排泄される。分解はエステル型より遅いが，アミド型局所麻酔薬そのものや代謝産物によるアレルギー反応は極めて少ない。

防腐剤として添加されているメチルパラベン（methyl-p-hydroxy-benzonate）が，PABAと化学構造が類似しているため，強い交叉抗原性を示し，アレルギー反応の原因となる。メチルパラベンは，キシロカイン®注射液0.5，1，2％，キシロカイン®液4％，キシロカイン®ゼリー2％，キシロカイン®ビスカス2％に含まれているが，キシロカイン®注ポリアンプ0.5，1，2％，キシロカイン®ポンプスプレー8％には含まれていない。また，メチルパラベンは，多くの医薬品，食品，化粧品，石鹸，クリーム，ローションなどの一般用（over the counter：OTC）医薬品に含有されており，知らない間に感作されている可能性がある。また，局所麻酔薬に抗酸化薬のピロ亜硫酸ナトリウムが添加されていることがあり，アレルギー反応を示すことがある。

なお，炎症，湿疹，潰瘍などの病変部では特に感作されやすい。

e. アナフィラキシーの臨床症状

アナフィラキシーの臨床症状は，IgEとC3，C4，C5のアナフィラトキシンの反応が関与する。局所麻酔薬投与直後から数分以内，1時間以内に発症することが多い。発症すれば臨床症状（表3〜5）は激烈で，進行が早く，重篤であることが多い。

身体の別器官の組織で肥満細胞や好塩基球から遊離（脱顆粒）したヒスタミンをはじめとしたケミカルメディエーターは，血流などを介してほかの部位に運ばれ，気管，気管支，細気管支の収縮や痙攣と，これに伴う喘鳴や呼吸困難，また消化器では腹痛，さしこみ，嘔吐，下痢などの胃腸症状を引き起こす（図2）。さらに，ヒスタミンは細動脈の血管拡張とこれに伴う血圧低下，また血流から組織への体液漏出とこれに伴う血流量低下を引き起こし，ショック症状を呈する。体液が肺胞に漏出し，肺水腫を引き起こすこともある。喉頭浮腫による気道閉塞，血圧低下，心停止などから死亡に至ることもある。

表3 アナフィラキシーの症状・所見と発現率

症状・所見	発現率
皮膚所見	90%
蕁麻疹および血管浮腫	85～90%
紅潮	45～55%
皮疹のない搔痒	2～5%
呼吸器症状	40～60%
呼吸困難，喘鳴	45～50%
上気道浮腫	50～60%
鼻炎	15～20%
眩暈，失神，血圧低下	30～35%
消化器症状	
悪心・嘔吐，腹痛，下痢	25～30%
その他	
頭痛	5～8%
胸骨下痛	4～6%
痙攣	1～2%

(Joint Task Force on Practice Parameters ; American Academy of Allergy, Asthma and Immunology ; American College of Allergy, Asthma and Immunology ; Joint Council of Allergy, Asthma and Immunology. The diagnosis and management of anaphylaxis : an updated practice parameter. J Allergy Clin Immunol 2005 ; 115 : S483-523 より引用)

表4 臓器別アナフィラキシーの臨床症状

臓器	臨床症状
皮膚	紅潮，膨疹状の発疹，掻痒，広範囲で時に全身の蕁麻疹，顔面浮腫，時に全身の血管性浮腫
呼吸器	胸内苦悶，喉頭や胸部の絞扼感，呼吸困難感，口腔内や咽頭，喉頭，声門上気道粘膜浮腫，気管支攣縮による気管支喘息，喘鳴，呼吸停止
消化器	悪心・嘔吐，腹痛，下痢
循環器	めまい，耳鳴り，気分不良，眠気，便意，尿意，眼前暗黒感，血圧低下，脈拍触知不能，頻脈，徐脈，末梢血管虚脱，動悸，顔面蒼白，冷汗，失禁，意識障害，全身痙攣，不整脈，心停止

表5 アナフィラキシーの重症度分類（Müller の分類）

	症状
Ⅰ度	皮膚症状（全身の蕁麻疹，掻痒感），不安感
Ⅱ度	消化器症状（悪心・嘔吐，腹痛），全身の浮腫，喘鳴，胸部圧迫感，眩暈
Ⅲ度	呼吸器症状（喘鳴，嗄声，言語不明瞭），嚥下困難，意識障害，錯乱状態
Ⅳ度	循環器症状（血圧低下，チアノーゼ），失禁，意識消失

f. アナフィラキシーショック

　ほんの僅かな抗原でも生死に関わるアナフィラキシー反応を引き起こすことがあり，アナフィラキシーショックと呼ばれる．外来抗原に対する過剰な免疫応答が原因で，抗原が肥満細胞や好塩基球表面の IgE と結合してケミカルメディエーターが全身に放出され，毛細血管拡張を引き起こすためにショックに陥る（図2）．ハチ毒，食物，薬物などが原因となることが多い．そのほか，

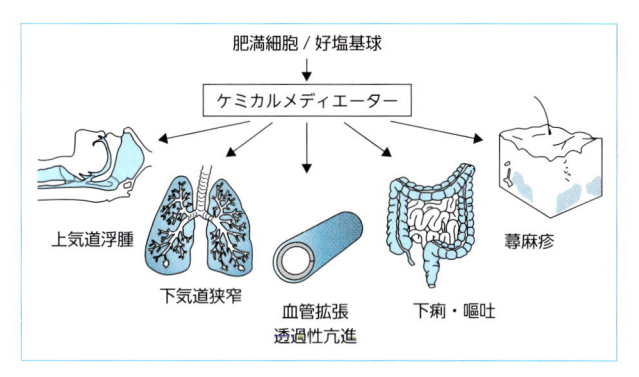

図2 アナフィラキシーの反応と関連症状
(中 敏夫.「院内救急対応マニュアル―有害事象発生時の緊急処置」リドカイン局所麻酔時に発生したアナフィラキシー・ショック. 医療の質・安全学会誌 2010;5:336-9より引用)

ラテックスアレルギー，口腔アレルギー症候群，食物依存性運動誘発性アナフィラキシーなどの特異的なアレルギーが，アナフィラキシーショックを引き起こす場合がある。

g. アナフィラキシー様反応

IgEを介さず，抗原による直接的な肥満細胞や好塩基球の脱顆粒，ヒスタミン遊離，活性化作用によってI型類似作用を示す反応があり，アナフィラキシー様反応(anaphylactoid reaction)と呼ばれる[14]。アナフィラキシー様反応の代表例として，造影剤アレルギーがある。ただし，IgEを介して肥満細胞や好塩基球が脱顆粒して起こるアナフィラキシーと臨床的に区別することは難しい。

h. 2相性アナフィラキシー

アナフィラキシー発症直後に治療を行い，症状の軽減後，抗原が投与されていないにも関わらず，数十分から数時間後に，症状が再度，発現し，二峰性の経過をとる反応がしばしば認められ，2相性アナフィラキシー（biphasic anaphylaxis）と呼ばれる。それゆえ，一度，アナフィラキシーショックを発症したならば，院内で約8時間，重症例では24時間経過観察する必要がある。

i. 検査

薬物アレルギー反応の疑いがある場合，原因薬物を同定し，反応の機序を確認する必要がある（図3）。検査は，発症直後から24時間以内に行う反応の機序を確認するための検査と，発症後6週間以後に行う原因薬物同定のための検査に分かれる。アナフィラキシーならば，免疫学的機序に基づいており，薬物に対する特異抗体が存在し，再投与によりアナフィラキシーを呈する。

血清学的検査として，好酸球，好塩基球，リンパ球などの白血球分画，ヘマトクリット，血中IgE抗体価，ヒスタミン，トリプターゼ，補体溶血反応，C1エステラーゼインヒビター，C3，C4，C5，免疫グロブリンの検査を行う。

ヒスタミンをはじめ多くのケミカルメディエーターは半減期が短いため，ショックの改善時に，血中での存在を証明することは難しい。しかし，ヒスタミンの代謝産物であり，尿中に排泄され

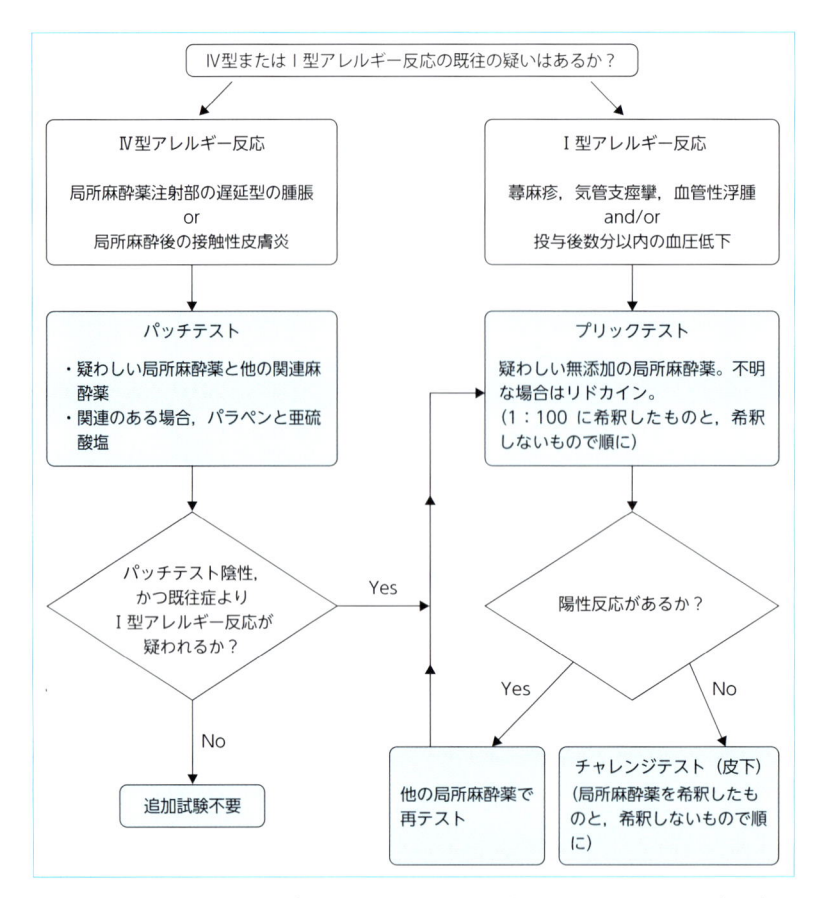

図3　局所麻酔薬にアレルギー反応の既往のある患者に対する評価のアルゴリズム

(Thyssen JP, Menné T, Elberling J, et al. Hypersensitivity to local anaesthetics--update and proposal of evaluation algorithm. Contact Dermatitis 2008 ; 59 : 69-78 より引用)

ミニ知識① Ⅳ型（遅延型）アレルギー

　GellとCoombs分類のⅣ型（遅延型）アレルギーは，抗原により特異的に感作されているリンパ球が介在して起きる反応で，薬物投与から24～48時間後に発症する。感作リンパ球は化学遊走物質を放出し，他のリンパ球や単核細胞を集簇させ，細胞・組織の炎症，障害を起こす。抗体には介在されない。皮膚炎様症状を呈するが，他の症状を示さないことが多い。通常，皮膚症状は自然に消退する。代表疾患には，アレルギー接触性皮膚炎がある。

　Ⅳ型アレルギーの確認検査にはパッチテストが用いられる。添付試験用絆創膏や試験薬を染み込ませたガーゼなどを貼付し，48時間後に取り除き，紅斑，浮腫，水泡などの有無により判定する検査法である。なおパッチテストは，アレルギー接触性皮膚炎の原因薬物検索には役立つが，アナフィラキシーの検討のための価値はほとんどない。

る N-メチル-ヒスタミンや，肥満細胞や好塩基球が脱顆粒を起こしたときにのみ血中に放出される特異的な中性プロテアーゼであるトリプターゼは半減期が比較的長く，反応発症後数時間は検出できる濃度を保っている。

　in vitro 検査として，放射線免疫吸着試験（radioallergosorbent test：RAST）による特異的 IgE 抗体価の測定，好塩基球脱顆粒試験（human basophil degranulation test：HBDT），リンパ球ヒスタミン遊離試験（lymphocyte histamine release test：LHRT），細胞抗原刺激試験（cellular antigen stimulation test：CAST），薬剤リンパ球刺激試験（drug lymphocyte stimulation test：DLST），リンパ球幼弱化試験（lymphocyte transformation test：LTT）などがある。IgE-RAST は，抗原と結合したペーパーディスク粒子に患者血清を加え，この中の特異的 IgE 抗体を抗原に結合させ，さらにアイソトープで標識した抗 IgE 抗体を加えて，その結合能を測定することにより，患者血清中の IgE 抗体量を測定する検査である。感度は後述する皮膚試験より劣るが，採血だけで複数の抗原に対する検査を行うことが可能で，アナフィラキシーなどの危険性はない。

　アナフィラキシーが予測される場合，*in vivo* 検査として，プリックテスト（穿刺試験あるいは皮下試験），スクラッチテスト（掻皮試験），段階的増量チャレンジテストの皮膚試験がある。アレルギー発症例に対する皮膚試験は，発症 6 週間以降に行うことが推奨されている。皮膚試験前 72 時間は抗ヒスタミンの服用を中止する。

　プリックテストは，メチルパラベンを含む局所麻酔薬と含まない局所麻酔薬の両者で行う。同時に，皮膚描記症を除外するために生理食塩水を同量投与し negative control とする。また，ヒスタミン溶液 0.01 mg/dl を同量投与し positive control とする。10 mm 以上の膨疹が 30 分以上持続するものを陽性と判断する。薬理学的直接作用と免疫学的機序によるヒスタミン遊離の両者において陽性を示す。

　スクラッチテストは，感作リンパ球の抗原認識に基づくヒスタミン遊離を反映しており，プリックテストに比較して手技的に容易で安全で感度が高いとされる。プリックテスト同様に局所麻酔薬の希釈液あるいは原液を，皮膚に滴下あるいは塗布し，ツベルクリン針または消毒した木綿針で局所麻酔薬を通した皮膚表面にできるだけ平行に出血しない程度に軽く刺入し，少し持ち上げるようにしながら深さ 1 mm 引っ掻いて行う検査である。10～20 分後に判定し，5 mm 以上の膨疹，または 10 mm 以上の発赤のいずれか，または対照の 2 倍以上の膨疹や発赤があれば陽性と判断する。ただし，アドレナリンの作用により，陽性皮膚反応が隠されることがあるので，アドレナリン添加の局所麻酔薬は使用しない。

　段階的増量チャレンジテスト[29]は，試験前には，プラセボとして生理食塩水 2 ml を皮下注射する。次に，局所麻酔薬の原液を 1,000 あるいは 100, 10 倍に希釈した局所麻酔薬 0.01～0.1 ml を低濃度の希釈液順に皮下注射し，アレルギー反応が出現したところでチャレンジテストを中止とし，陽性と判断する検査である。

　くしゃみ，鼻水の有無の鼻粘膜反応，眼粘膜反応，口腔粘膜反応をみる誘発検査もある。実際に使用する局所麻酔薬を使用部位に皮内注射し，数分の経過観察ののち，注射やブロックを施行する方法もある。

　皮膚試験では，検査目的に投与した少量の局所麻酔薬でも，重篤なアナフィラキシーを発症させ，同時に感作される危険性がある。心停止例の報告もある[3]。皮膚試験に異常がなくても，投与により症状が出現することがある。

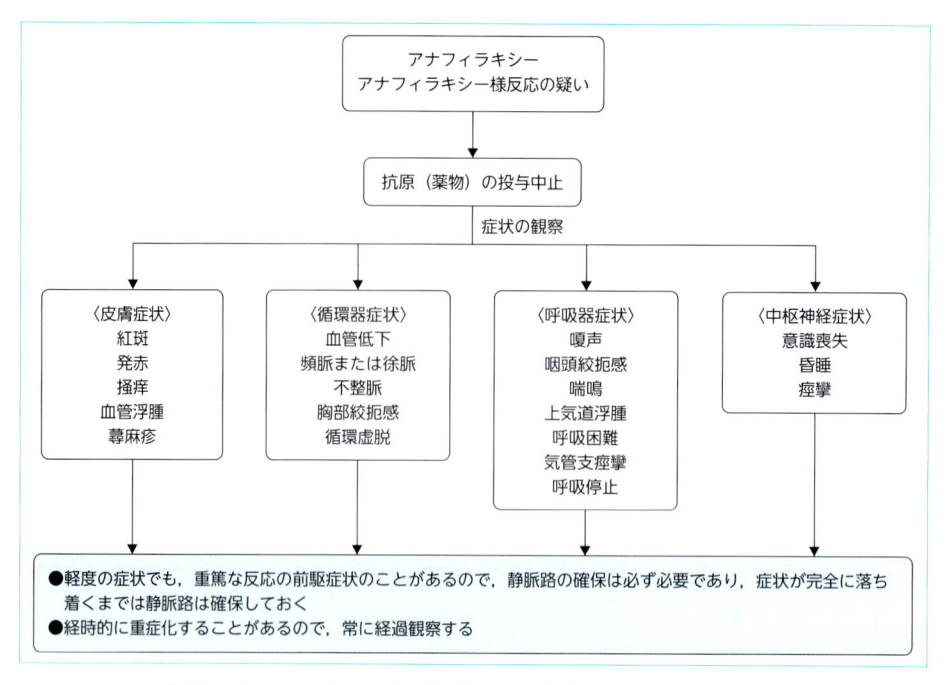

```
                    ┌─────────────────────┐
                    │  アナフィラキシー      │
                    │ アナフィラキシー様反応の疑い │
                    └──────────┬──────────┘
                               ↓
                    ┌─────────────────────┐
                    │   抗原（薬物）の投与中止   │
                    └──────────┬──────────┘
                             症状の観察
```

〈皮膚症状〉
紅斑
発赤
掻痒
血管浮腫
蕁麻疹

〈循環器症状〉
血管低下
頻脈または徐脈
不整脈
胸部絞扼感
循環虚脱

〈呼吸器症状〉
嗄声
咽頭絞扼感
喘鳴
上気道浮腫
呼吸困難
気管支痙攣
呼吸停止

〈中枢神経症状〉
意識喪失
昏睡
痙攣

- 軽度の症状でも，重篤な反応の前駆症状のことがあるので，静脈路の確保は必ず必要であり，症状が完全に落ち着くまでは静脈路は確保しておく
- 経時的に重症化することがあるので，常に経過観察する

図4　アナフィラキシーの臨床症状から対処法に至るフローチャート
(光畑裕正．アナフィラキシーの治療と機序：局所麻酔薬アレルギーを中心に．日歯麻会誌 2003；31：235-44 より引用)

j. 対処法 (図4～7)

ただちに，抗原と思われる薬物の投与を中止する．また，手術や処置中であれば中止する．同時に，複数の医療従事者を迅速に集める．

水平仰臥位にし，両下肢を挙上する．心電図，血圧計，経皮的動脈血酸素飽和度測定器（パルスオキシメータ：Sp_{O_2}）などの生体情報モニターを装着する．ショック状態では，観血的動脈圧をモニターする．

気道を確保し，十分な酸素を吸入させる．

500～1,000 ml/時間の大量輸液で，循環血液量の維持を図る．アナフィラキシーショックにおいては，末梢血管拡張と毛細血管透過性亢進による循環血漿の血管外組織への漏出が起こり，有効循環血液量が減少している．数 l に及ぶ補液が必要なこともある．

心筋抑制が強ければ，β刺激薬であるアドレナリン（ボスミン®）0.2～0.5 mg 皮下もしくは筋肉内投与を行う．あるいは，アドレナリン，α遮断薬であるノルアドレナリン（ノルアドレナリン®）0.1～0.2 mg を静脈内投与する．反応が悪ければ2～5分ごとに追加投与を行い，最大1 mg まで投与する．小児の場合は 0.01 mg/kg ずつ，最大 0.3 mg/kg 投与する．

冠動脈疾患，心疾患の既往のある患者では，不整脈が発現しやすい．アナフィラキシーショックにおいては，左室収縮機能の低下がみられることがあり，左心不全に対しては，アドレナリンのほか，ドパミン（カタボン®），イソプロテレノール（プロタノール®）の投与が効果的である．

全身性蕁麻疹や血管性浮腫の場合，H_1 受容体拮抗薬であるプロメタジン（ヒベルナ®，ピレチア®），ジフェニルピラリン（ハイスタミン®），ジフェンヒドラミン（レスタミン®，ベナスミン®，レスミン®）を投与する．H_2 受容体拮抗薬であるシメチジン（タガメット®）やラニチジン（ザン

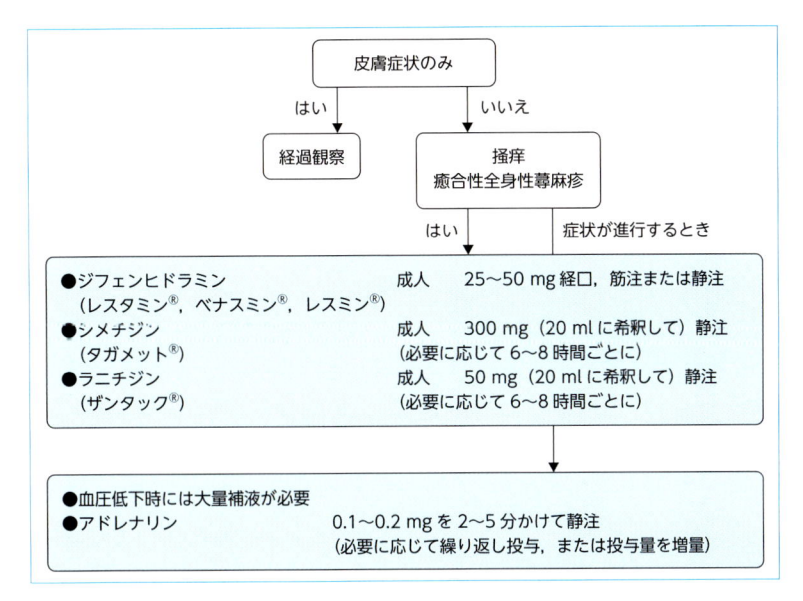

図5 皮膚症状を呈するアナフィラキシーに対する対処法のフローチャート
(光畑裕正．アナフィラキシーの治療と機序：局所麻酔薬アレルギーを中心に．日歯麻会誌 2003；31：235-44 より引用)

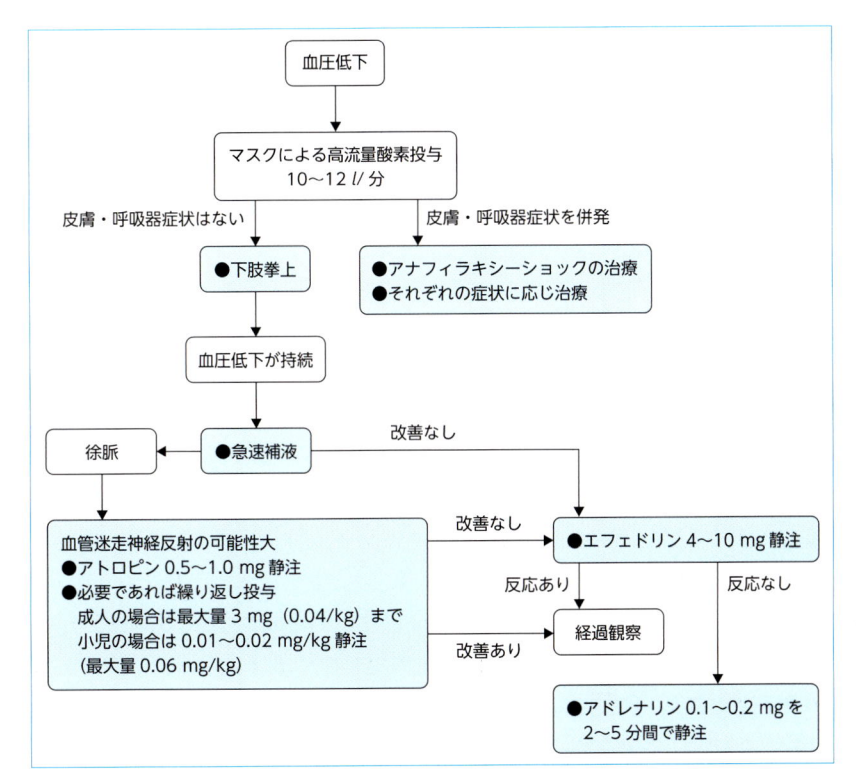

図6 血圧低下を呈するアナフィラキシーに対する対処法のフローチャート
(光畑裕正．アナフィラキシーの治療と機序：局所麻酔薬アレルギーを中心に．日歯麻会誌 2003；31：235-44 より引用)

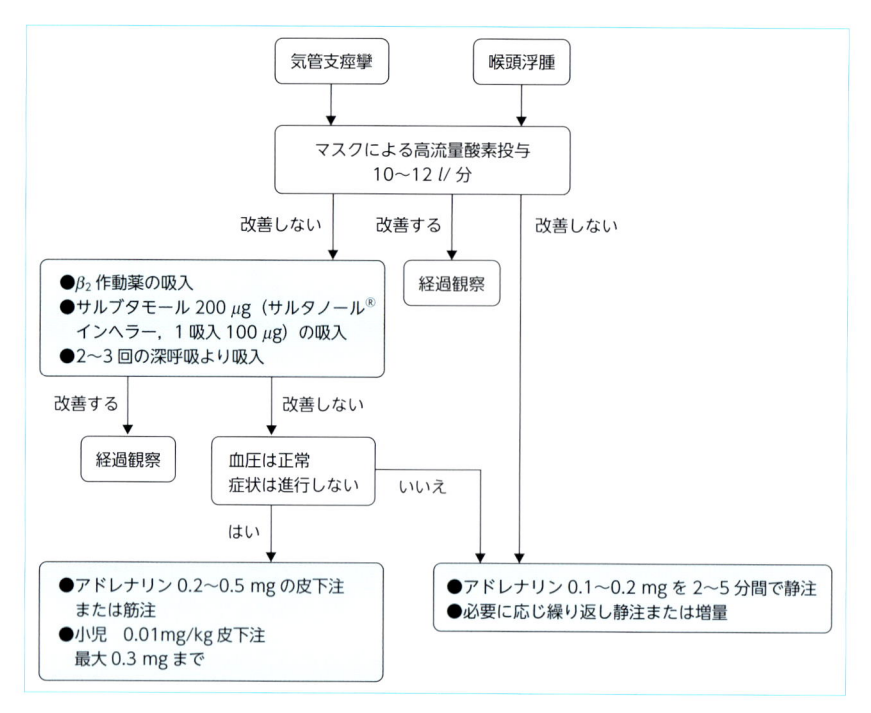

図7 呼吸器症状を呈するアナフィラキシーに対する対処法のフローチャート
(光畑裕正. アナフィラキシーの治療と機序:局所麻酔薬アレルギーを中心に. 日歯麻会誌 2003;31:235-44 より引用)

タック®)を併用することも多い。H₁受容体拮抗薬やH₂受容体拮抗薬の投与は，その時点ですでに放出されているヒスタミンを抑制拮抗することはできない。つまり，投与時点で出現している症状を緩和することはできない。投与以降のヒスタミンの遊離を抑制することができる。

　気管支攣縮に対しては，気管支喘息と同様に，アミノフィリン(ネオフィリン®)の持続静脈内投与，β刺激薬であるサルブタノール(サルタノール®，ベネトリン®)の吸入を行う。併用使用時には，心室性期外収縮などの不整脈の発症に注意する。気管支痙攣による低酸素血症は心循環障害を増悪するため，速やかな酸素投与が必要である。

　ステロイドホルモンは効果出現までに時間を要するので救急では使えない。ただし，遷延性や二峰性の後半の反応を予防するために，ステロイドを用いることはある。ステロイドホルモンの大量投与として，ヒドロコルチゾン(ソル・コーテフ®)1〜2 mg/kgを6時間ごとに投与することが多い。また，メチルプレドニゾロン(ソル・メドロール®)1,000 mg/日を3日間，プレドニゾロン(プレドニン®)60 mg/日を投与することもある。

　あとは，二次救命処置(advanced cardiovascular life support:ACLS)を行う。心肺停止状態であれば，気管挿管，気管切開，輪状甲状膜穿刺などの気道確保，人工呼吸，心マッサージ，心肺蘇生処置が必要となる。

k. 予防

　アレルギーを予測することは困難である。アレルギーの既往歴，家族歴などの問診により，アレルギー反応を示した食物や薬物の種類，臨床症状，程度，対処法などを詳細に把握する[30]。化学構造が類似している薬物に対する交叉反応としてアナフィラキシーが生じることがある。

ミニ知識② エピペン®

アナフィラキシーの症状が出た場合，即座に用いられるアドレナリンの自己注射薬である。0.15 mg あるいは 0.3 mg を筋肉内投与する。$β_2$ 作用により肥満細胞や好塩基球の脱顆粒を抑制する働きがある。皮下投与では血管が収縮するので作用が遅くなる。希釈しにくいので，静脈内投与には向かない。アドレナリンは 10 分ほどで効果が出るので，反応がなければ 2～3 回繰り返すことが必要な場合もある。

コラム

文部科学省や厚生労働省は，エピペン®注射は医師法には触れないとの通達を出している。また，学校においては，児童・生徒の保護者から，アナフィラキシー対応のエピペン®を預かるケースが多くなっている。しかし最近，小学校の給食でアナフィラキシーショック症状を訴えた児童に対して，学校側の理解不足により，保護者から預かっていたエピペン®の使用が遅れたことが判明しており，学校の危機管理のあり方が問題視されている。

ミニ知識③ 降圧薬

高血圧に対して，降圧薬，特に β 遮断薬，まれに α 遮断薬やアンギオテンシン変換酵素（angiotensin converting enzyme：ACE）阻害薬を服用している患者では，アナフィラキシーの発生頻度が高く，アドレナリンの効果が不十分なため，治療に難渋することがある。降圧薬が化学伝達物質の放出を増大するため，重症化しやすいと考えらえている。

ミニ知識④ グルカゴン

グルカゴン 1 mg をボーラス投与する。効果を見ながら 5 分ごとに 1 mg の追加投与を行っていく。次いで 1～5 mg/時間で持続投与を行う。$β_1$ 受容体複合体を形成する G 蛋白に直接作用してアデニル酸シクラーゼを活性化し，細胞内でのアデノシン三リン酸（adenosine triphosphate：ATP）から環状アデノシンーリン酸（cyclic adenosine monophosphate：cAMP）への産生を促し，細胞内 Ca^{2+} 濃度を上昇させることで，陽性の心筋変力作用と陽性の心筋変時作用があり，効果を発揮する。副作用としては，嘔気，めまい，低カリウム血症，血糖異常などが知られている。ただし，グルカゴンの使用は日本では認められていない。

原則的に最初の薬物投与ではアナフィラキシーは起こらない。しかし，問診上最初であることと，その薬物が投与されたことがないとは同じとはいえない。本人が知らないうちに薬物の侵入を受けている可能性や，市販の薬物や別の薬物にその物質が含まれていた可能性がある。通常，何ら異常を示さなかったときの薬物名を詳細に覚えているとは考え難い。

問診から，アレルギー発症が予測される症例に対して，手術や処置前に，プリックテスト，スクラッチテスト，段階的増量チャレンジテストなどの皮膚試験，パッチテスト，IgE-RAST 検査などを行う。これらのアレルギー検査で陰性となった薬物を選択して使用する。しかし，偽陰性を示している可能性があり，最終的には，実際に薬物を投与してアレルギー反応が生じないか

どうかを確認する。

　局所麻酔薬アレルギーを訴える患者の中には，局所麻酔薬が原因でなく，心理的な要因が強く疑われる症例もある。十分な説明，心理テストを行い，過剰な不安を取り除く。

　アナフィラキシーの発生が予測される場合,あらかじめ抗ヒスタミン薬を投与しておく。また，局所麻酔，手術，処置施行前には，静脈路を確保しておく。局所麻酔薬の注射は，メチルパラベンなどの添加物を含んでいない局所麻酔薬を選択し，アナフィラキシーの出現がないことを確認しながらゆっくり行う。

　アナフィラキシーショックの発現および進行の時間経過は短く，かつ重篤になることが多い。発症後数分以内の適切な治療の有無が予後を左右するため，迅速な治療の開始が必須である。特に，呼吸不全，呼吸停止，循環虚脱を来すような重篤な症状の場合，ショックの発生を常に念頭に置き，局所麻酔施行前に，蘇生に必要な気道確保用の器具，乳酸リンゲル液の輸液製剤，アドレナリンなどの救急薬品を用意し，それらの手技にも習熟しておく。

　局所麻酔薬によるアナフィラキシーの可能性がある場合，皮膚検査や全身麻酔下での手術や処置を考慮し，高次医療機関に紹介する方が賢明といえる。

2　血管迷走神経反射（vasovagal reflex）

a. 別名

　以前は，神経（原）性ショック，脳貧血，疼痛性ショックなどと呼ばれていた[8]〜[10]。また，歯科領域では，デンタルショック[4]〜[7]と呼ばれている。

b. 発症頻度

　局所麻酔の偶発症のうち，最も頻度が高い（図 1）。患者が異常反応を示すとき，まず疑うべき病態である。

c. 発症時期

　発症時期は，局所麻酔薬の注射中と注射直後を合わせて過半数を占める。また，局所麻酔下の手術や処置施行中はいつでも発症し得る。手術や処置後に発症することもある。

　症状の発現と進行は早い。多くは一過性で，2〜3分間で回復する。不可逆的ショックに移行することはまれである。

d. 臨床症状

　一過性の徐脈，血管拡張による血圧低下が，必発の症状である。気分不快，眼前暗黒，脈が遅くなる感じ，めまい，悪心・嘔吐などの自覚症状を訴え，あくび，顔面蒼白，冷汗，四肢冷感，振戦，不穏，周囲への無関心，意識障害，強直性痙攣などの他覚症状を認める。

　意識障害の程度は，応答が鈍くなる程度のものから完全な意識消失，失神までさまざまである。迷走神経の興奮で意識消失した場合は，血管迷走神経失神（vasovagal syncope）といわれる。

　高齢者では徐脈を伴わないことがある。皮膚症状と呼吸器症状は伴わない。血圧の低下が持続し，ショック症状，すなわち重要臓器や組織の機能不全がみられることはまれである。

e．原因

　脱水状態，外傷，不安，恐怖感，緊張などの強い精神的ストレス，医師に対する不信などの感情が根底にあるところに，局所麻酔時の針の刺入による強い痛みなどの肉体的ストレスが誘因となり，迷走神経の興奮，副交感神経の過剰反応をもたらす。

　精神的に緊張しているときや痛みを感じたときは，交感神経が優位な状態となり，血圧の上昇，心拍数の増加，頻脈が認められる。通常，生体はこれを正常に戻そうと，迷走神経，副交感神経が働く。精神的緊張や痛み刺激があまりにも強くなると，自律神経のバランスが崩れ，逆に迷走神経，副交感神経が優位となる。急激に末梢動静脈が拡張する一方で，すぐには代償性に心拍出量増加を伴わず，血圧の低下，心拍数の減少，徐脈が認められる。その後，この血圧低下により，圧受容体反射が生じ，心拍数が増加するとともにカテコールアミンの分泌量が増加し，心拍出量が増加することで，血圧が上昇し，数分で回復する。この一過性に脳血流が低下している間に，意識障害が生じる。

　この逆転現象は誰にでも起こり得る現象である。しかし，逆転現象を生じる精神的ストレスと肉体的ストレスのレベルには個人差があり，その時の状況により一様ではない。

f．対処法

　まず，術者自身が落ち着き，慌てないことである。速やかに，局所麻酔あるいは手術や処置を中止する。

　患者を水平仰臥位にする。脳と心臓を同じ高さにすることにより，脳血流を増加させ，低酸素症を改善させる。両下肢を挙上させ，安静にさせる。下肢から心臓への血液還流が促進され，心拍出量は増加し，回復が早くなる。

　頭を低くしたトレンデンブルグ体位は，脳圧亢進や腹部臓器による胸腔圧迫を来すことから，現在では推奨されていない。

　着衣を緩める。患者に十分に説明し，ゆっくりと深呼吸させ，不安にさせない。酸素 3～6 l/分を吸入させる。

　意識の有無，血圧，心拍数，呼吸数のバイタルサインを測定する。橈骨動脈を触知する。脈を触知できれば収縮期血圧は 60 mmHg 以上あり，緊急性は少ない。

　大部分の症例は，これらの対処法で数分以内に症状は軽快する。しかし，まれに，ショック，心停止を来すことがある。橈骨動脈を触知できなければ，頸動脈を触知する。頸動脈を触知できなければ，臨床的心停止と診断し，ただちに人工呼吸，心マッサージなどの心肺蘇生を行う。

　症状の改善がみられない場合は，静脈路を確保し，急速輸液する。徐脈が持続する場合，副交感神経遮断薬であるアトロピン（アトロピン®）0.25～0.5 mg の静脈内投与を行う。静脈路が確保できなければ，アトロピン 0.5 mg の筋肉内投与を行う。

　低血圧が持続する場合，昇圧薬であるエフェドリン（エフェドリン®）4～10 mg，エチレフリン（エホチール®）1～2 mg を静脈内投与する。静脈路が確保できなければ，エフェドリン 40 mg，エチレフリン 5 mg を筋肉内投与する。

　救急医あるいは救急隊に連絡し，ICU や高次機能病院に搬送する。

> **ミニ知識⑤　アトクイック®**
>
> アトクイック®はプレフィルドシリンジであり，注射器（シリンジ）の中に，アトロピン0.5 mg（1 ml）が封入されている．静脈内投与の際は先端部のキャップをはずして三方活栓から，筋肉内投与の際は注射針を接続してそのまま使用する．いくつかの手順を省略でき，その分，すばやく患者に投与できるので便利である．

g. 予防

　問診によって患者の心身の状態を把握する．誘因となる不安，恐怖感，精神的緊張などの精神的ストレスを軽減させる．患者とコミュニケーションをとり，局所麻酔，手術，処置の内容を十分説明し，余計な不安や苦痛を取り除き，リラックスさせ，安心させる．心身医学的アプローチを行い，相互の信頼関係を確立する．

　心因性反応の既往，神経質，不安の強い患者には抗不安薬の前投与を行う．心電図，血圧，Sp_{O_2} のモニター監視下に，局所麻酔，手術，処置を行う．

　痛み閾値の上昇を防ぎ，無痛あるいは痛みの肉体的ストレスを軽減して，手術や処置を施行する．

　小さな手術や処置であっても，体位は水平仰臥位で行う．立位や座位に比較して，脳血流量を保ちやすく，血管迷走神経反射は起きにくい．

　不安，恐怖感，精神的緊張を軽減するために，静脈内鎮静法，筋肉内鎮静法，亜酸化窒素（N_2O）吸入鎮静法などの精神鎮静法を併用する．不安や恐怖感の強い患者には，より確実な鎮静効果が得られるミダゾラム（ドルミカム®）やプロポフォール（ディプリバン®）による静脈内鎮静法がよい．ただし，鎮痛作用を有する薬物を併用した静脈内鎮静法は多少の鎮痛効果は得られても，強い痛みを除去するほどの効果はない．あくまでも無痛状態は局所麻酔に期待する．

　精神的ストレスの強い患者には，前投薬として手術や処置施行前にジアゼパム（セルシン®）10 mg などの抗不安薬を経口投与する．

h. 痛くない局所麻酔法

　精神的ストレスが持続していることにより，血管迷走神経反射は誘発されやすい．過去の局所麻酔，手術，処置施行時に血管迷走神経反射を経験した患者は，次回の局所麻酔，手術，処置時には以前の記憶からさらに精神的ストレスは高まっていることが多い．同じ内容の局所麻酔，手術，処置を繰り返して行った場合，血管迷走神経反射を生じる可能性は高くなる．

　手術や処置施行の際には，局所麻酔を用いて無痛的に行う必要がある．しかし，局所麻酔薬の注射そのものが患者にとって恐怖になる．特に注射針を用いて局所麻酔薬を注入する局所麻酔では，疼痛を生じる．したがって，血管迷走神経反射の防止のためには，できるだけ痛くない局所麻酔法を選択する必要がある．

　痛くない局所麻酔のためにまずは，局所麻酔前の問診と検査から，全身の評価を行う．患者に適切なインフォームドコンセントを行い，ラポール形成をする．患者によっては，精神鎮静法の適応を検討する．

前処置として注射針の刺入部の皮膚に，表面麻酔用のリドカインテープ（ペンレス®）の貼付や，リドカイン・プロピトカイン配合クリーム（エムラ®クリーム）の塗布を行う。

　患者を水平仰臥位にする。注射前に皮膚をつまんだり，軽くたたいたりすると注射針刺入時の疼痛が軽減する。脊髄の抑制性介在ニューロンを刺激して脊髄から脳へ伝わる痛み刺激のインパルスが減るためと考えられている。

　局所麻酔薬を体温と同温にする。可能な限り細い注射針を用いる。術野の末梢神経の中枢側から注射する。消毒液が乾いてから注射する。刺入点から消毒液が真皮内に入り込み，しみるのを防ぐためである。大きく深呼吸させ，呼気に合わせて穿刺し，呼気に合わせて局所麻酔薬を注射する。1ヵ所の刺入点から扇状に注射針を進め，できるだけ注射針の刺入回数を少なくする。皮下に静かに針を進め，血液の逆流を確認しながら，局所の圧を高めないように，ゆっくり局所麻酔薬を注射する。注入する局所麻酔薬で急激に組織を押し広げないようにする。真皮層に注射すると密で硬い真皮組織が押し広げられて痛む。

　創がある場合，汚染創でなければ，創内から皮下に局所麻酔薬を注射する。炎症部位に局所麻酔を行う際，創部を取り囲むように周囲から注射する field block 法から始める。炎症部位に局所麻酔薬を直接注射すると，炎症部位の組織が押し広げられ，一時的に痛みが増加する。炎症部位の組織は pH が低いために麻酔の作用発現は遅くなる。

　局所麻酔中，できるだけ患者に話しかけ，患者の余計な不安，恐怖感，緊張などの精神的ストレスを取り除く。手術や処置前には，患者に麻酔効果を説明し，患者の不安を取り除く。少量の局所麻酔薬で鎮痛を得るために，麻酔が十分効くのを待ってから，手術や処置を始める。

　血管迷走神経反射の初期症状を見逃さないようにする。

i. 予後

　通常，予後良好である。虚血性心疾患や大動脈弁狭窄症などの基礎疾患が存在する場合は，漫然と対処していると代償不能となり，予後不良となることがある。患者の全身状態によっては，心停止に至った症例もある。

3　過換気症候群

a. 別名

　過換気症候群[4)〜8)10)]は心因性反応の一つである。過呼吸発作，過換気発作とも呼ばれる。

b. 好発年齢

　思春期から中年までに発症しやすく，高齢者は少ない。大半は女性である。過去に複数回，過換気症候群を経験している患者が大部分である。

c. 臨床症状

　まず，呼吸困難感，空気飢餓感，窒息の恐怖などの呼吸器症状を訴える（表6）。次に，めまい，ふるえ，頭痛，知覚異常，筋硬直，意思の疎通困難，意識障害などの中枢神経，筋肉，末梢神経症状を生じる。恐怖感や緊張から，さらに過換気が助長され，悪循環に陥り，パニック状態にな

表6 過換気症候群の臨床症状

臓器	臨床症状
呼吸器	過呼吸,呼吸困難感
中枢神経	頭痛,意識レベルの低下,失神
筋肉	助産婦の手位（carpal spasm）,筋硬直,テタニー様痙攣
末梢神経	口唇周囲や四肢の知覚異常,全身のしびれ感
心臓	動悸,胸痛,頻脈,不整脈,一過性の心電図異常（ST低下,T波逆転,QT延長）
消化器	腹部膨満感,腹痛,悪心

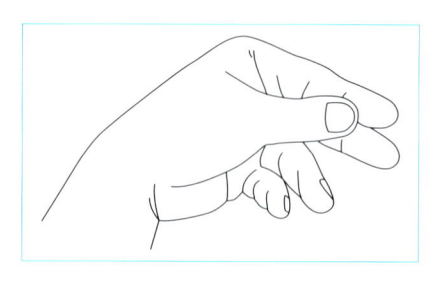

図8 助産婦の手位（carpal spasm）
（宮田利郎,高野伸夫.歯科臨床における偶発症とその対応13 術前・術中の不快症状.歯界展望 2001；98：91-5より引用）

ることが多い。血管迷走神経反射と異なり，完全に意識を失うことはない。

興奮から，血中カテコールアミンが増加することで，血圧は正常かやや上昇し，心拍数が増加する。同時に，心筋の酸素供給量の減少により，動悸，狭心症様の胸痛などの心症状を訴える。不整脈，ST低下，T波逆転，QT延長などの心電図異常を認めることがある。

過呼吸による空気の嚥下により，腹部膨満感，腹痛，悪心・嘔吐などの消化器症状を来すこともある。

pHの上昇で血中カルシウムイオン（Ca^{2+}）濃度が低下し，手足，口の周囲のしびれ感を起こす。特徴的なサインとしては，低Ca^{2+}性テタニーの痙攣発作，いわゆる助産婦の手位（carpal spasm）（図8）が認められる。

d. 原因

局所麻酔，手術，処置に対する不安，恐怖感，緊張などの精神的ストレス，痛み刺激などの肉体的ストレス，さらには逃避願望が引き金となり，呼吸回数30〜60回/分の過換気発作を誘発する[33]（図9）。

過換気状態が持続すると，二酸化炭素が過剰に体外に排出され，動脈血中二酸化炭素分圧（Pa_{CO_2}：正常値40 mmHg）が低下し，血液のpHがアルカリ性に傾き，呼吸性アルカローシスをきたす。呼吸性アルカローシスでは，生体で産生される二酸化炭素量に比較して，肺胞より呼出される二酸化炭素量が過剰となりやすい病態で，酸・塩基平衡障害を招く。Pa_{CO_2}の低下，炭酸水素イオン（HCO_3^-）の低下，pHの上昇により，酸素解離曲線が左方に移動する。組織への酸素供給量が減少すると，脳血流量が減少する。また，脳血管が収縮し，脳血流量は低下する。

血清Ca^{2+}濃度は減少し，末梢神経の被刺激性が亢進し，しびれや筋硬直を生じる。

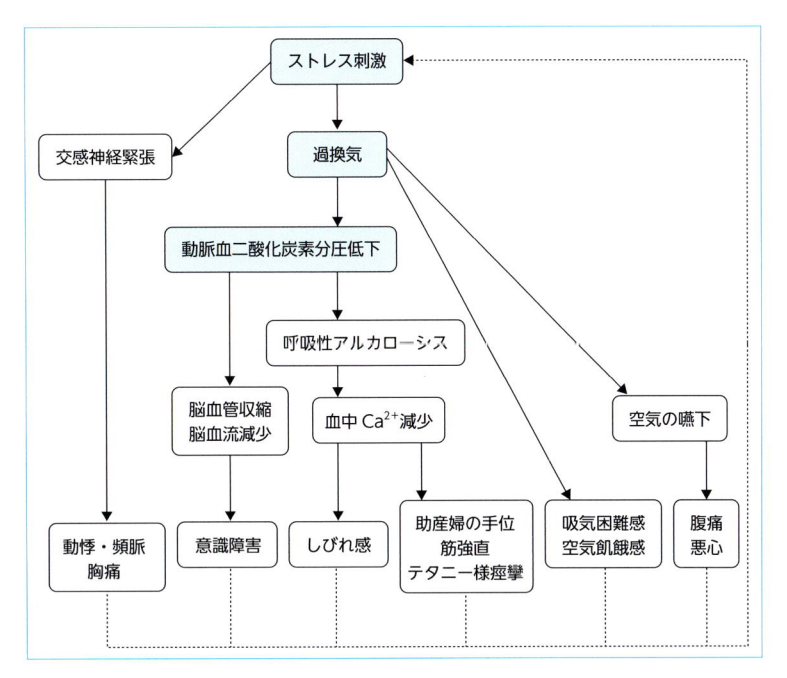

図9 過換気症候群の病態
(佐藤雅仁. 歯科治療中の偶発症とその対策. 岩手医大歯誌 2005；30：146-57 より引用)

　脳幹部呼吸中枢では Pa_{CO_2} 低下を回復させようと，呼吸筋運動を低下させる。患者は，意識しないと呼吸ができず，苦しくなり，興奮，不穏状態に陥りやすい。
　動脈血中酸素分圧（Pa_{O_2}）は，過換気により，軽度上昇している。
　血管迷走神経反射と異なり，すべての人で精神的ストレスが増強することにより，過換気症候群が誘発されるとは限らない。β受容体の感受性亢進患者で過換気が誘発されるとの説もあるが，未だ機序は不明である。

e. 対処法

　過去に複数回，過換気症候群を経験している患者でも，自分で呼吸をコントロールできない。
　患者に病態を十分に説明し，落ち着かせる。着衣を緩める。
　血中の二酸化炭素蓄積の目的に，息こらえや，ゆっくり呼吸するよう指示し，過換気をやめるよう誘導する。
　20 l くらいの大きな紙袋あるいはビニール袋で患者の口鼻を覆い，4～10回/分くらいの呼吸数でゆっくり，深く，規則的な呼吸で，呼気の再吸収（ペーパーバッグ呼吸）を行うよう指導する。いきなり，袋で口と鼻を覆われると患者はパニック状態を引き起こすことがある。この時，小さな紙袋を使用したり，大きな袋でも密閉させたりして呼気を再吸収させると，Pa_{CO_2} 上昇の前に，Pa_{O_2} が低下する。重篤な酸素低下や心筋虚血を併発し，死亡した症例もある。
　酸素投与により過換気症候群が改善したり，悪化したりすることはない。酸素投与がすでに開始されていても，中止する必要はない。むしろ，Pa_{O_2} 低下防止に低流量の酸素投与もしくはあらかじめ袋に酸素を満たした状態での再呼吸法が推奨されている。
　症状が改善されない場合や，パニック状態や痙攣が認められる場合は，抗不安薬であるミダゾ

ラム（ドルミカム®）2〜5 mg，ジアゼパム（セルシン®）5〜10 mg を静脈内投与する。静脈路がなければ，ミダゾラム 5 mg を筋肉内投与する。しかし，過量になれば，抗不安薬よる意識消失，呼吸抑制が現れることがある。

f. 予防

過換気症候群は反復することが多い疾患のため，局所麻酔，手術，処置前の問診が重要である。原因となる不安，恐怖感，精神的緊張などの精神的ストレス，痛みなどの肉体的ストレスの軽減が必要である。

患者とコミュニケーションを十分とり，患者との信頼関係の構築が必要である。

過換気症候群の既往のある患者，精神的ストレスの強い患者では，前投薬としてジアゼパム 10 mg などの抗不安薬を内服させる。

局所麻酔，手術，処置前に，患者の呼吸回数や呼吸の深さ，リズムなどの呼吸状態を観察する。精神鎮静法の併用により，精神的ストレスを軽減できる。ミダゾラムやプロポフォール（ディプリバン®）による静脈内鎮静法は，過換気症候群を防止できる。亜酸化窒素吸入療法は，鼻マスクをあてることにより，逆に息苦しさを感じ，至適鎮静レベルに到達する前に，過換気発作を誘発しやすい。一度，過換気症候群を発症すると亜酸化窒素による鎮静は成功しない。

4 その他の偶発症

その他の偶発症として，局所麻酔薬による神経毒性，心毒性，機械的神経損傷による知覚神経障害，交感神経ブロック（Horner 症候群），骨格筋障害，血管障害による出血，タキフィラキシー，運動神経ブロック，眼球損傷，視覚障害，肺損傷などの他臓器障害，メトヘモグロビン血症，感染，消毒液の誤投与，針刺し事故などがある。

1) 局所麻酔薬による神経毒性

局所麻酔薬を用いた神経ブロックの効果が，時に遷延することがある。末梢神経毒性により一過性に知覚異常が長時間持続することが原因の一つとされる。

局所麻酔薬の神経毒性に与える因子は，局所麻酔薬の種類，濃度，糖添加の有無，血管収縮薬添加の有無の4点が挙げられる。ブピバカインとリドカインは，臨床使用濃度より低濃度で，神経芽細胞腫の細胞死をもたらすとの報告[34]がある。機序として，局所麻酔薬による細胞内のミトコンドリア膜透過性の上昇の関与が示唆されている。

2) 局所麻酔薬による心毒性

局所麻酔薬は，用量依存性に心筋収縮力を抑制する。刺激伝道系に対して，膜電位の脱分極を徐々に生じ，心電図上の PR 間隔延長，QRS 拡大，房室ブロックなどを誘発する。一方向性ブロックとリエントリー現象を時に生じ，心室性頻拍症や心室細動を誘発する。

3) 機械的神経損傷による知覚神経障害

手術翌日以降で，局所麻酔薬の効果が消失後にも，足のしびれ感や違和感などの神経症状が，しばらく残ることがある[9]。穿刺針により直接神経を傷つけた場合のほか，血腫による圧迫，虚血性変化，炎症性変化，保存剤などの添加物も神経損傷を引き起こすことが原因となる。予防するためには，止血・凝固検査を行ったうえで，慎重に穿刺する。

4) 交感神経ブロック (Horner 症候群)

局所麻酔薬は，交感神経をブロックし，血管の緊張を抑制し拡張させる。その結果，血圧が低下したり，心拍数が低下したりする。頸部交感神経出力の機能不全では，眼瞼下垂，縮瞳，無発汗を呈し，Horner症候群と呼ばれる。

5) 骨格筋障害

ブピバカインに比較的特異性が高いと考えられる骨格筋障害の報告が散見される。白内障手術後の遷延する複視，眼球運動障害の原因として，球後神経ブロックに用いられるブピバカインによる外眼筋の麻痺，線維化，骨格筋障害が指摘されている[35]。動物実験においてブピバカインを用いた坐骨神経ブロックで，組織学的に骨格筋障害を発症した報告[36]がある。原因として，細胞内 Ca^{2+} 動態に関する恒常性の破綻へのブピバカインの作用が他の局所麻酔薬より強いことが指摘されている[37]。また，障害機構の一つとして，筋小胞体からの Ca^{2+} 放出を惹起するリアノジン受容体をブピバカインが活性化することが示唆されている[38]。さらに，ミトコンドリアの膜透過性遷移孔 (permeability transition pore：PTP) 開口による酸化的リン酸化の脱共役が示唆されている[39]。

6) 血管障害による出血

針が血管を穿刺し，出血することがある。抗凝固薬や抗血小板薬を服用している患者の場合，重篤な血腫を形成する危険性がある。麻酔前の抗凝固薬や抗血小板薬の服用の有無の問診が必須である。休薬する場合には，処方医との連携が必要となる。

7) タキフィラキシー (tachyphylaxsis)

局所麻酔薬を持続注入したり，頻回投与したりすると，麻酔作用時間が短縮し，無痛領域が狭くなることがあり，タキフィラキシーと呼ばれる。原因は局所のpHの変化が関係するといわれている。

5　局所麻酔の禁忌と注意

局所麻酔の欠点としては，麻酔効果が限定され効果が不確定であること，患者の協力が得られ

ないときがあることが挙げられる。

　高血圧[40]，不整脈，虚血性心疾患，糖尿病，気管支喘息などの基礎疾患を有する患者の局所麻酔では注意が必要である。

1）局所麻酔の禁忌

　局所麻酔薬アレルギーの既往歴，ショック状態，大量出血，敗血症，注射針の刺入点や進路またはその周辺に炎症や感染創[41]のある患者，手術範囲が広く極量に達する局所麻酔薬を必要とする患者は，局所麻酔が禁忌である。

2）局所麻酔の注意患者

　全身状態不良，重篤な心血管系障害，心弁膜症，高血圧症，心刺激伝導障害，呼吸器疾患，肝機能障害，腎機能障害，血液凝固障害，抗凝血薬や抗血小板薬投与中，高齢者，生理機能低下，幼児，妊婦または妊娠の可能性のある患者は，局所麻酔施行にあたって注意が必要である。

3）高血圧，不整脈，虚血性心疾患

　手術や処置のための局所麻酔前は，不安や恐怖感などの精神的緊張で，内因性カテコールアミンが分泌されることで交感神経優位になり，循環変動を来しやすい状態にある[10]。血圧は安静状態に比較して上昇傾向にあり，麻酔前高血圧（preanesthesia hypertention）と呼ばれる[42]。一般的には，注射による痛み刺激では，ACTH，コルチゾールなどのストレスホルモンが分泌され，血中濃度が上昇するためである。時に，収縮期血圧が 200 mmHg を超え，頭痛，動悸，嘔気，顔面高潮，気分不快など高血圧の症状を呈する。高血圧により，出血が持続し，止血困難になることもある。高齢者では，高血圧の既往がなくても起こり得る。ただし，局所麻酔早期には，内因性，外因性アドレナリンの β 作用による血管拡張作用のため，血圧低下が発現することがある。

　対処法は，まずは心電図，血圧計，パルスオキシメータを装着し，血圧，心拍数，Sp_{O_2} を測定し，モニタリングする。不整脈，虚血性所見を認めることもある。

　次に，静脈路を確保する。異常反応時には，局所麻酔，手術，処置を中止する。調節性に富んだ降圧薬 Ca^{2+} 拮抗薬であるニカルジピン（ペルジピン®）0.2～1 mg，ミダゾラム 1～5 mg，ジアゼパム 1～10 mg を単回静脈内投与する。また，高血圧が持続する場合，ニカルジピンのほか，Ca^{2+} 拮抗薬であるジルチアゼム（ヘルベッサー®），亜硝酸薬であるニコランジル（シグマート®），ニトログリセリン（ミリスロール®），イソソルビド（ニトロール®）を持続静脈内投与する。

　そのほか，精神鎮静法の併用を検討する。モニター監視下に，局所麻酔，手術，処置を行う。内科医と相談し，血圧を正常化後，局所麻酔，手術，処置を行う。

4）精神疾患

　α 遮断作用のある向精神薬を多剤内服している患者に対して，局所麻酔後に，昇圧薬に抵抗性の低血圧を呈することがある。

おわりに

 偶発症を十分に理解したうえでの局所麻酔下に，適切な手術や処置が施行されることで，患者の安全と利益が確保されるものと思われる．

【文　献】

1) 光畑裕正．アナフィラキシーの治療と機序：局所麻酔薬アレルギーを中心に．日歯麻会誌 2003；31：235 44.
2) 藤井一雄．アレルギーを考える(3)　局所麻酔薬アレルギー　アナフィラキシーショック．日歯大校友会・歯会報 2002；27：6-10.
3) Mulvey PM. Allergy to local anaesthetics. Med J Aust 1980；1：386.
4) 澁谷　徹．歯科治療時に生じる全身偶発症の防止対策．松本歯学 2007；33：1-9.
5) 澁谷　徹．歯科治療時の全身的偶発症と全身管理法．基礎疾患と関係なく起こる全身的偶発症．歯科医療 2011；25：14-9.
6) 佐藤雅仁．歯科治療中の偶発症とその対策．岩手医大歯誌 2005；30：146-57.
7) 宮田利郎，高野伸夫．歯科臨床における偶発症とその対応 13　術前・術中の不快症状．歯界展望 2001；98：91-5.
8) 堀之内康文．明日から変われる毎日使える臨床ヒント　安全で手際のよい局所麻酔のポイント(最終回) 局麻にともなう全身的偶発症．Quintessence 2009；28：1334-40.
9) 大森直子，三川信之，佐藤兼重．実践的局所麻酔：私のコツ．局所麻酔の副作用とその予防および対処方法について．PEPARS 2012；72：77-83.
10) 國分正廣．抜歯の偶発症への対応：文献と臨床の実際を知り，対応を考える　局所麻酔に関連した事故　局所麻酔による局所的合併症．日歯評論 2001；701：84-5.
11) 光畑裕正，宮崎東洋．産科の麻酔 局所麻酔薬によるアナフィラキシーショックと全脊麻(Total spinal anesthesia)．産婦の世界 2001；53：1153-63.
12) 光畑裕正．局所麻酔薬によるアナフィラキシー．ペインクリニック 2006；27：1332-44.
13) 光畑裕正．麻酔歴に問題がある患者のインフォームドコンセントと麻酔　局所麻酔薬アレルギー疑いの患者　診断は注意深い検査を経て患者には正確な情報を．LiSA 2010；17：783-7.
14) 中込一之，永田　真．増加するアレルギー疾患：内科医にとっての最良のアプローチとは《薬剤過敏症への理解と対応》造影剤，局所麻酔過敏の機序と対応．内科 2010；105：595-8.
15) 松本美志也．アミド型局所麻酔薬　副作用とその対策．LiSA 2005；12：14-20.
16) 塩出純二．投薬．内視鏡検査，気管支鏡検査の前処置麻酔薬の投与量についての"Do's & Don'ts"！．治療 2003；85：657-60.
17) 石川道郎．ショック．診療のポイント．内科医に必要な鑑別診断と治療．カテーテルを用いた造影検査や検査後に生じるショック．臨床医 2001；27：2130-2.
18) 飯田良司．より良い診療を目指して　他診療科との連携 30．局所麻酔薬の特性と合併症．眼科 2012；54：1051-5.
19) 鷲澤尚宏．診療手技　小外科的治療手技．局所麻酔．Medicina 2008；45：174-9.
20) 山田忠則，川口敦司，和泉智子．局所麻酔薬によるアナフィラキシーを疑った 1 症例．岐阜赤十字病医誌 2012；23：47-50.
21) 力久直昭，三川信之，佐藤兼重．形成外科治療に必要なくすりの知識．局所麻酔薬を上手に使うには．PEPARS 2012；70：27-34.
22) Joint Task Force on Practice Parameters ; American Academy of Allergy, Asthma and Immunology ; American College of Allergy, Asthma and Immunology ; Joint Council of Allergy, Asthma and Immunology. The diagnosis and management of anaphylaxis : an updated practice parameter. J Allergy Clin lmmunol 2005；115：S483-523.
23) 水野　樹．麻酔科領域における　ラテックスアレルギーの安全対策．日ラテックスアレルギー研会

誌 2011 ; 15 : 2-9.
24) 水野　樹, 印南比呂志. "ラテックスアレルギー安全対策ガイドライン2009"に準拠した麻酔管理. 麻酔 2011 ; 60 : 753-6.
25) 水野　樹, 花岡一雄. 麻酔危機管理. 第12回　手術室におけるラテックスアレルギ. Anesthesia 21 Century 2010 ; 12 : 2291-5.
26) 水野　樹, 印南比呂志, 三枝宏彰ほか. 婦人科開腹手術中に着用したパウダー付きラテックス手袋のパウダーを媒介とするアナフィラキシーショックの1症例. 麻酔 2006 ; 55 : 720-4.
27) Fisher MM, Bowey CJ. Alleged allergy to local anaesthetics. Anaesth Intensive Care 1997 ; 25 : 611-4.
28) Gall H, Kaufmann R, Kalveram CM. Adverse reactions to local anesthetics: analysis of 197 cases. J Allergy Clin Immunol 1996 ; 97 : 933-7.
29) 山口剛史, 中込一之, 宇田川清司ほか. 局所麻酔薬アレルギー疑い例におけるチャレンジ・テストの臨床的検討. アレルギー 2009 ; 58 : 657-64.
30) 塚原悦子, 後明郁男. 局所麻酔薬アレルギー　まず徹底的な問診と問い合わせを. LiSA 2000 ; 7 : 1018-22.
31) Thyssen JP, Menné T, Elberling J, et al. Hypersensitivity to local anaesthetics--update and proposal of evaluation algorithm. Contact Dermatitis 2008 ; 59 : 69-78.
32) 中　敏夫. 「院内救急対応マニュアル―有害事象発生時の緊急処置」リドカイン局所麻酔時に発生したアナフィラキシー・ショック. 医療の質・安全会誌 2010 ; 5 : 336-9.
33) 水野　樹, 森田茂穂, 伊藤幸輝ほか. 全身麻酔導入前および覚醒後に発症した過換気症候群. 麻酔 2009 ; 58 : 768-71.
34) Perez-Castro R, Patel S, Garavito-Aguilar ZV, et al. Cytotoxicity of local anesthetics in human neuronal cells. Anesth Analg 2009 ; 108 : 997-1007.
35) Gómez-Arnau JI, Yangüela J, González A, et al. Anaesthesia-related diplopia after cataract surgery. Br J Anaesth 2003 ; 90 : 189-93.
36) Kohane DS, Smith SE, Louis DN, et al. Prolonged duration local anesthesia from tetrodotoxin-enhanced local anesthetic microspheres. Pain 2003 ; 104 : 415-21.
37) Zink W, Missler G, Sinner B, et al. Differential effects of bupivacaine and ropivacaine enantiomers on intracellular Ca^{2+} regulation in murine skeletal muscle fibers. Anesthesiology 2005 ; 102 : 793-8.
38) Komai H, Lokuta AJ. Interaction of bupivacaine and tetracaine with the sarcoplasmic reticulum Ca^{2+} release channel of skeletal and cardiac muscles. Anesthesiology 1999 ; 90 : 835-43.
39) Irwin W, Fontaine E, Agnolucci L, et al. Bupivacaine myotoxicity is mediated by mitochondria. J Biol Chem 2002 ; 277 : 12221-7.
40) 田中克典, 川合宏仁, 島村和宏ほか. 全身的合併症を有する患者における局所麻酔後の循環変動についての臨床的検討. 日本歯科医療管理学会 2011 ; 46 : 42-7.
41) 塩野　茂. 救急診療に必要な手技と処置四肢・軟部組織にかかわる手技と処置　局所麻酔法. 救急医学 2001 ; 25 : 323-5.
42) Mizuno J, Kato S, Sato T, et al. Pre-anesthesia systolic blood pressure increases with age regardless of sex. J Anesth 2012 ; 26 : 496-502.

(水野　樹)

CHAPTER IV

局所麻酔薬中毒

はじめに

　局所麻酔薬は手術・処置時の麻酔，さらに術後鎮痛に至るまで多くの利益をもたらしてくれる。しかし，局所麻酔薬にも毒性があることが知られている。局所麻酔薬の毒性は，全身毒性（局所麻酔薬中毒）と局所組織毒性に大別される。局所麻酔薬中毒は生命を脅かし得る合併症である。また，局所組織毒性，具体的には神経毒性，筋毒性，軟骨毒性などであるが，これらも局所麻酔下で行われる手術後の合併症を発生させ得るものである。局所麻酔薬中毒，および局所組織毒性に関連する症状，対処法，予防法などについて述べる。

1　局所麻酔薬中毒

　局所浸潤麻酔や区域麻酔による処置・手術は，安全かつ簡便な方法として世界中で広く行われている。しかし局所麻酔薬も大量投与，もしくは意図しない血管内投与が行われた場合，重大な合併症を起こす可能性がある。局所麻酔薬によって起こる全身毒性を局所麻酔薬中毒（local anesthetic systemic toxicity：LAST）と呼ぶこととする。

　ところで，LASTの初期症状をご存じだろうか。LASTの初期症状を見逃さないことは，重症LASTを予防する上で重要である。LASTの症状，発生機序，予防法，治療法について，それぞれ述べることとする。

1）中枢神経毒性

　低用量の局所麻酔薬を使用する場合は，その血中濃度は低いまま推移し，中枢神経系に影響を与えることはない。しかし，大量投与や血管内投与などによって血中濃度が上昇すると，中枢神経症状が出現する。

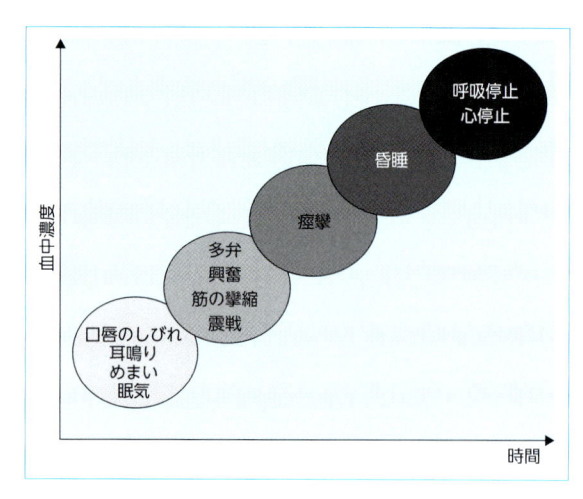

図1　血中リドカイン濃度と臨床症状

a. 症状

血中リドカイン濃度の上昇とともにみられる症状を図1に示す。

初期症状は，口唇の痺れ，耳鳴り，めまい，眠気などである。これらの症状は，不整脈治療に用いられる量のリドカイン静脈内投与でも発生し得るものである。

さらに血中濃度が上昇していくと，多弁，震え，筋攣縮といった興奮性の症状が観察され，続いて，全身性の痙攣，昏睡，呼吸停止に至る。しかし，必ずしもこの順番で中枢神経症状が現れるとは限らない。例えば，椎骨あるいは総頚動脈の誤穿刺（脳内濃度が急激に上昇し，痙攣で発症する可能性あり），全身麻酔や鎮静の併用（自覚症状に乏しくなるため，初期症状がマスクされる可能性あり）などの際である。

b. 機序

神経機能は，興奮性ニューロンと抑制性ニューロンがバランスをとって成り立っている。興奮性ニューロンのシナプス終末からはグルタミン酸が，抑制性ニューロンのシナプス終末からはγアミノ酪酸（gamma-aminobutyric acid：GABA）あるいはグリシンが放出され，神経機能を修飾する。ニューロンの興奮性が増大するか，ニューロンへの抑制性入力が減少すれば，結果としてニューロンが過剰に興奮し，痙攣が起こりやすくなる。

これまでの研究で，グルタミン酸受容体の拮抗薬によって局所麻酔薬による痙攣が抑制[1]されたり，局所麻酔薬によってGABA起因性反応が抑制[2,3]されたりすることが知られている。また，LASTによる痙攣に対してベンゾジアゼピンのようなGABA$_A$受容体刺激薬が有効である。つまり，グルタミン酸受容体やGABA受容体が局所麻酔薬による痙攣発生の機序に関与している可能性がある。

さらに局所麻酔薬はNa$^+$チャネルのみならず，K$^+$チャネル，Ca^{2+}チャネルに対しても抑制作用を持ち，またセロトニン受容体，ニコチン型アセチルコリン受容体などさまざまな受容体とも相互作用があることが知られている[4]。つまり，局所麻酔薬は選択的なNa$^+$チャネルブロッカーでないばかりか，その薬理作用は非常に多彩である。また大脳皮質に加え，扁桃体，海馬などさまざまな部位が局所麻酔薬による痙攣に関与するとされる。局所麻酔薬による痙攣のメカニズム

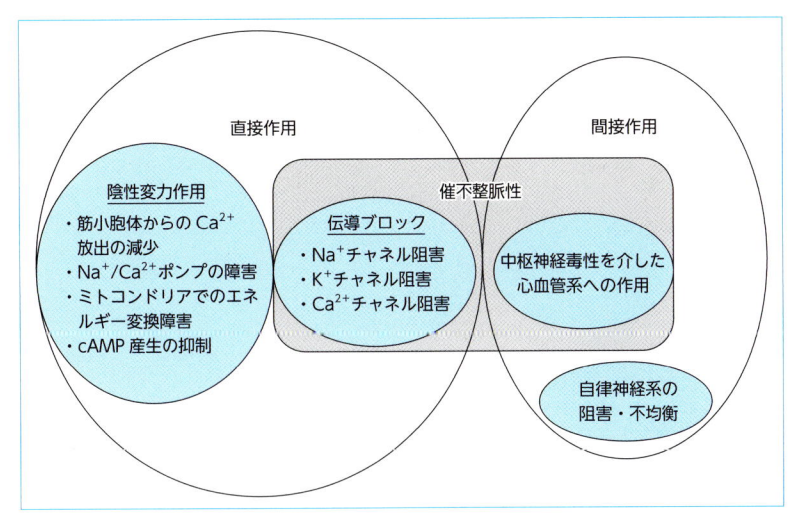

図2 心毒性の機序

(Mather LE, Chang DH. Cardiotoxicity with modern local anaesthetics: is there a safer choice? Drugs 2001 ; 61 : 333-42 より改変引用)

は複雑であり，明確な機序はわかっていない。

2) 心毒性

局所麻酔薬の血中濃度が上昇していくと，初期症状から中枢神経症状を経て，最終的には心停止に至る。

心筋細胞の電気的活動は，簡潔に述べれば，①Na^+の細胞内への流入，②Ca^{2+}の細胞内への流入，③K^+の細胞外への流出，Cl^-の細胞内への流入，によって成り立っている。局所麻酔薬のその主たる作用はNa^+チャネルの阻害であることから，それによって心筋細胞の電気的な活動に障害が生じることは容易に想像できる。

a. 機序（図2）

●Na^+チャネル

局所麻酔薬の心毒性は，主としてNa^+チャネルの阻害作用により発揮される。静止状態にあるNa^+チャネルは，膜電位が閾値を越えると活性化状態となり，チャネルが開くことで細胞内にNa^+が流入する。Na^+の流入によって細胞が脱分極すると，チャネルは急速に不活性化状態となるとともに細胞は再分極へと向かい，チャネルは静止状態へと戻る（図3）。局所麻酔薬は活性化状態および不活性化状態のNa^+チャネルに高い親和性を示し，特に不活性化状態にあるNa^+チャネルの阻害が心毒性の発生に大きく寄与する。心筋細胞では，活動電位の大部分はNa^+チャネル活性に依存しているため，Na^+チャネルの阻害によってプルキンエ線維や心室筋の脱分極頻度が減少することになる。

結果として，①心筋における刺激伝導の遅延，②QRS幅の拡大，PR時間の延長，③房室ブロック，心室頻拍，心室細動が起こる[5]。洞結節などペースメーカーの活動電位が抑制された場合，心静止が発生する。

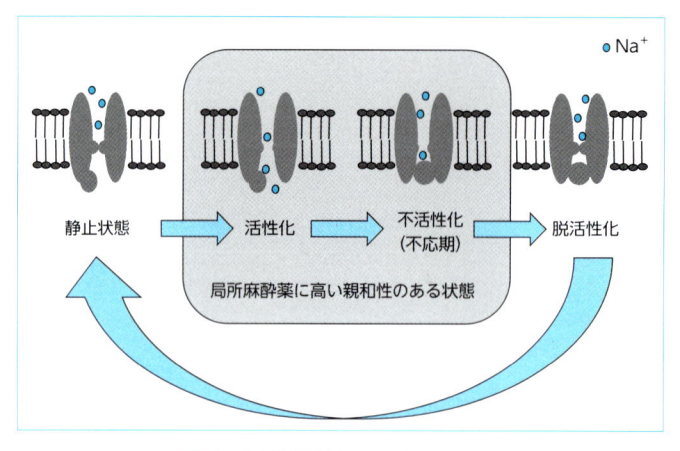

図3 局所麻酔薬とNa⁺チャネル

局所麻酔薬は活性化状態，不活化状態のNa⁺チャネルに親和性が高い．特に不活性化状態のNa⁺チャネルへの阻害作用が心毒性の発生に大きく寄与する．

● K⁺チャネル

　局所麻酔薬はK⁺チャネルに対しても阻害作用を発揮する．K⁺チャネルの阻害は心筋細胞における活動電位の持続時間を延長させる．このことがブピバカインによる心筋刺激伝導系の伝導遅延や，催不整脈性に関与している[6]．

● 心筋に対する陰性変力作用

　LASTによって死亡する際には，心室性不整脈が主たる原因となるが，心筋に対する陰性変力作用も寄与している．陰性変力作用には，以下の機序が関与する[5]．

・細胞内 Ca^{2+} 濃度の低下（筋小胞体からの Ca^{2+} の放出の減少，内向きの Ca^{2+} 電流の減少）
・Na^+/Ca^{2+} ポンプの障害
・cyclic AMP 産生の抑制
・ミトコンドリアによるエネルギー変換の障害[7]

3）局所麻酔薬中毒の発生に関与する因子（図4）

　さまざまな因子が局所麻酔薬中毒の発生に関わる．

a. 代謝・排泄

　局所麻酔薬は主として肝臓のチトクロームP450（CYP450）で代謝される．局所麻酔薬の代謝が阻害され，血中濃度が上昇しやすい場合の例を示す．
・CYP450の活性低下（新生児，高齢者，肝機能障害）
・CYP450の競合阻害（ミダゾラム，フェノバルビタール，フルボキサミンなど）
　また，局所麻酔薬のクリアランスは血流に依存する．低心拍出量状態や低血圧があると局所麻酔薬の代謝・排泄が遅延するため，血中濃度が上昇しやすい．

b. 投与経路，投与部位

　血中濃度の上昇速度は血管内投与が最も早い．対して神経ブロックや局所浸潤麻酔では，血中

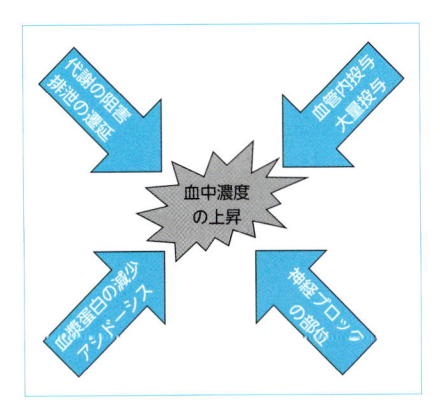

図4 局所麻酔薬の血中濃度に影響を与える因子

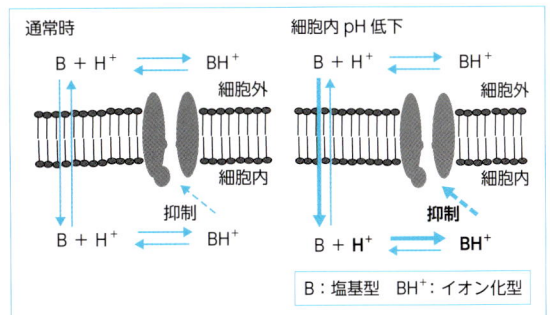

図5 局所麻酔薬と酸塩基平衡

塩基型の局所麻酔薬は細胞膜を通過でき，イオン化型の局所麻酔薬がNa⁺チャネルに結合できる。細胞内環境が酸性に傾くと，平衡移動によりイオン化型が増加し，細胞膜を通過できないことから細胞内に蓄積する。同時に細胞外からの平衡移動により塩基型が供給される結果，さらにイオン化型の割合が増加し毒性が増強する（イオントラッピング）。

濃度の上昇は緩やかである。意図しない血管内投与や，大量の局所麻酔薬の使用がLASTの引き金となる。また，神経ブロックごとに血中濃度の上昇速度が異なる。もっとも血中濃度が上昇しやすいとされるのが肋間神経ブロックであり，以下，硬膜外ブロック，腕神経叢ブロックの順とされる[8]。

c. 局所麻酔薬の蛋白結合率

血中に移行した局所麻酔薬は，血漿中の蛋白質と結合する。血漿中の蛋白質に結合した局所麻酔薬は，薬理学的な活性を持たない。蛋白質に結合していない遊離型の局所麻酔薬が薬理作用を発揮する。血中に存在する蛋白質を代表するのがアルブミンである。蛋白結合率の高いブピバカインやロピバカインでは，アルブミン濃度の低下によって遊離型の割合が大きく上昇する。つまり，低栄養状態，肝機能障害，ネフローゼ症候群，活動性の出血，などの背景があると，遊離型が増加しLASTを発生しやすくなる。

d. 局所麻酔薬と酸塩基平衡（図5）

局所麻酔薬は，pHに応じてイオン化型と塩基型（非イオン化型）の割合が変化する。塩基型のものが細胞膜を通過でき，イオン化型のものがNa⁺チャネルに結合できる。細胞内pHが低下すると，細胞内のイオン化型局所麻酔薬が増加する。また，イオン化型は細胞膜を通過できないため，平衡移動により塩基型が細胞内に移行，水素イオンを受け取ってイオン化型の局所麻酔薬がさらに蓄積する（イオントラッピング）。つまりアシドーシスによって，局所麻酔薬の作用が増強する。なお血液のpH変化よりも，動脈血二酸化炭素分圧の上昇のほうが痙攣閾値の低下に大きく影響することが知られている[9]。二酸化炭素は小分子であり，自由に細胞膜を通過できるため，細胞内pHを変化させやすいことが一因と考えられている。つまり，特に呼吸性アシドーシスが局所麻酔薬の毒性を増強すると考えられる。

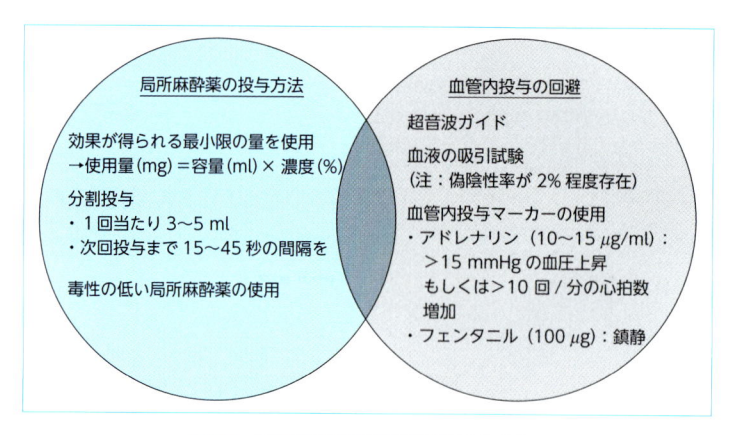

図6 局所麻酔薬中毒の予防のために
(Neal JM, Bernards CM, Butterworth JF 4th, et al. ASRA practice advisory on local anesthetic systemic toxicity. Reg Anesth Pain Med 2010 ; 35 : 152-61 より改変引用)

4) 予防法（図6）

　知っておくべき点は，局所麻酔薬による心停止や心室性不整脈は治療抵抗性であることと，LAST の重症度や発生頻度を低下させるためには予防が最重要であることである。

　そのためには，最高血中濃度を抑制する工夫が必要である。これまでにいくつかの手法が提唱されているが，単一の手法のみでは十分な効果がない。以下に挙げる手法を組み合わせることで，血管内注入の早期発見，最高血中濃度の抑制を目指す。

a. 局所麻酔薬の投与量

　期待される麻酔効果が得られなければ手術を行うことができない。薬液が浸透する範囲を広げ，目的とする神経に局所麻酔薬が届くように，つい必要以上の量を使用しがちである。

　しかし原則として，局所麻酔薬の総投与量〔濃度（％）×容量（ml）〕は，目的とする効果を達成できる最小限の量に留めるべきである。局所麻酔薬の投与は，1回の投与ごとに十分な間隔（15～45秒程度）を置きながら，3～5 ml ずつ分割投与することが推奨される[10]。ただし，ランドマーク法や神経刺激法では，薬液投与に時間をかけてしまうと，その間に針先が標的からずれてしまう懸念もあるため，状況に応じて対応する。

　穿刺針やカテーテルから血液が吸引されないことを確認することも重要であるが，少なくとも2％の患者で血管内留置が検出できなかったとする報告[11]があり，「血液が吸引されなかったから安全」とは言い切れない。

b. 投与量の上限

　日本国内で流通する局所麻酔薬のインタビューフォームに記された，投与量の上限を記す。
レボブピバカイン：150 mg, ≦20 mg/h（持続投与）
ロピバカイン：200 mg（硬膜外麻酔），300 mg（伝達麻酔），≦20 mg/h（持続投与）
リドカイン：200 mg
メピバカイン：500 mg

> **Pit fall**
> 「エコーを使っていれば大丈夫」という考え方は間違いである。目標とする構造物を描出したまま維持し，狭い超音波ビームの範囲に針を描出するためには，一定のトレーニングが必要である。針先が見えていないのに針を進めると，目的としない血管・神経や，周辺の構造物を損傷することがあり，かえって合併症を増やすことすらある。超音波ガイド下手技に慣れないうちは，神経刺激法を併用するのも一案である。

ブピバカイン：2 mg/kg
プロカイン：600 mg（硬膜外麻酔），400 mg（伝達麻酔）

これらの数値は国によって異なるが，一つの目安として知っておいた方がよい。この範囲内で，必要最小限の量を使用するよう心掛ける。

c. 超音波ガイド下末梢神経ブロック

局所麻酔薬の投与量を制限する手段として，超音波ガイド下末梢神経ブロックがある。超音波ガイド下末梢神経ブロックは，①腕神経叢ブロック，②坐骨神経ブロック，③大腿神経ブロック，④傍脊椎ブロック，⑤腹横筋膜面ブロック，⑥腹直筋鞘ブロック，⑦星状神経節ブロックなどで可能である。

神経束の周囲もしくは神経が走行しているコンパートメントに薬液が広がることを確認できるため，少ない薬液量で確実な効果が得られやすい[12]。加えて，血管も可視化できるため血管誤穿刺の頻度を減らせる可能性がある[13,14]。Barringtonらのグループが行った調査[15]によると，超音波ガイド下末梢神経ブロックは軽症〜重症のものまで含めたLASTの発生頻度を，少なくとも65％以上低下させた。

このように，超音波ガイド下末梢神経ブロックは非常に有益と考えられるが，手技的なピットフォール（Pit fall）も存在する。また，LASTの発生率を低下させることはできてもゼロにすることはできず，手技的にもある程度のトレーニングが必要となる。しかしながら，超音波ガイド下末梢神経ブロックのもたらす利益は大きい。特に前述の局所麻酔薬濃度が上昇しやすい背景を有した患者（高齢者，心疾患，末期肝硬変など）に対して有益である。

また，カテーテルを留置することも有用である。簡便に少量分割投与が可能なため，目的とする麻酔範囲が得られた時点で投与を終了できるほか，手術が長時間に及んだ場合にも対応できる。もちろん，術後鎮痛やリハビリテーションの補助としても有用である。

d. 毒性の低い局所麻酔薬の使用

日常でよく用いられているアミド型局所麻酔薬は，光学異性体を持つ（リドカインを除く）。例えばブピバカインは$R(+)$体と$S(-)$体が1：1の割合で含まれるラセミ体である（ミニ知識①）。一般的に，$S(-)$体のほうが$R(+)$体に比べ全身毒性は低い。ゆえにLAST予防の観点からは，$S(-)$体の使用が推奨される。現在，日本国内で使用可能な$S(-)$体の局所麻酔薬はロピバカインとレボブピバカインであり，いずれも硬膜外麻酔，伝達麻酔で使用可能である。$S(-)$体の局所麻酔薬はラセミ体のものと力価は同程度でありながら，中枢神経毒性および心毒

> **ミニ知識①　光学異性体について**
>
> 　光学異性体を述べる際の，「S」，「R」，「+」，「−」とは何のことだろう？
> 　まず，「S」，「R」とは，それぞれ「sinister」，「rectus」を表す．これは，光学異性体の持つ不斉炭素原子に結合する4つの置換基を，原子番号順に番号（1～4）を付け，最も原子番号の小さい置換基（4）を頂点とした三角錐を底面から見た場合，1→2が反時計回りとなる場合が sinister，時計回りとなるのが rectus である．
> 　次に，「+」は dextro-rotary，偏光が溶液を通過した場合に右旋性を示すもの，「−」は levo-rotary，左旋性を示すものである．
> 　よって S (−) 体は，光学異性体のうち「分子の立体配置が左回りで，溶液が左旋性の旋光性を示すもの」を意味する．なお，sinister と levo は「左」を，dexter は「右」を，rectus は「まっすぐ」を表す言葉である．
> 　異なる分子式であるならば，異なる毒性を示すことはわかりやすいが，構造上右回りか左回りか，光が右に曲がるか左に曲がるかでその毒性に差が出る理由は，依然「右も左もわからない」というと言い過ぎだろうか．

性は低い[16]。このような観点からは，レボブピバカインやロピバカインが使用可能な環境において，あえてブピバカインを使用する利点はない．誤解のないように記すと，S (−) 体は，R (+) 体やラセミ体に比べて毒性が「低い」のであって，どの局所麻酔薬でも大量投与によって LAST を発症する可能性があることは知っておくべきである．

e. 血管内投与マーカーの添加

　局所麻酔薬にアドレナリンを添加（10～15 μg/ml）し，テストドーズとして用いる手法がある．その場合，血管内投与は交感神経の刺激症状（15 mmHg 以上の血圧上昇，10 bpm 以上の心拍数の上昇）として観察される．ただし高齢者や β ブロッカーの併用，鎮静・全身麻酔中の患者などでは，これらの反応を観察できないことがある．

　また，フェンタニルを添加する方法もある．薬液中にフェンタニル 100 μg 程度を混和しておくと，血管内投与時に鎮静が起こる．

5) 診断

　前述の通り，典型的な LAST の症状は，耳鳴り，口の周りのしびれ，味覚の変化，不穏といった初期症状で始まり，痙攣から昏睡，呼吸停止，さらに心室性不整脈や心停止に至る．しかし LAST が発生するタイミングや症状には，ばらつきが大きい．初期症状なく突然痙攣することや，中枢神経症状と同時，もしくはそれに先立って循環抑制が現れることもある．

　つまり局所浸潤麻酔，神経ブロック，硬膜外麻酔などで高用量の局所麻酔薬を用いる場合は，①初期症状を見落とさないこと，②非典型的な経過をたどる症例が存在すること，③LAST を起こしやすい患者（高齢，肝機能障害，低栄養，心疾患など）が存在すること，④投与から 15～60 分後でも LAST の症状が出現する可能性があることを十分に理解しておく．LAST を疑わせ

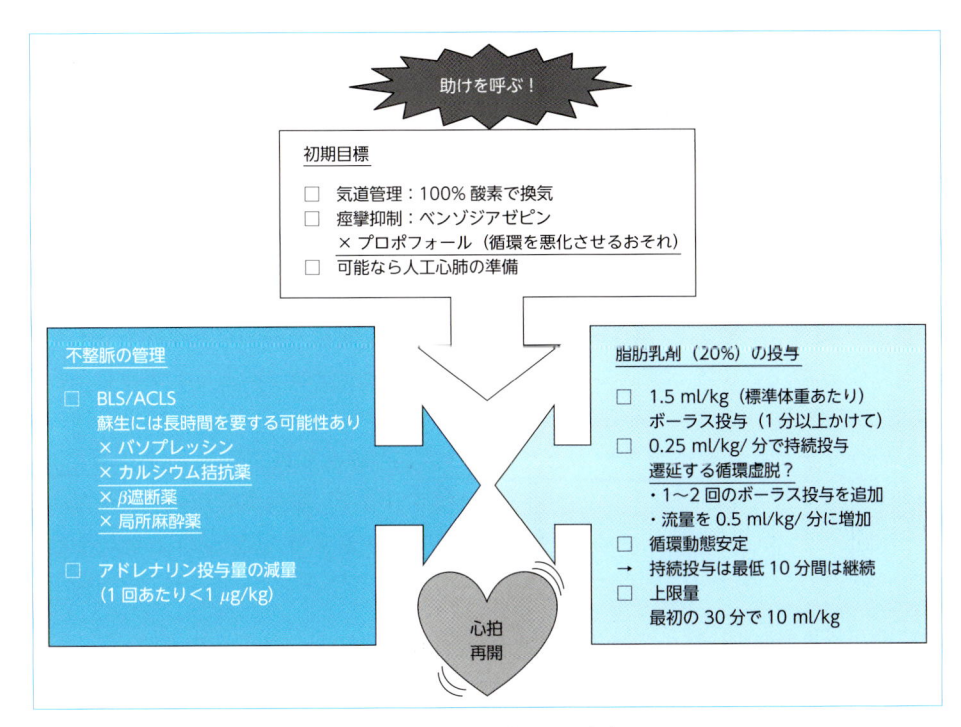

図7 局所麻酔薬中毒の治療

米国区域麻酔学会による推奨された治療法を示す。一般的な心肺蘇生と異なる点は，自己心拍再開まで長時間を要する可能性があること，アドレナリンの投与量を減量すること，そして強調すべきは脂肪乳剤を使用すべきことである。
(Neal JM, Bernards CM, Butterworth JF 4th, et al. ASRA practice advisory on local anesthetic systemic toxicity. Reg Anesth Pain Med 2010 ; 35 : 152-61 より改変引用)

る症状が出現した際には，次項に述べるような治療を迅速に開始することが重要である。

6) 治療(図7)

LASTに対する治療は，気道管理，循環管理，脂肪乳剤の使用(lipid rescue)が重要である。

a. 気道管理

気道管理の要点は，①酸素投与，②過換気気味の補助換気，③ベンゾジアゼピンの投与(ミダゾラム，ジアゼパムなど)，④筋弛緩薬投与を考慮(状況に応じて)である。

一般的な心停止の場合と異なり，LASTの治療における気道管理の役割は大きい。低酸素血症と呼吸性アシドーシスは，血中の遊離型局所麻酔薬濃度を増加させ，局所麻酔薬の毒性を強める。逆に，低酸素血症とアシドーシスを適切な換気によって回避することにより，血中の遊離型局所麻酔薬の割合を減少させ，毒性を弱めることができる。

痙攣が発生した場合は，循環動態に与える影響が小さいとされるベンゾジアゼピンの使用が好ましい[10]。プロポフォールやバルビツレートも代替薬として挙げられるが，循環動態に悪影響を及ぼす懸念があることから，使用するとしても最小限の投与量にすべきである。

治療抵抗性の痙攣が持続する場合には，筋弛緩薬の投与も考慮する。その理由は，持続する痙攣によって酸素消費量が増大し，嫌気性代謝産物が放出されることで，低酸素血症やアシドーシ

スが助長される懸念があるためである。

b. 循環管理

循環管理の要点は，①一次救命措置（basic life support：BLS），二次救命措置（advanced cardiovascular life support：ACLS）の継続，②1回あたりのアドレナリンは低用量（＜1 μg/kg），③人工心肺による循環サポートを考慮（状況に応じて）である。なおLASTによる心停止は，蘇生に長時間を要する可能性がある。

循環の再開・維持は，アシドーシスや局所麻酔薬の排泄，組織の酸素化を改善する上でも重要である。しかしLASTによる心停止に対しては，心肺蘇生ガイドラインとは一部異なった対応が必要である。ブピバカインによる心停止の際，アドレナリンやバソプレッシンの投与は，後述する脂肪乳剤の投与よりも成績が悪いからである[17]。1回あたりのアドレナリンの投与量は，ACLSで用いる量よりも少ない量（＜1 μg/kg）が推奨される[10]。動物実験のデータからはバソプレッシンは推奨されない。組織中の局所麻酔薬濃度が低下するまでの間，人工心肺による循環サポートを考慮してもよい。

c. 脂肪乳剤による局所麻酔薬の排泄促進（lipid rescue, 図8）

局所麻酔薬は脂溶性が高いと力価が強い傾向がある。近年，脂肪乳剤の投与がLASTの治療に有益であるとする報告が相次いでいる。その理論は，脂溶性の高い局所麻酔薬が，投与された脂肪乳剤によって包み込まれるように心筋組織から血中へと引き戻され，結果として心筋細胞の機能を回復させるというものである[18]（lipid sinkと呼ばれる，ミニ知識②）。

米国区域麻酔学会（American Society of Regional Anesthesia）による，脂肪乳剤の推奨された投与方法[10]を示す（図7，体重は標準体重で換算）。
・20％イントラリピッド 1.5 ml/kgを1分間でボーラス投与
・その後 0.25 ml/kg/分で持続投与
・循環の改善が得られない場合，ボーラス投与の追加および持続投与の流量を 0.5 ml/kg/分に増量
・循環動態が安定した後も，10分間は持続投与を継続
・投与量の上限は，最初の30分で 10 ml/kg

中枢神経毒性に対しても脂肪乳剤が有効かどうかについては，議論の余地がある。脂肪乳剤の投与によって，ラットの痙攣閾値が上昇したとする報告[19]や脂肪乳剤によって中枢神経毒性が減少したことを示唆する症例報告[20]があり，脂肪乳剤は中枢神経毒性に対しても効果があるかもしれない。なお，脂肪乳剤によって組織から除去された局所麻酔薬が再分布し，再び毒性を発揮する可能性もあるため，少なくとも12時間は患者を慎重に観察すべきである。

ちなみにプロポフォールも脂肪製剤であるが，脂肪含有量が10％と低いこと，LASTの治療には大量投与が必要となること，心筋抑制作用があることから，lipid rescueには適さない[10]。

〈まとめ〉
・局所麻酔薬による心停止・心室性不整脈は治療抵抗性
・局所麻酔薬中毒の予防が最重要
・局所麻酔薬の分割投与，超音波ガイド下神経ブロック，アドレナリンの添加などを組み合わせ

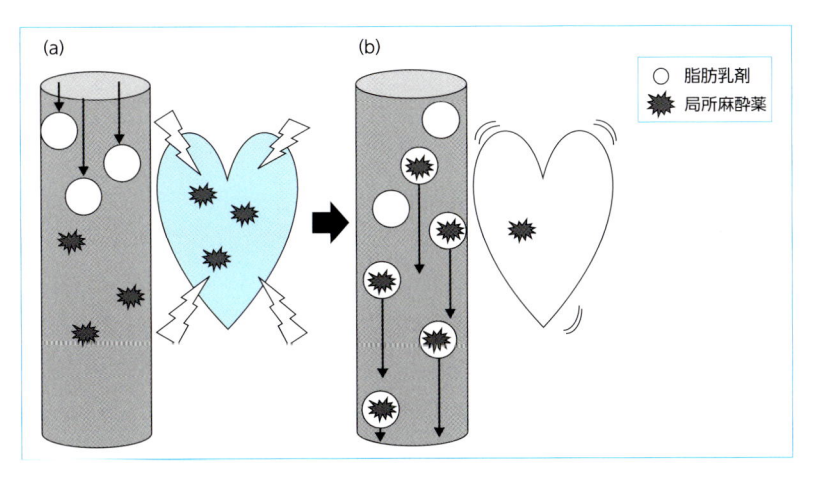

図 8 lipid rescue（lipid sink）の概念
a. 局所麻酔薬による心毒性の模式図を示す．心筋組織に取り込まれた局所麻酔薬を取り除くことが心筋細胞の機能回復のために必要である．
b. 投与された脂肪乳剤が脂溶性の高い局所麻酔薬を包み込み，心筋組織から血管内へと引き戻す．結果として心筋細胞の機能が回復する．

> **ミニ知識②　lipid flux 説**[7]
>
> 　脂肪乳剤が LAST，特に心毒性の治療に有益であるとする根拠として，lipid sink 説が有力であるが，もう一つ lipid flux 説というものも存在するので紹介する．
>
> 　ブピバカインによって，脂肪酸代謝に不可欠な化合物であるアシルカルニチンの心筋ミトコンドリア内への流入が阻害される．これによって，ミトコンドリアによるエネルギー供給が滞り，心筋収縮に必要なエネルギーが不足する．脂肪乳剤の投与は，アシルカルニチンのミトコンドリア内への流入を促進し，心筋収縮に必要なエネルギー供給が改善する．結果として，心筋収縮力が改善する，というものである．lipid sink 説と lipid flux 説，どちらか一方が正しいというわけではなく，それぞれの機序が脂肪乳剤による心筋収縮力の改善に寄与している可能性がある．なお，中枢神経毒性に関しては，lipid sink 説が中枢神経毒性を改善する機序を説明できるのに対し，lipid flux 説では中枢神経毒性を改善する理由を説明できない．明確な機序は現在も明らかでないため，今後の研究が待たれる．

ることを推奨
・局所麻酔薬中毒が発生したら，BLS・ACLS とともに速やかに脂肪乳剤を投与
・局所麻酔，伝達麻酔，硬膜外麻酔など比較的高用量の局所麻酔薬を使用する部門には，20％イントラリピッドを常備すべき

2　局所麻酔薬による局所組織毒性

1）神経毒性（図 9）

　脊髄くも膜下麻酔のまれな合併症の一つに，馬尾症候群がある．馬尾症候群は下位神経根の障

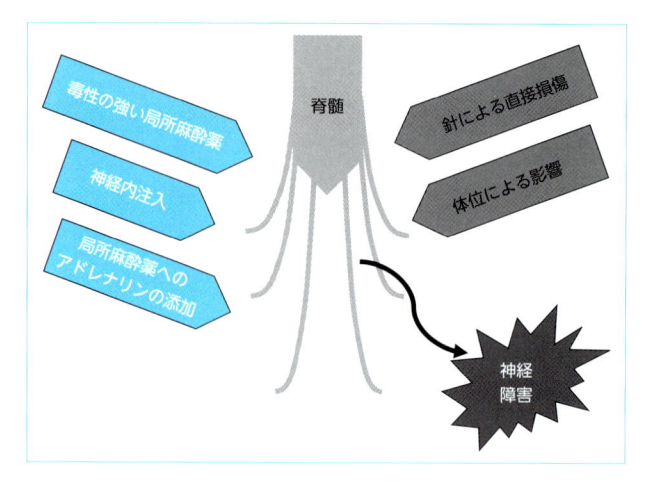

図9　局所麻酔薬と神経毒性

害で発生し，下肢や会陰部の運動麻痺，知覚障害，膀胱直腸障害などの症状で特徴づけられる。過去の報告では40,640例の脊髄くも膜下麻酔症例に5例（0.012％）の馬尾症候群が，また24例（0.059％）に神経障害が発生していた[21]。一方，末梢神経ブロックでは50,223例中12例（0.023％）に神経障害が発生したとする報告[22]がある。これらの区域麻酔法により起こる合併症では，穿刺針による機械的損傷などが原因である可能性も否定できない。しかし，局所麻酔薬自体にも神経毒性があることが知られている。

a. くも膜下投与

Sakuraら[23)24)]は，ラットへの高濃度ブピバカインおよびリドカインのくも膜下投与によって，数日後も持続する後肢の機能障害が発生すること，組織学的に脊髄神経線維の脱髄変性が起こることを報告した。局所麻酔薬による神経機能や神経組織の障害は，テトラカイン，ブピバカイン，メピバカイン，プロカイン，ロピバカインおよびレボブピバカインで報告[25)〜32)]されており，日常的に使用されている局所麻酔薬は神経毒性を有している。

①障害部位

高濃度の局所麻酔薬のくも膜下投与によって，主に後根や後索が障害されること，特に神経根と脊髄の接続部（Obersteiner-Redlich zone）が障害されやすいことがわかっている[28)〜30)32)]。Obersteiner-Redlich zoneでは乏突起細胞がミエリン鞘を形成しているが，乏突起細胞によって作られたミエリン鞘が局所麻酔薬の影響を受けやすい。また前根の軸索も障害されるようだが，後根に比して程度は軽い[29)30)32)]。後根が前根に比して局所麻酔薬の影響を受けやすい理由は明らかではない。

②局所麻酔薬間での神経毒性の比較

局所麻酔薬には神経毒性があるが，その程度には薬剤間で差がある。例えば，リドカインとブピバカインでは，リドカインのほうが強い毒性を示す[23)25)28)]。過去の報告からまとめると，神経毒性は強い順に，

　　リドカイン＞テトラカイン＞ブピバカイン≒メピバカイン≧プロカイン≒レボブピバカイン
　　≒ロピバカイン

と考えられる[23)25)26)28)31)33)]。なお神経毒性の観点から考えた場合，日本国内でくも膜下投与に使

用できるものの中では，ブピバカインが最も毒性が低いと考えられる。
③機序

これまでにさまざまな研究がなされているが，局所麻酔薬が神経毒性を起こす機序は明らかになっていない。これまでの知見を紹介する。

・Na^+チャネル阻害

くも膜下投与によって生じる軸索の変性は，Na^+チャネル遮断薬であるテトロドトキシンでは発生しない[24]。よって，Na^+チャネルの遮断作用は神経毒性には関与していない。

・薬液の比重

7.5〜10％のブドウ糖をリドカインに添加，もしくは単独でくも膜下投与しても，神経学的・組織学的な異常を生じない[34)35]。高比重液の投与が神経毒性の原因となっている可能性は低い。

・pH

pHを低く調整した生理食塩水（pH約4.2）は一般的な生理食塩水（pH 5.9）と同様に，神経学的・組織学的異常を来さない[36]。神経毒性にpHが寄与する割合は小さい。

・アドレナリンの添加

アドレナリンを添加したテトラカインやリドカインのくも膜下投与は，神経機能も，組織所見も悪化させる[37)38]。対してアドレナリンの単独投与では，それらの所見を認めなかったことから，アドレナリン自体の毒性ではない。アドレナリンを添加した局所麻酔薬のくも膜下投与は行うべきではない。

・興奮性神経伝達物質の放出促進

局所麻酔薬のくも膜下投与によって，脳脊髄液中のグルタミン酸濃度が上昇することが知られている[25)37)39)40]。また，脊髄横断スライスに対しリドカインを灌流投与することで，神経終末からグルタミン酸の放出が促進される[41]。グルタミン酸は興奮性の神経伝達物質であり，それ自体に神経毒性がある。それゆえ，局所麻酔薬による過剰なグルタミン酸の放出が神経毒性の原因の一つと考えることもできる。また，乏突起細胞はグルタミン酸受容体を介した興奮性の刺激に脆弱であるとする報告[42]もあり，Obersteiner-Redlich zoneが障害されやすいとする組織学的な所見と矛盾しない。

b. 硬膜外投与

高濃度リドカインの硬膜外投与によって，くも膜下投与と同様の神経障害が用量依存性に起こる[36)43]。ただし，くも膜下投与よりも機能的障害および組織学的障害は軽度である[36]。硬膜外腔への局所麻酔薬投与は，通常の臨床使用の範囲内においては毒性が低いと考えられる。

c. 末梢神経ブロック

末梢神経ブロックに伴う神経損傷の発生頻度や重症度は報告によってさまざまである。神経損傷の発生には，針のタイプや太さ，ブロックの部位，刺入角度，注入圧，投与薬剤の量など多因子が関与すると考えられている。一般的に，神経束内注入（intrafascicular injection）によって神経障害が発生しやすくなる。もちろん局所麻酔薬も例外ではない。例えば，ラット坐骨神経への生理食塩水の神経束内注入では，針による損傷以外は認められなかったのに対し，リドカイン，ロピバカイン，ブピバカインでは，いずれも軸索障害が認められた[44]。また局所麻酔薬はシュワン細胞に対して毒性を発揮するとする報告[45]もある。これらのことより，局所麻酔薬は末梢神経

に対しても毒性を発揮すると考えられる。神経束内注入時には高い注入圧を伴うことが知られており[46)47)]，注入時の抵抗が高かったり，放散痛の訴えがあったりした場合には，それ以上の薬液を投与すべきでない。針による物理的損傷，神経束内注入を回避するためには，先述の超音波ガイド下手技を用いることも一つの手段である。

〈まとめ〉
・局所麻酔薬には神経毒性あり
・毒性の低い局所麻酔薬の使用を推奨
・神経内注入は回避すること（放散痛や高い注入圧に注意，超音波ガイドの導入）

2) 筋毒性

　局所麻酔薬が局所浸潤麻酔やトリガーポイント注射，伝達麻酔などに用いられる際，筋肉内もしくは筋肉周囲に薬液が注入される。さて，局所麻酔薬は筋肉に対して毒性があるのだろうか。実は基礎研究においては，局所麻酔薬の筋毒性が証明されている。また眼科領域では，白内障手術後の外眼筋障害に局所麻酔薬が関与する可能性が示唆されている[48)]。局所麻酔薬によって起こる筋毒性について紹介する。

a. 局所麻酔薬によって起きる筋肉組織の組織学的変化[49)]

　局所麻酔薬の投与数分後から，組織学的変化が生じる。
　間質の浮腫→筋線維と筋原線維の過収縮→筋原線維の破壊・凝集，ミトコンドリアと筋小胞体の変性，細胞核クロマチンの凝縮→筋線維の変性・壊死，という経過をたどる。
　反面，筋細胞膜の構造は長期間にわたって保たれることから，筋線維の変性は，主として細胞内で起こり，外部のバリアーが破壊されて起こるわけではないことが示唆される。また，筋肉の再生に関わる筋芽細胞は局所麻酔薬による影響を受けにくいとされる。

b. 筋毒性の発生機序

　生理食塩水の注入は，筋細胞に組織学的な変化を起こさない[50)]。また，針による穿刺は局所の変化をもたらすのみである[51)]。つまり，物理的な刺激が筋毒性に関与する可能性は低い。反面，培養成熟筋細胞を局所麻酔薬に曝露すると，不可逆的な細胞障害と壊死が起こる[52)]ことから，局所麻酔薬は筋細胞自体を傷害すると考えられる。
　局所麻酔薬による筋毒性の機序は明確には解明されていないが，①筋小胞体に作用しCa^{2+}を放出させる，②筋小胞体へのCa^{2+}の再取り込みを阻害する，③Ca^{2+}を介した細胞死への経路を活性化させる，ことが想定されている。この中でも，筋小胞体から過剰なCa^{2+}が放出されることが筋毒性の主たる機序と考えられている。ブピバカイン，ロピバカインによる筋小胞体からのCa^{2+}放出と，筋小胞体へのCa^{2+}再取り込み阻害は，細胞内Ca^{2+}濃度を相加的に増加させる[53)]。対して，分化途上の筋芽細胞などには筋小胞体のような細胞内システムが存在せず，筋芽細胞が局所麻酔薬による影響を受けない理由の一つかもしれない。また，局所麻酔薬はミトコンドリアによる酸化的リン酸化を阻害する可能性があり，そのことが細胞内Ca^{2+}の調節障害に関与している可能性がある。

なお，主に揮発性麻酔薬や脱分極性筋弛緩薬が引き金になって起こる悪性高熱症と，局所麻酔薬の筋毒性とが類似した機序により起こるようにも見える。しかし，これまでに局所麻酔薬によって悪性高熱症が発生したという報告はなく，悪性高熱症の既往のある症例にも局所麻酔薬は安全に使用できると考えられている[49]。

c. 局所麻酔薬による毒性の違い

局所麻酔薬による持続大腿神経ブロック後の神経周囲の筋肉を組織学的に検討した報告[50]がある。ブピバカインはロピバカインよりも組織傷害スコアが有意に高かったことに加え，ブピバカインを投与された群ではアポトーシスが誘導されていた。また神経ブロックから1～4週間後の所見でも，ブピバカインのほうが筋傷害の程度が強く[54]，長期的な影響があることも示唆される。現時点では，局所麻酔薬によって生じた筋組織の変化が可逆的であることは証明されていない。対して，プロカインやテトラカインは筋毒性が低いことが知られている。テトラカインは筋小胞体からのCa^{2+}放出およびCa^{2+}の再取り込みを抑制するとされ，細胞内のCa^{2+}濃度を過剰に上昇させることはない[49]。

光学異性体間での比較では，$S(-)$体はラセミ体，$R(+)$体よりもCa^{2+}の放出を促進した[55]。$S(-)$体は$R(+)$体に比して筋毒性が強い可能性が示唆されるが，それを裏付ける *in vivo* あるいは臨床データはない。

d. 臨床的意義

基礎研究では筋毒性が証明されているにもかかわらず，臨床的には局所麻酔や伝達麻酔に起因した筋毒性が発生するという認識は乏しい。しかし3,450例の白内障手術を後向きに検討した報告[48]では，全症例のうち9例（0.25％）が麻酔に起因する複視と見なされた。そのうち全身麻酔や表面麻酔による手術では，複視は1例も発症しなかった反面，球後麻酔（2,024例）およびperibulbar block（98例）ではそれぞれ0.39％，1％の発生率であった。複視の原因として，針による外眼筋の直接損傷や外眼筋内での出血も挙げられるが，局所麻酔薬の筋毒性が原因である可能性もある。外眼筋自体が小さい筋肉であり，筋肉全体が局所麻酔薬の影響を受けやすいことが一因と思われる。対して，体幹や四肢には大きい筋肉が多く，筋全体が高濃度の局所麻酔薬に曝露されることはほとんどない。よって筋傷害の起こる範囲は限定され，臨床症状を示さないまま筋が修復されているのかもしれない。他の毒性にも共通するが，必要以上に高濃度・高用量の局所麻酔薬を用いないこと，用いる薬剤は毒性の少ない薬剤（ロピバカインなど）にすることが一つの対策と考えられる。

〈まとめ〉
・局所麻酔薬には筋毒性あり
・推定される機序：筋細胞内のCa^{2+}濃度上昇およびアポトーシスの誘導
・筋毒性の低い薬剤を用いることが予防策の一つ

3）軟骨毒性

局所麻酔薬の関節内投与は，関節鏡手術後の鎮痛法として用いられてきた。しかしながら近年，

肩関節鏡手術後の広範囲な肩甲上腕軟骨融解の症例報告[56]がなされ，局所麻酔薬の軟骨毒性が注目されている。

a. 局所麻酔薬の軟骨細胞および軟骨組織への影響

ウシ骨軟骨標本や培養軟骨細胞を用いた検討では，ブピバカインおよびリドカインは，曝露時間および用量依存性に細胞生存率を低下させた[57)58]。ラット関節内への0.5％ブピバカイン単回投与では，6カ月後の軟骨密度が減少し[59]，またウサギへのブピバカインの持続関節内投与によって，細胞生存率の低下と組織学的所見の悪化が認められた[60]。このように，局所麻酔薬には軟骨毒性がある。

では，局所麻酔薬間で毒性の差はあるだろうか。評価方法や用いる標本による差はあるものの，ブピバカインは他の薬剤に比して軟骨毒性が強く，ロピバカインは軟骨毒性が低い傾向がある[61)〜64]。また正常な軟骨よりも関節炎モデルで細胞死が起こる割合が大きかったとする報告[61]もある。

局所麻酔薬による軟骨毒性は，不可逆的なものだろうか。ウサギを用いた研究では，ブピバカインの持続関節内投与から3カ月後の時点で，軟骨細胞生存率は対照群と差がなかった[65]。このことからは，局所麻酔薬の軟骨毒性は可逆的であることが示唆される。

b. 添加物

①アドレナリン

ウシやヒトの軟骨細胞に対して，アドレナリンと局所麻酔薬を共投与することで軟骨毒性が増強する[63)66]。またこれらの反応は10〜20万倍アドレナリン単独では見られなかった[67]ことから，局所麻酔薬へのアドレナリンの添加が軟骨毒性を増強すると考えられる。

②副腎皮質ステロイド

局所麻酔薬へのベタメサゾンやプレドニゾロン[62]，メチルプレドニゾロン[68]の添加は，軟骨細胞死を増加させるという報告がある。

③硫酸マグネシウム

硫酸マグネシウムの関節内投与は，関節鏡下手術において鎮痛作用を発揮することが知られている[69]。ヒト培養軟骨細胞において，硫酸マグネシウムは単独では有意な毒性を発揮せず，また硫酸マグネシウムと局所麻酔薬の混合物は局所麻酔薬の軟骨毒性を軽減する可能性がある[70]。

c. 機序

軟骨毒性の機序は不明である。機序の一つとして，局所麻酔薬がヒト培養軟骨細胞において，ミトコンドリアの機能不全を引き起こすことが挙げられる[71]。

d. 臨床的意義

基礎研究の結果から，局所麻酔薬はさまざまな条件で軟骨毒性を発揮すると考えられる。しかし，それらの知見を臨床に直接結び付けることは難しい。なぜなら，関節鏡下手術の条件，患者ごとの病態の違い，灌流液による希釈効果，周囲軟部組織への局所麻酔薬の吸収など，それぞれが局所麻酔薬の関節軟骨に対する作用を修飾する。また現時点では，局所麻酔薬による軟骨毒性がヒトに対して及ぼす長期的な影響は明らかでない。それらを明らかにするためには，臨床に近

いモデルでの検討を行う必要がある。

〈まとめ〉
・局所麻酔薬には，軟骨毒性あり
・毒性はアドレナリンおよび副腎皮質ステロイドの添加で増強，硫酸マグネシウムで軽減
・推定される機序：ミトコンドリアの機能不全

おわりに

　局所麻酔薬によってもたらされる恩恵は非常に大きいが，毒性やその予防についての知識も重要である．局所麻酔薬による各種毒性を低下させるために共通することは，総投与量（濃度×容量）を必要最小限にすることと，毒性が低い局所麻酔薬を用いることである．超音波ガイド下穿刺やS(-)体の局所麻酔薬を導入することで，低毒性で有効な麻酔を行うことが可能となる．また，lipid rescueは，局所麻酔薬中毒の治療の中心と言ってもよい．今後，局所麻酔薬の安全性はさらに向上していくと思われるが，局所麻酔薬のもつ毒性とその予防法，治療法を理解することが，さらに安全な小外科手術の麻酔を可能にするだろう．

【文　献】

1) McFarlane C, Warner DS, Dexter F, et al. Glutamatergic antagonism: effects on lidocaine-induced seizures in the rat. Anesth Analg 1994 ; 79 : 701-5.
2) Hara K, Sata T. The effects of the local anesthetics lidocaine and procaine on glycine and gamma-aminobutyric acid receptors expressed in Xenopus oocytes. Anesth Analg 2007 ; 104 : 1434-9.
3) Sugimoto M, Uchida I, Fukami S, et al. The alpha and gamma subunit-dependent effects of local anesthetics on recombinant GABA(A) receptors. Eur J Pharmacol 2000 ; 401 : 329-37.
4) Ueta K, Sugimoto M, Suzuki T, et al. In vitro antagonism of recombinant ligand-gated ion-channel receptors by stereospecific enantiomers of bupivacaine. Reg Anesth Pain Med 2006 ; 31 : 19-25.
5) Mather LE, Chang DH. Cardiotoxicity with modern local anaesthetics: is there a safer choice? Drugs 2001 ; 61 : 333-42.
6) Lipka LJ, Jiang M, Tseng GN. Differential effects of bupivacaine on cardiac K channels: role of channel inactivation and subunit composition in drug-channel interaction. J Cardiovasc Electrophysiol 1998 ; 9 : 727-42.
7) Weinberg GL, Palmer JW, VadeBoncouer TR, et al. Bupivacaine inhibits acylcarnitine exchange in cardiac mitochondria. Anesthesiology 2000 ; 92 : 523-8.
8) Rosenberg PH, Veering BT, Urmey WF. Maximum recommended doses of local anesthetics: a multifactorial concept. Reg Anesth Pain Med 2004 ; 29 : 564-75.
9) Englesson S. The influence of acid-base changes on central nervous system toxicity of local anaesthetic agents. I. An experimental study in cats. Acta Anaesthesiol Scand 1974 ; 18 : 79-87.
10) Neal JM, Bernards CM, Butterworth JF 4th, et al. ASRA practice advisory on local anesthetic systemic toxicity. Reg Anesth Pain Med 2010 ; 35 : 152-61.
11) Pan PH, Bogard TD, Owen MD. Incidence and characteristics of failures in obstetric neuraxial analgesia and anesthesia: a retrospective analysis of 19,259 deliveries. Int J Obstet Anesth 2004 ; 13 : 227-33.
12) Renes SH, Rettig HC, Gielen MJ, et al. Ultrasound-guided low-dose interscalene brachial

plexus block reduces the incidence of hemidiaphragmatic paresis. Reg Anesth Pain Med 2009 ; 34 : 498-502.
13) Abrahams MS, Aziz MF, Fu RF, et al. Ultrasound guidance compared with electrical neurostimulation for peripheral nerve block: a systematic review and meta-analysis of randomized controlled trials. Br J Anaesth 2009 ; 102 : 408-17.
14) Barrington MJ, Watts SA, Gledhill SR, et al. Preliminary results of the Australasian Regional Anaesthesia Collaboration: a prospective audit of more than 7000 peripheral nerve and plexus blocks for neurologic and other complications. Reg Anesth Pain Med 2009 ; 34 : 534-41.
15) Barrington MJ, Kluger R. Ultrasound guidance reduces the risk of local anesthetic systemic toxicity following peripheral nerve blockade. Reg Anesth Pain Med 2013 ; 38 : 289-97.
16) Groban L. Central nervous system and cardiac effects from long-acting amide local anesthetic toxicity in the intact animal model. Reg Anesth Pain Med 2003 ; 28 : 3-11.
17) Weinberg GL, Di Gregorio G, Ripper R, et al. Resuscitation with lipid versus epinephrine in a rat model of bupivacaine overdose. Anesthesiology 2008 ; 108 : 907-13.
18) Weinberg GL, Ripper R, Murphy P, et al. Lipid infusion accelerates removal of bupivacaine and recovery from bupivacaine toxicity in the isolated rat heart. Reg Anesth Pain Med 2006 ; 31 : 296-303.
19) Oda Y, Ikeda Y. Effect of lipid emulsion on the central nervous system and cardiac toxicity of bupivacaine and levobupivacaine in awake rats. J Anesth 2013 ; 27 : 500-4.
20) Foxall G, McCahon R, Lamb J, et al. Levobupivacaine-induced seizures and cardiovascular collapse treated with Intralipid. Anaesthesia 2007 ; 62 : 516-8.
21) Auroy Y, Narchi P, Messiah A, et al. Serious complications related to regional anesthesia: results of a prospective survey in France. Anesthesiology 1997 ; 87 : 479-86.
22) Auroy Y, Benhamou D, Bargues L, et al. Major complications of regional anesthesia in France: The SOS Regional Anesthesia Hotline Service. Anesthesiology 2002 ; 97 : 1274-80.
23) Sakura S, Kirihara Y, Muguruma T, et al. The comparative neurotoxicity of intrathecal lidocaine and bupivacaine in rats. Anesth Analg 2005 ; 101 : 541-7.
24) Sakura S, Bollen AW, Ciriales R, et al. Local anesthetic neurotoxicity does not result from blockade of voltage-gated sodium channels. Anesth Analg 1995 ; 81 : 338-46.
25) Yamashita A, Matsumoto M, Matsumoto S, et al. A comparison of the neurotoxic effects on the spinal cord of tetracaine, lidocaine, bupivacaine, and ropivacaine administered intrathecally in rabbits. Anesth Analg 2003 ; 97 : 512-9.
26) Takenami T, Yagishita S, Nara Y, et al. Spinal procaine is less neurotoxic than mepivacaine, prilocaine and bupivacaine in rats. Reg Anesth Pain Med 2009 ; 34 : 189-95.
27) Takenami T, Yagishita S, Nara Y, et al. Intrathecal mepivacaine and prilocaine are less neurotoxic than lidocaine in a rat intrathecal model. Reg Anesth Pain Med 2004 ; 29 : 446-53.
28) Takenami T, Yagishita S, Murase S, et al. Neurotoxicity of intrathecally administered bupivacaine involves the posterior roots/posterior white matter and is milder than lidocaine in rats. Reg Anesth Pain Med 2005 ; 30 : 464-72.
29) Takenami T, Yagishita S, Asato F, et al. Neurotoxicity of intrathecally administered tetracaine commences at the posterior roots near entry into the spinal cord. Reg Anesth Pain Med 2000 ; 25 : 372-9.
30) Takenami T, Yagishita S, Asato F, et al. Intrathecal lidocaine causes posterior root axonal degeneration near entry into the spinal cord in rats. Reg Anesth Pain Med 2002 ; 27 : 58-67.
31) Takenami T, Wang G, Nara Y, et al. Intrathecally administered ropivacaine is less neurotoxic than procaine, bupivacaine, and levobupivacaine in a rat spinal model. Can J Anaesth 2012 ; 59 : 456-65.
32) Kaneko S, Matsumoto M, Tsuruta S, et al. The nerve root entry zone is highly vulnerable to

intrathecal tetracaine in rabbits. Anesth Analg 2005 ; 101 : 107-14.
33) Muguruma T, Sakura S, Kirihara Y, et al. Comparative somatic and visceral antinociception and neurotoxicity of intrathecal bupivacaine, levobupivacaine, and dextrobupivacaine in rats. Anesthesiology 2006 ; 104 : 1249-56.
34) Sakura S, Chan VW, Ciriales R, et al. The addition of 7.5% glucose does not alter the neurotoxicity of 5% lidocaine administered intrathecally in the rat. Anesthesiology 1995 ; 82 : 236-40.
35) Hashimoto K, Sakura S, Bollen AW, et al. Comparative toxicity of glucose and lidocaine administered intrathecally in the rat. Reg Anesth Pain Med 1998 ; 23 : 444-50.
36) Kirihara Y, Saito Y, Sakura S, et al. Comparative neurotoxicity of intrathecal and epidural lidocaine in rats. Anesthesiology 2003 ; 99 : 961-8.
37) Oka S, Matsumoto M, Ohtake K, et al. The addition of epinephrine to tetracaine injected intrathecally sustains an increase in glutamate concentrations in the cerebrospinal fluid and worsens neuronal injury. Anesth Analg 2001 ; 93 : 1050-7.
38) Hashimoto K, Hampl KF, Nakamura Y, et al. Epinephrine increases the neurotoxic potential of intrathecally administered lidocaine in the rat. Anesthesiology 2001 ; 94 : 876-81.
39) Ohtake K, Matsumoto M, Wakamatsu H, et al. Glutamate release and neuronal injury after intrathecal injection of local anesthetics. Neuroreport 2000 ; 11 : 1105-9.
40) Cherng CH, Wong CS, Wu CT, et al. Glutamate release and neurologic impairment after intrathecal administration of lidocaine and bupivacaine in the rat. Reg Anesth Pain Med 2011 ; 36 : 452-6.
41) Piao LH, Fujita T, Jiang CY, et al. TRPA1 activation by lidocaine in nerve terminals results in glutamate release increase. Biochem Biophys Res Commun 2009 ; 379 : 980-4.
42) McDonald JW, Althomsons SP, Hyrc KL, et al. Oligodendrocytes from forebrain are highly vulnerable to AMPA/kainate receptor-mediated excitotoxicity. Nat Med 1998 ; 4 : 291-7.
43) Muguruma T, Sakura S, Saito Y. Epidural lidocaine induces dose-dependent neurologic injury in rats. Anesth Analg 2006 ; 103 : 876-81.
44) Farber SJ, Saheb-Al-Zamani M, Zieske L, et al. Peripheral nerve injury after local anesthetic injection. Anesth Analg 2013 ; 117 : 731-9.
45) Yang S, Abrahams MS, Hurn PD, et al. Local anesthetic Schwann cell toxicity is time and concentration dependent. Reg Anesth Pain Med 2011 ; 36 : 444-51.
46) Hadzic A, Dilberovic F, Shah S, et al. Combination of intraneural injection and high injection pressure leads to fascicular injury and neurologic deficits in dogs. Reg Anesth Pain Med 2004 ; 29 : 417-23.
47) Orebaugh SL, Mukalel JJ, Krediet AC, et al. Brachial plexus root injection in a human cadaver model: injectate distribution and effects on the neuraxis. Reg Anesth Pain Med 2012 ; 37 : 525-9.
48) Gómez-Arnau JI, Yangüela J, González A, et al. Anaesthesia-related diplopia after cataract surgery. Br J Anaesth 2003 ; 90 : 189-93.
49) Zink W, Graf BM. Local anesthetic myotoxicity. Reg Anesth Pain Med 2004 ; 29 : 333-40.
50) Zink W, Seif C, Bohl JR, et al. The acute myotoxic effects of bupivacaine and ropivacaine after continuous peripheral nerve blockades. Anesth Analg 2003 ; 97 : 1173-9.
51) Benoit PW, Belt WD. Some effects of local anesthetic agents on skeletal muscle. Exp Neurol 1972 ; 34 : 264-78.
52) Schultz E. Changes in the satellite cells of growing muscle following denervation. Anat Rec 1978 ; 190 : 299-311.
53) Zink W, Graf BM, Sinner B, et al. Differential effects of bupivacaine on intracellular Ca2+ regulation: potential mechanisms of its myotoxicity. Anesthesiology 2002 ; 97 : 710-6.

54) Zink W, Bohl JR, Hacke N, et al. The long term myotoxic effects of bupivacaine and ropivacaine after continuous peripheral nerve blocks. Anesth Analg 2005 ; 101 : 548-54.

55) Zink W, Missler G, Sinner B, et al. Differential effects of bupivacaine and ropivacaine enantiomers on intracellular Ca2+ regulation in murine skeletal muscle fibers. Anesthesiology 2005 ; 102 : 793-8.

56) Anakwenze OA, Hosalkar H, Huffman GR. Case reports: two cases of glenohumeral chondrolysis after intraarticular pain pumps. Clin Orthop Relat Res 2010 ; 468 : 2545-9.

57) Chu CR, Izzo NJ, Coyle CH, et al. The in vitro effects of bupivacaine on articular chondrocytes. J Bone Joint Surg Br 2008 ; 90 : 814-20.

58) Karpie JC, Chu CR. Lidocaine exhibits dose- and time-dependent cytotoxic effects on bovine articular chondrocytes in vitro. Am J Sports Med 2007 ; 35 : 1621-7.

59) Chu CR, Coyle CH, Chu CT, et al. In vivo effects of single intra-articular injection of 0.5% bupivacaine on articular cartilage. J Bone Joint Surg Am 2010 ; 92 : 599-608.

60) Gomoll AH, Kang RW, Williams JM, et al. Chondrolysis after continuous intra-articular bupivacaine infusion: an experimental model investigating chondrotoxicity in the rabbit shoulder. Arthroscopy 2006 ; 22 : 813-9.

61) Breu A, Eckl S, Zink W, et al. Cytotoxicity of local anesthetics on human mesenchymal stem cells in vitro. Arthroscopy 2013 ; 29 : 1676-84.

62) Farkas B, Kvell K, Czömpöly T, et al. Increased chondrocyte death after steroid and local anesthetic combination. Clin Orthop Relat Res 2010 ; 468 : 3112-20.

63) Lo IK, Sciore P, Chung M, et al. Local anesthetics induce chondrocyte death in bovine articular cartilage disks in a dose- and duration-dependent manner. Arthroscopy 2009 ; 25 : 707-15.

64) Piper SL, Kim HT. Comparison of ropivacaine and bupivacaine toxicity in human articular chondrocytes. J Bone Joint Surg Am 2008 ; 90 : 986-91.

65) Gomoll AH, Yanke AB, Kang RW, et al. Long-term effects of bupivacaine on cartilage in a rabbit shoulder model. Am J Sports Med 2009 ; 37 : 72-7.

66) Dragoo JL, Korotkova T, Kanwar R, et al. The effect of local anesthetics administered via pain pump on chondrocyte viability. Am J Sports Med 2008 ; 36 : 1484-8.

67) Dragoo JL, Korotkova T, Kim HJ, et al. Chondrotoxicity of low pH, epinephrine, and preservatives found in local anesthetics containing epinephrine. Am J Sports Med 2010 ; 38 : 1154-9.

68) Seshadri V, Coyle CH, Chu CR. Lidocaine potentiates the chondrotoxicity of methylprednisolone. Arthroscopy 2009 ; 25 : 337-47.

69) Elsharnouby NM, Eid HE, Abou Elezz NF, et al. Intraarticular injection of magnesium sulphate and/or bupivacaine for postoperative analgesia after arthroscopic knee surgery. Anesth Analg 2008 ; 106 : 1548-52.

70) Baker JF, Byrne DP, Walsh PM, et al. Human chondrocyte viability after treatment with local anesthetic and/or magnesium: results from an in vitro study. Arthroscopy 2011 ; 27 : 213-7.

71) Grishko V, Xu M, Wilson G, et al. Apoptosis and mitochondrial dysfunction in human chondrocytes following exposure to lidocaine, bupivacaine, and ropivacaine. J Bone Joint Surg Am 2010 ; 92 : 609-18.

(古谷　健太，馬場　洋)

CHAPTER V

局所麻酔薬への アドレナリン添加の意義

はじめに

　アドレナリンやノルアドレナリンに応答する受容体はアドレナリン受容体と呼ばれ，広範な組織に存在する。これらは α と β の主要な2つのクラスに分類される[1]。手術に際して，アドレナリン受容体に作用する薬剤が以下のような目的で局所麻酔薬に添加される[2,3]。

①局所麻酔薬の作用時間を延長，効果を増強させる。
②局所麻酔薬の循環中への吸収率を減らし，血中濃度の最大値を小さくするため，全身的な局所麻酔薬の毒性を減少させる。
③血管内注入の判定を補助する。
④術野の出血量を減少させる。

1　添加薬物の種類[2,4]

　添加薬物の種類を表1に示す。

表1　添加薬剤の種類

薬剤	種類	特徴
アドレナリン	強力な α および β 受容体作働薬	最も一般的に使用
ノルアドレナリン	強力な α および β 受容体作働薬	アドレナリンより β_2 作用が弱い
フェニレフリン	α_1 受容体作働薬	
クロニジン	特異的 α_2 受容体作働薬	本邦では経口薬のみ
デクスメデトミジン	特異的 α_2 受容体作働薬	

表2 アドレナリンの心臓・血管への作用

効果器官	受容体	作用	徴候
心臓			心拍数増加
洞房結節		心拍増加	心室性期外収縮
心房		収縮力,伝導速度増加	重篤な心室性不整脈
房室結節	$\beta_1 > \beta_2$	自動能増加	心拍出量増加
ヒス-プルキンエ系路		収縮力増加	心仕事量,酸素消費量増加
心室		心室固有律動増加	心効率低下
			T派の振幅減少
血管			
冠動脈	$\beta_2 > \alpha_1, \alpha_2$	拡張>収縮	
皮膚・粘膜	α_1, α_2	収縮	肺静脈圧上昇
骨格筋	$\beta_2 > \alpha$	拡張>収縮	肺毛細血管ろ過圧上昇
脳	α_1	収縮（弱）	肺血管透過性亢進
肺	$\beta_2 > \alpha_1$	収縮>拡張	肺浮腫
腹部内蔵	$\alpha_1 > \beta_2$	収縮>拡張	冠血流増加
腎臓	$\alpha_1, \alpha_2 > \beta_1, \beta_2$	拡張=収縮	
静脈	$\alpha_1, \alpha_2, \beta_2$	拡張=収縮	

(Westfall TC, Westfall DP. Neurotransmission: the autonomic and somatic motor nervous system. In: Laurence LB, editor. Goodman & Gilman's the pharmacological basis of therapeutics. 12th ed. New York: McGraw-Hill Companies; 2011. p.171–218, Westfall TC, Westfall DP. Adrenergic agonists and antagonists. In: Laurence LB, editor. Goodman & Gilman's the pharmacological basis of therapeutics. 12th ed. New York: McGraw-Hill Companies; 2011. p.277–333より引用)

2　アドレナリンの薬理作用

1）循環系への薬理学的作用[5]

　アドレナリンは強力な α および β 受容体作働薬で，作用する臓器，作用は多岐にわたる。最も特徴的なのは心臓，血管に対する作用である（表2）。アドレナリンは最も強力な血管収縮薬の一つで，静脈内投与によって，用量依存性に血圧上昇作用を示す。拡張期血圧よりも収縮期血圧の上昇が著明なため，脈圧が増加する。投与前の血圧に戻る前に，前値よりも低下することがある。アドレナリンによる血圧上昇は次の3つの機序による。
①心筋を直接刺激し，心室の収縮力を強める（陽性変力効果）。
②心拍数増加（陽性変時効果）。
③血管，特に皮膚・粘膜・腎臓の抵抗血管，静脈の収縮。

　まず心拍数が増加するが，血圧の上昇が著しい場合には迷走神経を介する反射により減少する。血管拡張作用を示す β_2 受容体の感受性が，収縮作用を示す α 受容体よりも高く作用発現が早いため，少量（0.1 µg/kg）では血圧は低下することがあるが，大用量では上昇する。静脈内投与と皮下投与では作用発現に差がある。皮下投与や緩徐に血管内に注入した場合は，自身がもつ血管収縮作用によって，吸収が遅くなり，心筋収縮力増大・心拍出量増加のため収縮期血圧は上昇するが，骨格筋血管の β_2 受容体に対する作用によって血管抵抗が低下するため，拡張期血圧の上昇は収縮期血圧上昇よりも小さい。したがって，平均血圧の上昇は軽度にとどまり，代償性の

> **ミニ知識　全身麻酔下でのアドレナリンの反応**
>
> 　意識下と全身麻酔下ではアドレナリン受容体の感受性が異なり，意識下では心拍上昇，全身麻酔下では血圧上昇が顕著になる。
>
> 　さらに，全身麻酔薬は吸入麻酔薬，静脈麻酔薬ともにアドレナリンによる心室性不整脈発生閾値を低下させる[17]（本邦では 2013 年，吸入麻酔薬とアドレナリンは併用注意となっている）。ハロゲン含有吸入麻酔薬の中で，ハロタン，エンフルランは閾値を低下させるが，1.2 MAC 前後のセボフルラン，イソフルラン，デスフルランは覚醒時と比較して影響を与えないと報告されている[17]。日本麻酔科学会によるアンケート調査によると，セボフルラン・イソフルラン・ハロタン麻酔下での重篤な不整脈の発生は 1 カ月の前向き検討の結果 0 件，1 年間の後向き検討では併用したアドレナリンが原因で生じたと思われる重篤な不整脈の発生は，セボフルラン・イソフルランで 0.003％であった。このため，アドレナリンとハロゲン含有吸入麻酔薬との併用は，セボフルラン・イソフルランの場合には，重篤な副作用を生じないと結論づけている[18]。

圧-受容体反射がこの心臓への作用を強く抑制することはない。心拍数，心拍出量，1 回拍出量，左心室仕事量は心臓の直接刺激，静脈還流の増加により増大する。血管への注入速度がやや速い場合には，末梢血管抵抗や拡張期血圧が変化しなかったり，軽度上昇したりすることもある。このような反応は，薬物の投与量，血管床における α，β 受容体を介する反応の比率，代償性反射によって左右されると考えられる。

2) 副作用および注意事項

　意識下では，不穏，頭痛，振戦が出現する。血圧上昇，不整脈がみられ，急激な血圧上昇から脳出血を起こすこともある。選択性 β 受容体遮断薬の投与を受けている患者では，α_1 受容体への作用によって重度の高血圧，脳出血を起こす可能性があるため禁忌である。アドレナリン添加の局所麻酔薬は，高血圧・動脈硬化・心不全・甲状腺機能亢進・糖尿病のある患者および血管攣縮の既往のある患者に対しては慎重投与となっている[5]。

　麻酔薬や心筋梗塞で心筋のアドレナリンに対する感受性が亢進するとされており，意識下と全身麻酔下における反応の違いも知っておくべきである（ミニ知識参照）。

3) 合併症とその対処法

　治療が必要となるのは，高血圧，頻脈，重篤な不整脈である。アドレナリンは速やかに代謝されるため，それぞれの症状に対して，短時間作用性の血管拡張薬，β 遮断薬，抗不整脈薬の静脈内投与で対処する。

3 臨床的意義と実際

1）浸潤麻酔，末梢神経ブロックでの使用

a. 麻酔効果時間延長，出血量減少効果[2)6)]

　1900年代初めに，Braunが局所麻酔薬にアドレナリンを添加して「化学的ターニケット」とすることで，機械的なターニケットと同様に，薬剤の全身への吸収を減らし，麻酔効果の延長を得ることに成功して以来，アドレナリンは浸潤麻酔や末梢神経ブロック時に局所麻酔薬に添加して使用されてきた。アドレナリンの局所における血管収縮作用が，局所の出血を減少させる。さらに，局所麻酔薬が吸収されるのを遅らせるため，その効果時間は延長し，作用も増強される。局所麻酔薬の吸収の遅延によって，血中濃度が最高となるまでの時間も延長し，最高濃度も小さくなるため，局所麻酔薬が全身に与える毒性を減らすことができる。また，アドレナリンは末梢神経ブロックにおいて，α_2受容体を介して直接の鎮痛作用を示すという報告もある。

　強力なαおよびβ受容体作動薬であるアドレナリンは，主として動脈の血管壁に存在するα_1受容体と，静脈の血管壁に存在するα_2受容体を介して，血管収縮を起こす。このため，側副血行路の乏しい部位（手指，足趾，耳，鼻，陰茎など）での末梢神経ブロックや静脈内区域麻酔では，アドレナリンは使用してはならない。糖尿病や動脈硬化のような虚血性の血管病変の存在する部位への投与も慎重にするべきである。血管内への誤投与や，総投与量が多くなった場合には，心臓におけるβ作用も加わり，急激な血圧上昇，心室性不整脈が発生する。吸収されたアドレナリンは循環血液中，中枢神経系，肝臓，腎臓のモノアミンオキシダーゼ，およびカテコール-O-メチルトランスフェラーゼ（catechol-O-methyltransferase：COMT）により速やかに代謝され，尿中に排泄される。

　本邦で市販されているアドレナリン添加局所麻酔薬には10万倍希釈（10μg/ml）の0.5％，1％リドカイン製剤，8万倍希釈（12.5μg/ml）の2％リドカイン製剤がある。各自で調剤する場合は，市販のアドレナリン製剤，1mg/ml（1000倍希釈）を局所麻酔薬に添加して使用する。添加物なしの局所麻酔薬に，アドレナリンを使用直前に添加し，20万倍希釈することが多い（20mlの局所麻酔薬に対して0.1ml添加，5μg/ml）。既存の製剤はアドレナリンの分解を防ぐために酸性にしてあるため，局所麻酔薬の作用発現が遅くなる。アドレナリンによる局所麻酔薬の延長効果は5μg/mlまでは用量依存性である。高濃度になれば当然副作用も強くなる。5μg/mlが有効な麻酔作用時間の延長を得られ，かつ副作用の出現率も低いとされている[7)]。最大投与量は小児で10μg/kg，成人で200〜250μgと考えられている。

　アドレナリン添加はすべての局所麻酔薬の作用時間を延長するが，延長の程度は使用された局所麻酔薬の特性と，注射部位による。短時間作用型および中間型局所麻酔薬ではかなりの延長効果が期待できるが，長時間作用型局所麻酔薬（ブピバカイン，レボブピバカイン，ロピバカイン）ではあまり期待できない。リドカインに添加したときに最も顕著な効果が得られる[2)]。

b. 血管内注入の判定

　アドレナリンの添加は，血管内注入の診断の補助としても有効である。局所麻酔薬の血管内注

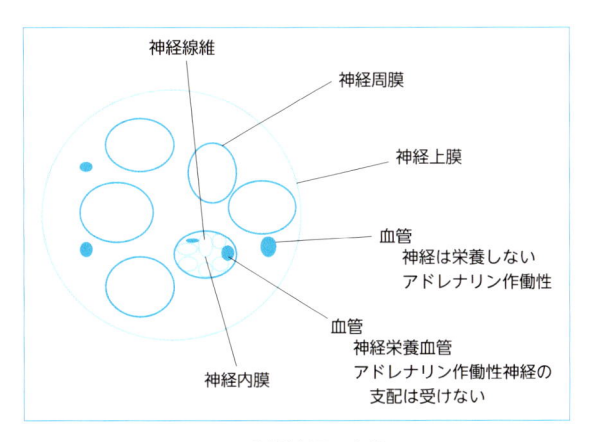

図　末梢神経の血管

入は局所麻酔による重大な合併症の一つである。近年，超音波ガイド下での末梢神経ブロックの普及により，末梢神経ブロックに必要な薬液量が少なくて済むようになった。同時に，局所麻酔薬が血管内に注入される確率も減少してきたが，この手技だけで完全に血管内注入を防ぐことはできない。アドレナリンは血管内注入の判定に有効であり，超音波ガイド下のブロックにおいても，針の先端位置が不明瞭な場合は特に，使用することが勧められる[8]。20万倍希釈を用いてもよいが，血管内であった場合にアドレナリンの副作用が問題となる可能性があるため，40万倍希釈を用いることもできる。40万倍希釈は20万倍希釈と比べて，局所麻酔薬の作用延長効果はわずかに劣るのみである[6]。アドレナリン添加で血管内注入を100％診断することはできないが，局所麻酔薬中毒予防のため，American Society of Regional Anesthesia and Pain Medicine ではアドレナリン添加を含むさまざまな手法を推奨している[9]。β遮断薬使用患者においては，その反応が遅延・減弱するため，注意が必要である[8]。

c．神経毒性

　局所麻酔薬自体が神経毒性を示すことはよく知られている。しかし，術後の神経障害が，薬剤によるものか，手術手技や体位によるものなのかを区別することは困難である。アドレナリンが単独で，末梢神経への血流を抑制することは明らかであるが，通常，臨床上問題となることはない。局所麻酔薬に添加した場合，神経毒性が増加する可能性が指摘されているが，その相互作用や機序は明らかではない[6]。末梢神経への血管は，脳や脊髄の血管と異なり，自己調節能を持たないが，虚血に対しては比較的耐性があるようである[7]。末梢神経は2種類の血管から血流を得ており（図），2つの血管はアナストモーゼを形成している。局所麻酔薬による血流変化は，各局所麻酔薬に特異的かつ，用量依存性である。リドカインは用量依存性に局所血流を低下させるが，ブピバカインでは，逆に改善される。40万倍希釈アドレナリン投与では，β作用により一過性に組織血流の増加がみられるが，20万倍希釈以上の高濃度では，血流低下が起こると報告されている[6]。リドカイン，アドレナリンは単独で，末梢神経への血流を低下させるが，この2つが合わさるとさらに血流が低下することが報告されている。ただし，この血流減少は機械的ターニケットによるものと同程度である。しかし，血流障害の存在する患者では，重度の血流低下には耐えられないかもしれない。また，神経が障害されている部位への使用にも注意が必要である[6]。

d. その他の薬剤

海外ではアドレナリンのほか，クロニジン，デクスメデトミジン（ともに特異的 α_2 受容体作動薬）を末梢神経ブロックに際して，局所麻酔薬に添加して使用し，効果時間が延長したという報告がある[8)10)]。しかしながら，本邦では，クロニジンは経口薬しか発売されておらず，デクスメデトミジンは，術中，術後の鎮痛・鎮静のための静脈内投与以外の使用は保険適応外である。

2) 硬膜外腔への使用

硬膜外麻酔におけるアドレナリンの添加は，①麻酔時間の延長，②鎮痛効果，③血管内投与の判定の目的で使用される[3)]。

a. 麻酔時間延長効果

硬膜外麻酔においても，局所麻酔薬へのアドレナリンの添加はその作用時間を延長させる。その効果はリドカイン，メピバカイン，2-クロロプロカインで最も大きく，ブピバカイン，レボブピバカイン，エチドカイン，ロピバカインでは限られている[3)]。ほとんどの局所麻酔薬は低濃度では弱い血管収縮作用を示し，濃度依存性に血管拡張作用を示すとされている。いずれにしても，局所麻酔薬が血管に与える作用もその効果時間，吸収に影響する[7)]。加えて，アドレナリンはその血管収縮作用により循環血液中への局所麻酔薬の吸収を遅らせるため，硬膜外腔における麻酔薬濃度を高く維持し，血中濃度を低く抑える。アミド型の局所麻酔薬は硬膜外腔では代謝されず，循環血液中に吸収された後，肝臓で代謝される。局所麻酔薬の循環血液中への吸収は二相性で，最初のピークは液相を反映し，次に脂肪からの吸収によるピークが遅れてみられる。脂溶性の高い局所麻酔薬は脂肪からの吸収がより緩やかで，アドレナリンはこの最初の吸収のピークを遅らせる[7)11)]。

b. 鎮痛効果

また，アドレナリン自体による主に α_2 受容体を介した鎮痛効果も報告されている[11)]。アドレナリン単独でも硬膜外投与によって知覚鈍麻を起こすが，$1.5 \sim 2\,\mu g/ml$ となるように局所麻酔薬や，麻薬と組み合わせて硬膜外腔に持続投与することで，術後鎮痛に有用であると報告されている[7)11)]。硬膜外腔に投与されたアドレナリンは，①髄膜を透過，②根動脈に取り込まれて，③神経根袖を通ってくも膜下腔に到達し，脊髄の α_2 受容体を介して鎮痛作用を示すとされている。脊髄への到達経路としては髄膜を透過する経路が主であるとされているが，硬膜外腔および髄膜にはアドレナリンの代謝酵素 COMT が存在するため，実際脊髄に作用する薬剤は少量となると考えられる[6)]。脊髄においてアドレナリンは脊髄神経細胞のシナプス前からの神経伝達物質遊離を抑制し，脊髄後角膠様質においてシナプス後神経細胞の過分極を抑制することにより鎮痛作用を示す。したがって，アドレナリンの硬膜外投与によってそれ自体による鎮痛作用を期待する場合には，L1 より高位に薬液が到達する必要がある[7)]。

c. 血管内投与の判定

硬膜外腔に投与予定の局所麻酔薬や麻薬が偶発的に血管内あるいはくも膜下腔に投与されると

表3 テストドーズの判定方法

対象		血管投与の症状	反応に影響を与える因子	反応に影響しない因子
一般 アドレナリン 10〜15 μg		心拍数 10回/分以上の上昇	年齢，β遮断薬，ミダゾラムとフェンタニル，イソフルラン，セボフルラン，クロニジン内服，脊髄くも膜下麻酔，上位胸椎での硬膜外麻酔	アトロピン静脈内投与，ミダゾラム単独投与，下位胸椎での硬膜外麻酔
		収縮期血圧 15 mmHg以上の上昇	イソフルラン，クロニジン内服，脊髄くも膜下麻酔，上位胸椎での硬膜外麻酔	年齢，β遮断薬，セボフルラン投与，ミダゾラムとフェンタニル，下位胸椎での硬膜外麻酔
		心電図，T波 振幅25％以上の低下		誘導，ミダゾラムとフェンタニル，セボフルラン
妊婦 アドレナリン 10〜15 μg		心拍数，血圧上昇	出産に伴なう疼痛	
フェンタニル 100 μg		鎮静，嗜眠，眩暈		
小児 アドレナリン 0.25〜0.75 μg/kg		心拍数 10回/分以上の上昇	アトロピン静脈内投与	
		収縮期血圧 15 mmHg以上の上昇		
		心電図，T波 振幅25％以上の上昇		誘導
その他	吸引 少量の局所麻酔薬	血液の逆流 味覚異常，耳鳴，興奮		

(Neal JM, Bernards CM, Butterworth IV JF, et al. ASRA practice advisory on local anesthetic systemic toxicity. Reg Anesth Pain Med 2010；35：152-61, Hermanides J, Hollmann MW, Stevens MF, et al. Failed epidural: causes and management. Br J Anaesth 2012；109：144-54, Guay J. The epidural test dose: a review. Anesth Analg 2006；102：921-9, 飯田宏樹, 鷲見和行. 分娩痛と無痛分娩. 痛みと臨床 2004；4：248-56 より引用)

重篤な合併症を起こす。初期には硬膜外腔に局所麻酔薬を少量投与し観察することによって，位置異常を早期に判断する方法がとられていた。1954年にBromageが「テストドーズ(test dose)」という用語を使用し，1981年にMooreとBatraがリドカイン45 mgにアドレナリン15 μgを添加したものが至適投与量であると提唱した。テストドーズは血管内，硬膜下腔あるいはくも膜下腔に致死的量の局所麻酔薬や麻薬がされることを防ぐことを目的とし，アドレナリン添加は血管内投与の判定に使用される。血管内に針先やカテーテルが迷入しても，血液の逆流が確認できるとは限らない。一方，アドレナリン添加をしても血管内迷入を100％検出はできないが，重篤な合併症を減らすためにはテストドーズは行うべきである[9)11)12)]。

判定方法：表3の症状のいずれかで血管内注入の判定を行うが，さまざまな因子によって影響を受けることが報告されている[9)11)〜13)]。

妊婦：出産間近の妊婦では痛みに伴う心拍変化があり，アドレナリンのために誘発された心拍数増加なのか，自然の経過によるものか判断がつかないことがあり注意を要する。また，胎盤血流に与える影響を考慮する必要がある。テストドーズで投与されるアドレナリンは循環血液中に吸収され，α作用により子宮動脈を収縮させる。しかし，通常の子宮収縮に伴う血流低下を上回るものではなく，一過性のアドレナリン濃度上昇は胎児には重大な影響を与えない。アドレナリンを局所麻酔薬に添加して硬膜外麻酔を行った場合の子宮収縮に与える影響には未だ一定の見解が得られていない。子宮収縮の抑制のために分娩経過を延長するという報告と，5 μg/mlで添加さ

表4 くも膜下へのアドレナリン投与の影響

	症状	効果
鎮痛効果	発現までの時間	変わらず
感覚遮断	効果時間	用量依存性に延長
	最も高位の効果が得られるまでの時間	用量依存性に延長
	頭側への広がり	変わらず
運動遮断	出現までの時間	高用量でのみ延長
	効果時間	用量依存性に延長
術後	最初の鎮痛薬投与までの時間	延長
	使用した麻薬の量	変わらず
副作用	低血圧，悪心，嘔吐	増加
	徐脈，掻痒	変わらず

(de Oliveira GS Jr, Balliu B, Nader A, et al. Dose-ranging effects of intrathecal epinephrine on anesthesia/analgesia. Reg Anesth Pain Med 2012；37：423-32 より引用)

れる場合にはほとんど影響はないとする報告がある。最初のテストドーズ以降はアドレナリンの添加は差し控える方が無難である[13]。

小児：表3のような報告がある[12]。

d. 脊髄血流に及ぼす影響

アドレナリンの血管収縮作用によって，硬膜外腔の血管が収縮し，脊髄への血流が減少する可能性が懸念される。アドレナリンで硬膜外腔の血管は確かに収縮するが，これまでヒトにおいて，硬膜外腔へのアドレナリン投与により脊髄虚血が起ったことを示唆する報告はない[6,7]。

3) くも膜下腔への使用

a. 麻酔時間延長効果

脊髄くも膜下麻酔においても，その作用時間を延長させるためにアドレナリンが添加されることがある[3]。本邦では脊髄くも膜下麻酔に使用可能な，アドレナリンを添加した局所麻酔薬は発売されていないため，使用直前に添加する必要がある。アドレナリンは脊髄の血管を収縮させ，局所麻酔薬の吸収を遅らせることにより，作用時間を延長すると考えられており，通常100〜200 μg が投与され，表4のような効果が報告されている[14]。

b. 脊髄血流への影響

アドレナリンの血管収縮作用によって，脊髄血流が減少し，脊髄虚血を起こす可能性が懸念されさまざまな研究がなされている。脊髄は1対の後脊髄動脈と1本の前脊髄動脈によって血流供給を受けている。くも膜下腔へのアドレナリン単独投与は軟膜血管を収縮させる[15]が，脊髄血流には影響せず，吸収された後に全身の循環動態に影響することもない。しかし，局所麻酔薬に添加された場合にはさまざまな反応を示す。リドカインやテトラカインは単独では脊髄血流に影響しないか，増加させるが，アドレナリンを添加するとこの変化は見られなくなる。一方，ブピ

バカインやロピバカインは単独では血管拡張・収縮作用ともに報告されている[16]が，アドレナリンの添加はさらに脊髄血流を減少させる．しかし，アドレナリン添加ブピバカインによる脊髄血流の減少が臨床的に問題となるかは明らかではない[6]．

4 その他のアドレナリン作働薬の添加

特異的 α_2 アドレナリン作働薬（クロニジン，デクスメデトミジン）は血管収縮作用と鎮痛作用を有するため，局所麻酔薬への添加がしばしば検討される[4)10]．

①クロニジンは米国では癌性疼痛に対して脊髄鎮痛への使用が認可されているが，本邦では経口製剤しか販売されていない．クロニジンの末梢神経ブロックへの使用は，長時間作用性の局所麻酔薬に添加した場合も作用時間を延長する．硬膜外腔あるいはくも膜下腔への局所麻酔薬への添加は局所麻酔薬の必要量を減少させ，作用時間を延長するが，運動遮断の時間も延長する．

②デクスメデトミジンはクロニジンより強力な特異的 α_2 アドレナリン作働薬でクロニジンと同じく鎮痛効果が期待できるが，静脈内投与以外の使用は認可されていない．しかし，ヒトにおいて，局所麻酔薬に添加してくも膜下腔へ投与した場合，クロニジンの1/10量で同等の効果が得られる．末梢神経ブロック時に使用すると，効果発現時間が短縮し，効果時間が延長する等の報告がある[4)8]．

両者ともに，副作用として，鎮静，血圧低下，心拍数減少に注意が必要である．特異的 α_2 アドレナリン作働薬は動物実験においては神経毒性はなく，神経保護作用，抗炎症作用を有すると報告されているが，ヒトにおいてはいずれも確認されていない[8]．

③フェニレフリン，ノルアドレナリンも薬理学的には局所麻酔の作用を延長させ得るが，アドレナリンと比べて特記すべき利点はなく，最近では臨床使用報告も少ない．

おわりに

局所麻酔薬へのアドレナリン添加はその血管収縮作用によって循環血液中への吸収を遅らせ，局所麻酔薬の作用時間を延長し全身への影響を少なくするが，長時間作用型局所麻酔薬に添加する意義はあまりない．それ自体も鎮痛作用を有するが，多大な効果は期待できない．血管内注入の判定を100％可能にするものではないが判定に有用であり，テストドーズとしての使用は行うべきである．

【文　献】

1) Westfall TC, Westfall DP. Neurotransmission: the autonomic and somatic motor nervous system. In: Laurence LB, editor. Goodman & Gilman's the pharmacological basis of therapeutics. 12th ed. New York: McGraw-Hill Companies; 2011. p.171-218.
2) Berde CB, Strichartz GR. Local anesthetics. In: Miller RD, editor. Miller's anesthesia. Vol1. 7th ed. New York: Churchill Livingstone; 2010. p.913-39.
3) Brown DL. Spinal, epidural, and caudal anesthesia. In: Miller RD, editor. Miller's anesthesia. Vol2. 7th ed. New York: Churchill Livingstone; 2010. p.1611-38.
4) Schug SA, Saunders D, Kurowski I, et al. Neuraxial drug administration. A review of treatment options for anaesthesia and analgesia. CNS Drugs 2006 ; 20 : 917-33.
5) Westfall TC, Westfall DP. Adrenergic agonists and antagonists. In: Laurence LB, editor. Good-

man & Gilman's the pharmacological basis of therapeutics. 12th ed. New York: McGraw-Hill Companies; 2011. p.277-333.
6) Neal JM. Effects of epinephrine in local anesthetics on the central and peripheral nervous systems: neurotoxicity and neural blood flow. Reg Anesth Pain Med 2003 ; 28 : 124-34.
7) Niemi G. Advantages and disadvantages of adrenaline in regional anaesthesia. Best Pract Res Clin Anaesthesiol 2005 ; 19 : 229-45.
8) Brummett CM, Williams BA. Additives of local anesthetics for peripheral nerve blockade. Int Anesthesiol Clin 2011 ; 49 : 104-16.
9) Neal JM, Bernards CM, Butterworth JF 4th, et al. ASRA practice advisory on local anesthetic systemic toxicity. Reg Anesth Pain Med 2010 ; 35 : 152-61.
10) Axelsson K, Gupta A. Local anaesthetic adjuvants: neuraxial versus peripheral nerve block. Curr Opin Anaesthesiol 2009 ; 22 : 649-54.
11) Hermanides J, Hollmann MW, Stevens MF, et al. Failed epidural: causes and management. Br J Anaesth 2012 ; 109 : 144-54.
12) Guay J. The epidural test dose: a review. Anesth Analg 2006 ; 102 : 921-9.
13) 飯田宏樹, 鷲見和行. 分娩痛と無痛分娩. 痛みと臨床 2004 ; 4 : 248-56.
14) de Oliveira GS Jr, Balliu B, Nader A, et al. Dose-ranging effects of intrathecal epinephrine on anesthesia/analgesia. Reg Anesth Pain Med 2012 ; 37 : 423-32.
15) Iida H, Ohata H, Iida M, et al. Direct effects of α_1- and α_2-adrenergic agonists on spinal and cerebral pial vessels in dogs. Anesthesiology 1999 ; 91 : 479-85.
16) Iida H, Iida M. Effects of spinal analgesics on spinal circulation : the safety standpoint. J Neurosurg Anesthesiol 2008 ; 20 : 180-7.
17) Navarro R, Weiskopf RB, Moore MA, et al. Humans anesthetized with sevoflurane or isoflurane have similar arrhythmic response to epinephrine. Anesthesiology 1994 ; 80 : 545-9.
18) 白石義人, 森田 潔, 中尾三和子ほか. 吸入麻酔薬による全身麻酔中の局所への血管収縮薬(エピネフリン)の使用状況ならびに偶発症発生に関する緊急アンケートの報告. 麻酔 2009 ; 58 : 378-83.

(田辺 久美子, 飯田 宏樹)

索　引

和　文

【あ】
アスピリン……………………46
アトクイック®………………132
アドレナリン………47, 77, 126, 161, 162, 163, 164, 165, 166, 167, 168, 169
　──受容体………161, 163
　──添加……………16, 17
アトロピン………56, 58, 59, 60
アナフィラキシー
　…………………47, 52, 121
　──ショック………………122
　──様反応…………………123
アミド型局所麻酔薬…2, 4, 19, 121
アミノ安息香酸エチル
　………………………71, 72, 73
アレルギー……………………44

【い】
イオントフォレーシス………73
意識下鎮静……………………54
一過性徐脈……………………130

【え】
腋窩動脈………………………108
腋窩ブロック…………………107
エステル型局所麻酔薬……2, 4, 19, 121
エピペン®……………………129
エムラ®クリーム……………64
塩基……………………2, 9, 13, 14
塩酸パラブチルアミノ安息香酸ジエチルアミノエチル
　………………………………71
塩酸ラニチジン………………59

【お】
横隔神経麻痺…………………105
オキシブプロカイン…………70
音響呼吸数モニター…………54

【か】
解離定数………………2, 13, 14
過換気症候群…………………133
活動電位………………………6
カプノメータ…………………54
カルシウムイオン濃度………134
眼外傷…………………………85
眼窩下孔………………100, 101
眼窩下神経ブロック…………100
眼球……………………………85
眼球穿刺………………………83
眼球保護………………………84
顔面神経麻痺…………………86

【き】
キシロカイン®液4％……64, 70
キシロカイン®ゼリー………69
キシロカイン®点眼液4％…69
キシロカイン®ビスカス……70
キシロカイン®ポンプスプレー
　………………………………70
気道圧迫………………………88
球後麻酔………………………47
吸収……………………………16
丘疹……………………………79
胸腔ドレーン挿入術…………93
局所浸潤麻酔…………………77
局所麻酔薬アレルギー……47, 120
局所麻酔薬中毒……47, 49, 52, 141
　──の初期症状……………142
　──の治療…………………149
　──の予防法………………146
局所麻酔薬と酸塩基平衡……145
局所麻酔薬とナトリウムチャネル……………………144
局所麻酔薬の投与量…………146
緊急気管切開…………………90
筋注……………………………58
緊張……………………………56
　──感………………………57
筋毒性…………………………154

【く】
クリアランス…………………23
グルカゴン……………………129
クロニジン………161, 166, 167, 169
クロロプロカイン……………34

【け】
経口摂取………………………49
血管障害………………………137
血管迷走神経失神……………130
血管迷走神経反射……………130
血漿濃度………………………17
血中濃度……………………17, 22
ケミカルメディエーター……121

【こ】
光学異性体……………15, 147, 148
効果持続………………………15
交感神経ブロック……………137
交感性眼炎……………………85
抗凝固薬………………………46
抗血小板薬……………………46
抗不安薬………………………58
硬膜外ブロック………………17
硬膜外麻酔………18, 19, 46, 97
コーパロン®歯科用表面麻酔液6％……………………72
コカイン………………………34
呼吸性アルカローシス………134
骨格筋障害……………………137

【さ】

鎖骨上ブロック……………106
坐骨神経ブロック……………17
作用発現………………………14
　　──の速さ……………14

【し】

ジアゼパム………59, 132, 136
歯科用カートリッジ注射器…81
シクロデキストリン…………36
持続時間………………………14
ジブカイン…………20, 34, 73
斜角筋間ブロック……………102
尺骨神経………………………113
周囲浸潤麻酔…………………81
終動脈…………………………52
使用依存性ブロック…………12
硝酸ナトリウム溶液…………73
脂溶性……………………14, 15
静脈切開………………………97
助産婦の手位…………………134
自律神経反射…………………58
シリンジ………………………80
心因性反応……………………133
神経（原）性ショック
　　……………………77, 130
神経線維………………3, 5, 12
神経毒性…………136, 151, 165
浸潤麻酔………18, 19, 46, 77
深鎮静…………………………54
心毒性……………………136, 143
心囊穿刺…………………93, 94

【す】

髄鞘…………………………4, 5
スクラッチテスト……………125

【せ】

星状神経節ブロック…………88
正中神経………………………113
脊髄くも膜下麻酔…18, 19, 46, 97
脊髄血流…………………168, 169
浅頸神経叢……………………90

穿刺試験………………………125
先天性無痛症…………………45
前投薬……………………56, 57

【そ】

相対力価………………………14
搔皮試験………………………125
搔痒感…………………………75
鼠径ヘルニア手術……………94
組織血流……………………16, 17

【た】

代謝・排泄……………………144
大腿神経ブロック……………17
胎盤血流………………………167
タキフィラキシー……………137
脱分極…………………………5
段階的増量チャレンジテスト
　　……………………………125
蛋白結合性……………………15
蛋白結合率…………………14, 145

【ち】

遅延型アレルギー……………124
知覚神経障害…………………137
遅発性気道閉塞………………88
注射器…………………………80
中枢神経毒性…………………141
超音波ガイド下末梢神経
　　ブロック…………………147
跳躍伝導………………………5
鎮静薬……………………52, 58

【つ】

椎骨動脈………………………89

【て】

帝王切開術……………………96
デクスメデトミジン…41, 161, 166, 169
テストドーズ……167, 168, 169
テトラカイン……2, 3, 13, 14, 18, 21, 34, 72
テトロドトキシン……………12

伝達麻酔………………18, 19, 46

【と】

橈骨神経………………………113
動脈血中二酸化炭素分圧……134
トニックブロック…………10, 11
トリアゾラム…………………59
トリプターゼ……………123, 125

【な】

軟骨毒性………………………155

【に】

2相性アナフィラキシー……123

【ね】

ネオザロカイン®パスタ………71

【の】

ノルアドレナリン……126, 161, 169

【は】

馬尾症候群……………………151
ハリケインゲル………………73
ハリケインリキッド…………73
パルスオキシメータ…………54
半減期…………………………23

【ひ】

ビーゾカイン歯科用ゼリー
　　20％……………………72
日帰り手術……………………49
皮下試験………………………125
皮下浸潤………………………17
膝関節穿刺……………………97
皮内膨疹………………………79
皮膚炎…………………………75
皮膚試験………………………125
皮膚症状………………………75
皮膚テスト……………………47
皮膚・皮下組織………………78
標準予防策……………………50
表面麻酔………………18, 19, 63

【ふ】

- ファモチジン……………………59
- 不安………………………………56
- ──感……………………………57
- フェイジックブロック……10, 11
- フェニレフリン……………161, 169
- 腹腔穿刺…………………………95
- 副交感神経反射………………58, 59
- 複合性局所疼痛症候群…………90
- 腹直筋浸潤麻酔…………………96
- ブピバカイン……2, 3, 11, 13, 14, 15, 18, 20, 24, 34
- プリックテスト…………………125
- プリロカイン……2, 3, 13, 14, 18, 20, 34
- フルマゼニル……………………52
- プロカイン……2, 3, 11, 13, 14, 18, 21, 34
- プロネスパスタアロマ…………73
- プロピトカイン…………2, 20, 66
- プロポフォール…………………132
- 分布容積…………………………23
- 分離ブロック……………………16

【へ】

- ペーパーバッグ呼吸…………135
- ベノキシール®点眼液0.4%
  …………………………………70
- ベンゾジアゼピン………………60
- ペンタゾシン……………………59
- ペンレス®テープ………………63

【ほ】

- 膀胱穿刺…………………………96
- ポルフィリン症…………………45

【ま】

- 麻酔前高血圧…………………138
- マントル効果……………………16

【み】

- ミエリン………………………4, 5
- ミダゾラム……56, 57, 132, 135

【む】

- 無髄神経………………………4, 5

【め】

- 迷走神経反射……………………58
- メチルパラベン………………121
- メピバカイン……2, 3, 11, 13, 14, 18, 19, 24, 33, 34

【ゆ】

- 有髄神経…………………………4
- 有髄線維…………………………5
- ユーパッチ®テープ……………63

【よ】

- 陽イオン……………2, 9, 13, 14

【ら】

- ラセミ体…………………………33
- ラテックスアレルギー…………44

【り】

- 力価…………………………14, 15
- リドカイン……2, 3, 11, 13, 14, 18, 19, 24, 34, 39, 66
- ──テープ…………………63, 133
- ──貼付剤……………………51
- リドカイン・プロピトカイン
  配合クリーム………………133
- リポソーム………………………36

【れ】

- レボブピバカイン……2, 3, 11, 13, 14, 15, 18, 20, 24, 29, 33

【ろ】

- 肋間神経ブロック…………17, 110
- ロピバカイン……2, 3, 11, 13, 14, 15, 18, 20, 24, 28, 33, 34

【わ】

- 腕神経叢…………………………89
- ──ブロック……………17, 102

欧文

【数】

- I型アレルギー反応……………120
- IV型アレルギー………………124

【ギリシャ文字】

- α_1-酸性糖蛋白質………………24
- γ アミノ酪酸……………………26

【A】

- ASA-PS…………………………43
- A線維…………………3, 5, 11, 12

【B】

- B線維……………………3, 11, 12

【C】

- Ca^{2+}濃度………………………134
- complex regional pain
  syndrome……………………90
- C線維…………………3, 5, 11, 12

【F】

- free fraction……………………24

【G】

- Guyon管………………………115

【H】

- H_2受容体拮抗薬……………58, 59
- HCNチャネル…………………40
- Horner症候群…………………137
- hyperpolarization-activated
  cyclic nucleotide-gated
  チャネル……………………40

【I】

- IgE-RAST……………………125

【K】

- K^+チャネル…………………6, 7

【L】

LAST ··· 141
lipid flux ·· 151
lipid rescue ············ 38, 39, 149, 150, 151
lipid sink ···································· 150, 151
local anesthetic systemic toxicity ··· 141

【M】

MEGX ··· 39
monoethyl glycinexylidide ··· 39

【N】

Na$^+$チャネル ·························· 6, 7, 8
——のアイソフォーム ······· 12

【P】

pH ··· 2, 13, 14
pK_a ·· 2, 13, 14

【Q】

QX-314 ·· 37

【R】

Ranvier 絞輪 ······················· 4, 5, 12

【S】

Spaulding の分類 ······················ 50

【T】

test dose ··· 167
TLA 麻酔 ·· 82
transient receptor potential vanilloid 1 チャネル ········· 37
TRPV1 チャネル ·························· 37
tumescent local anesthesia ··· 82

小外科手術のための局所麻酔　　　　　　＜検印省略＞

2014年4月4日　第1版第1刷発行

定価（本体6,500円＋税）

　　　　　　　　　編集者　花　岡　一　雄
　　　　　　　　　発行者　今　井　　良
　　　　　　　　　発行所　克誠堂出版株式会社
　　　　　　　　　〒113-0033　東京都文京区本郷3-23-5-202
　　　　　　　　　電話（03）3811-0995　振替00180-0-196804
　　　　　　　　　URL　http://www.kokuseido.co.jp

ISBN 978-4-7719-0423-1 C3047 ¥6500E　　　印刷　株式会社双文社印刷
Printed in Japan ©Kazuo Hanaoka, 2014

- 本書の複製権・翻訳権・上映権・譲渡権・公衆送信権（送信可能化権を含む）は克誠堂出版株式会社が保有します。
- 本書を無断で複製する行為（複写，スキャン，デジタルデータ化など）は，「私的使用のための複製」など著作権法上の限られた例外を除き禁じられています。大学，病院，診療所，企業などにおいて，業務上使用する目的（診療，研究活動を含む）で上記の行為を行うことは，その使用範囲が内部的であっても，私的使用には該当せず，違法です。また私的使用に該当する場合であっても，代行業者等の第三者に依頼して上記の行為を行うことは違法となります。
- JCOPY ＜（社）出版者著作権管理機構　委託出版物＞
本書の無断複写は著作権法上での例外を除き禁じられています。複写される場合は，そのつど事前に（社）出版者著作権管理機構（電話03-3513-6969，Fax 03-3513-6979，e-mail：info@jcopy.or.jp）の許諾を得てください。